养生堂教你
节气顺时饮食法

北京广播电视台《养生堂》栏目组　著

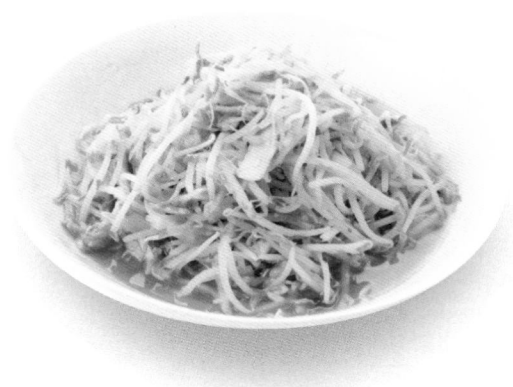

江苏凤凰科学技术出版社 · 南京

图书在版编目（CIP）数据

养生堂教你节气顺时饮食法 / 北京广播电视台《养生堂》栏目组著. — 南京：江苏凤凰科学技术出版社，2023.6

ISBN 978-7-5713-3475-8

Ⅰ.①养… Ⅱ.①北… Ⅲ.①食物养生 Ⅳ.①R247.1

中国国家版本馆 CIP 数据核字 (2023) 第 041758 号

养生堂教你节气顺时饮食法

著　　　者	北京广播电视台《养生堂》栏目组	
责 任 编 辑	汤景清	
责 任 校 对	仲　敏	
责 任 监 制	方　晨	

出 版 发 行	江苏凤凰科学技术出版社
出版社地址	南京市湖南路 1 号 A 楼，邮编：210009
出版社网址	http://www.pspress.cn
印　　　刷	天津丰富彩艺印刷有限公司

开　　　本	718 mm × 1 000 mm　1/16
印　　　张	13.5
字　　　数	164 000
版　　　次	2023 年 6 月第 1 版
印　　　次	2023 年 6 月第 1 次印刷

标 准 书 号	ISBN 978-7-5713-3475-8
定　　　价	49.80 元

图书如有印装质量问题，可随时向我社印务部调换。

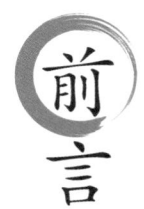

前言

吃得健康，四季寿昌

人类是自然的一部分，和其他万物一样，无时无刻不在感受着天地的变化。二十四节气是古人对自然时间与农耕生产关系的经验总结，也是中国普通劳动人民独创的伟大文化遗产。它不仅反映自然节律的变化，还在漫长的历史长河中起着指导农事的作用，影响着亿万人家的衣食住行。

所谓"因时养生，顺时而食"，这里的"时"就是指节气。这也是中医养生学的重要原则之一。《黄帝内经·灵枢》中记载："故智者之养生也，必顺四时而适寒暑。""故阴阳四时者，万物之终始也，死生之本也。"人体若能顺应四时自然的变化规律去养生，就可以加强对自然的适应能力，以保证身体健康，减少疾病发生。

每一个节气的到来都意味着天地阴阳的变化。顺应节气的变化，在不同的节气采取不同的食补方法，让外邪无法入侵身体，才可以保养体内的阴阳气血，使正气留存，免疫力提升。其实，饮食的讲究和做学问很相似，都要先学得其理，才能付诸行动。了解了节气饮食和养生的基本关系后，才能进一步在正确的时间节点选择合适的食材入菜，获得更加健康和惬意的生活。

《养生堂教你节气顺时饮食法》就是这样一本兼具理论和实操，能够重塑健康生活格调的书。该书以北京卫视《养生堂》之《养生厨房》节目资料为基础素材，通过提炼总结，将内容分为春夏秋冬 4 大章，24 个节气小节。每个小节包若干个经典节气美食与饮品。内容涵盖"名厨叮嘱""营养解析""美食趣闻""延展阅读"等主要版块，完美重现养生医学专家与《养生厨房》烹饪大师推荐的珍馐美味和食疗文化的经典内容。

这些菜肴和茶方，有的来自古代经典养生方，有的来自国医大师的改良方，对时对症，简单易学。该书既有对中华饮食文化渊源的追溯，又有对菜肴厨艺实操的提醒，版块内容丰富、实用，让读者轻松掌握烹饪技艺的同时，了解中华美食内涵，找寻、塑造适合自己及家人的健康饮食理念。

吃得健康，四季寿昌。让我们携手共赴这场文人食化和健康生活的美妙旅程。

北京广播电视台《养生堂》栏目组

目 录

第一章 春温·春生

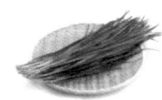
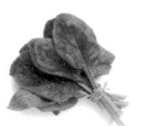
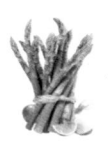
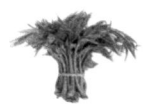
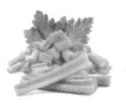

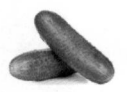

第二章 夏热·夏长

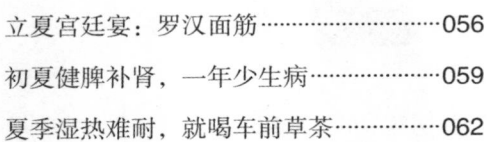

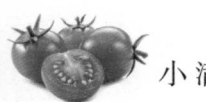
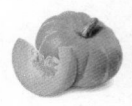
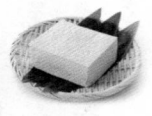
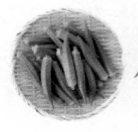
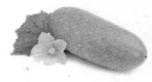

第三章 秋凉·秋收

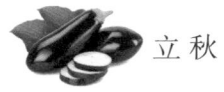
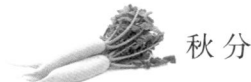
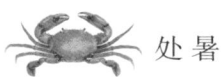
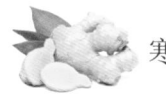
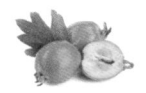
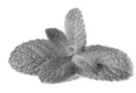

第四章 冬寒·冬藏

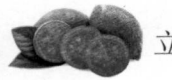
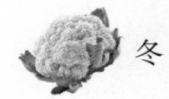
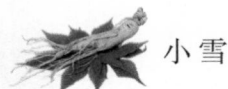
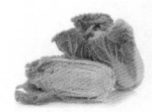
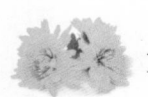
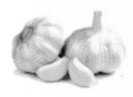

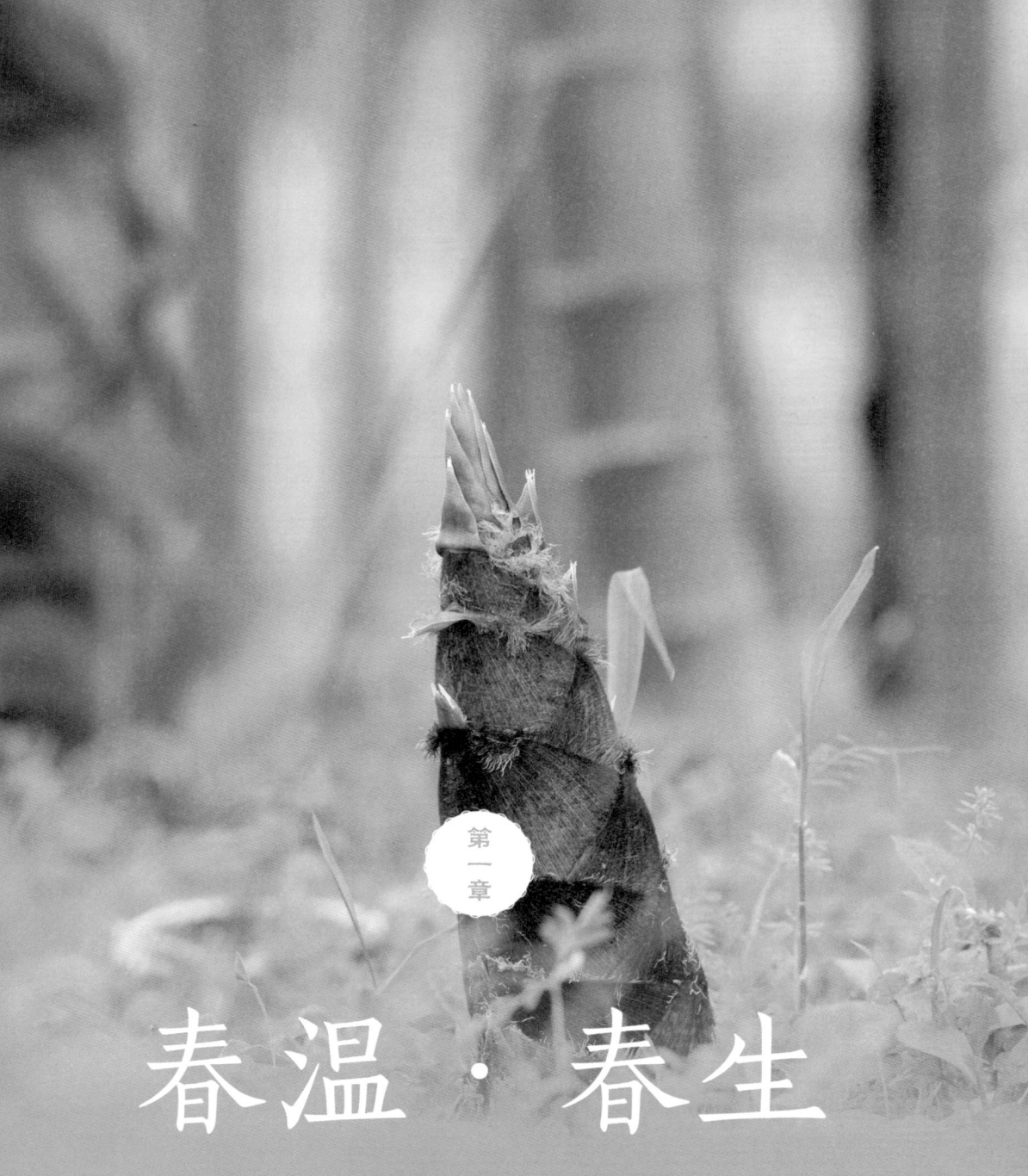

第一章

春温·春生

小草开始生发嫩芽
动物们也苏醒了
阳气增加，万物生发
人类也到了养"生"的季节

咬春吃萝卜，理气化湿

营养指导：张　晋（中国中医科学院西苑医院治未病中心主任医师）

厨　　师：郝振江（中国烹饪大师、国家名厨编委会荣誉委员）

现在，我们把农历新年作为一年中最重要的节日。而在秦汉以前，人们以农耕为生，一些地方的礼俗中更为看重的并不是农历一月初一，而是立春日。人们认为，春天的头开得好不好，对一整年的农事及运势都有很大影响。所以，在立春这天有很多祈福避灾活动，比如"祭春神""迎春""咬春""鞭春牛"等，这一系列的节庆活动很多都流传下来了。

据明代刘若愚《酌中志·饮食好尚纪略》记载："至次日立春之时，无贵贱皆嚼萝卜，名曰'咬春'。"立春这一天，民间讲究买个白萝卜来吃。立春后，气温逐渐升高，阳气步步生发，讲究食补的中国人，此时会选择具有辛甘发散之特质的食物，以让身体顺应天时。所以，"咬春"的重点是多吃可以为身体去寒气、生阳气的食物，而白萝卜尤为适合。

明代李时珍在《本草纲目》中也对白萝卜赞誉有加，认为它"根、叶皆可生可熟，可菹可酱，可豉可醋，可糖可腊，可饭，乃蔬中之最有利益者"。白萝卜还有祛痰、通气、止咳等药用价值，这或许是古人提倡在立春吃白萝卜的本来用意吧。

萝卜丝饼 「理滞气、化痰湿」

食材：

白萝卜 1200 克、高筋面粉 250 克、虾皮 30 克、温水 150 毫升、酵母 2.5 克、盐 5 克、胡椒粉 3 克、食用油少许。

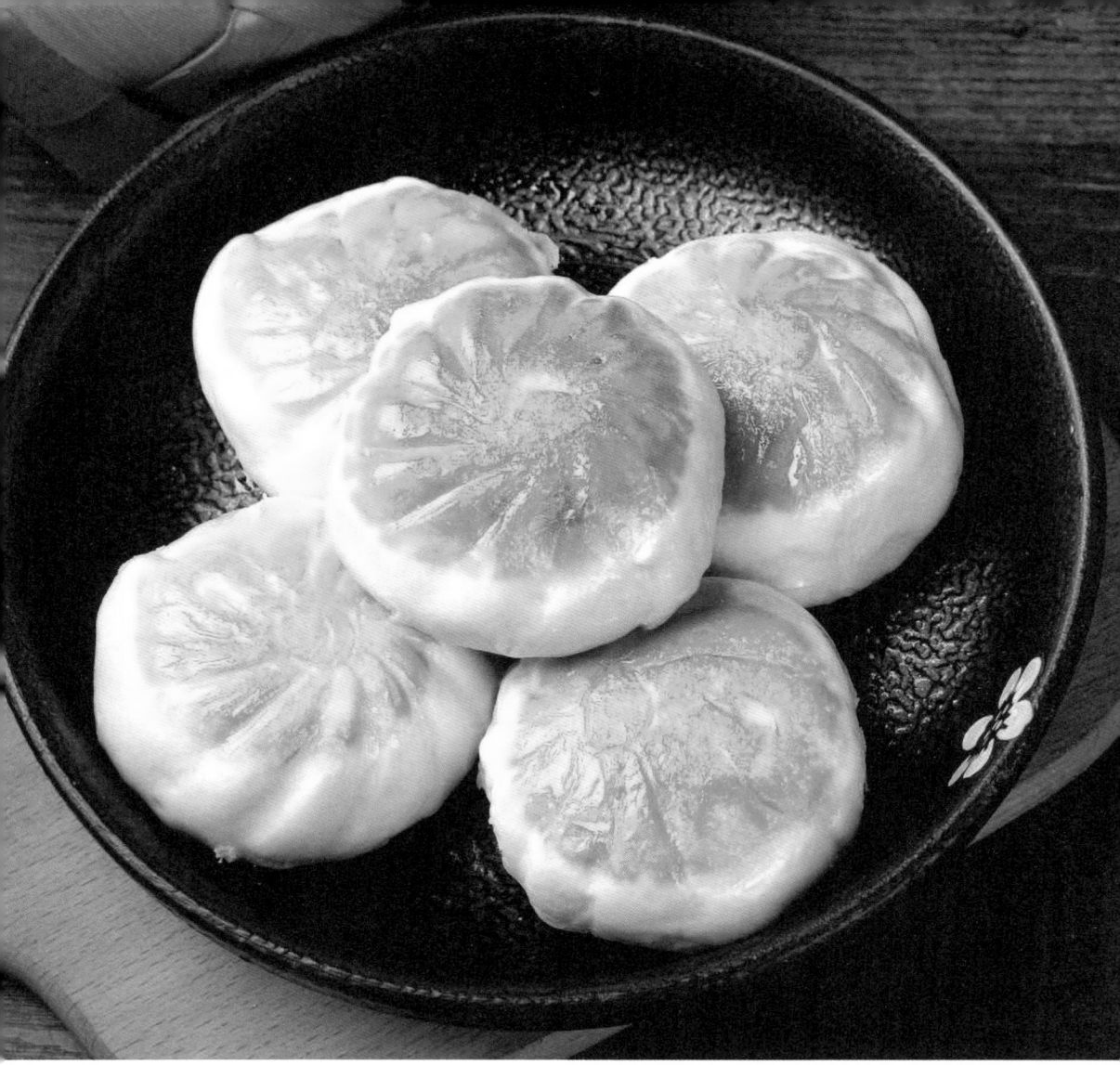

做法：

1. 高筋面粉中加入酵母和温水和面，和好后醒 20 分钟。

2. 将白萝卜去皮切丝，下入开水中焯烫至再次开锅，捞出浸入冷水，然后挤掉水分。

3. 在白萝卜丝中加入虾皮，加适量胡椒粉和盐调味，做馅备用。

4. 将和好的面切成大剂子，擀成皮，按包包子的方法包上萝卜丝馅，随即按压成饼。

5. 锅内放油加热，下入萝卜丝饼，煎至双面呈焦黄色即可。

名厨叮嘱

用白萝卜丝做馅小妙招是什么？

在切好白萝卜丝后，用刀面先拍打一遍，可以使其口感更爽脆且不易出汤水。

营养解析

此饼中的白萝卜味辛，生吃可以把冬天储积在身体里的寒气除去。但需要注意，此饼并不适合容易腹泻、肠胃不适的人，慢性肠胃炎患者尽量不要食用。其实，白萝卜生、熟食用都可以，生用味辛，性寒，适合热证；熟用味甘，性微凉，适合热证。

与白萝卜不同，胡萝卜尽量不要生食，否则会大大加重肠胃的负担，应该尽量煮熟来吃，可预防便秘、增强免疫力。但是同样的，脾胃敏感、虚寒的人也要尽量避免食用。此外，还可以将生白萝卜切丝，用开水沏泡，就是萝卜茶了，有清咽利喉的功效。此茶方出自《医门八法》。

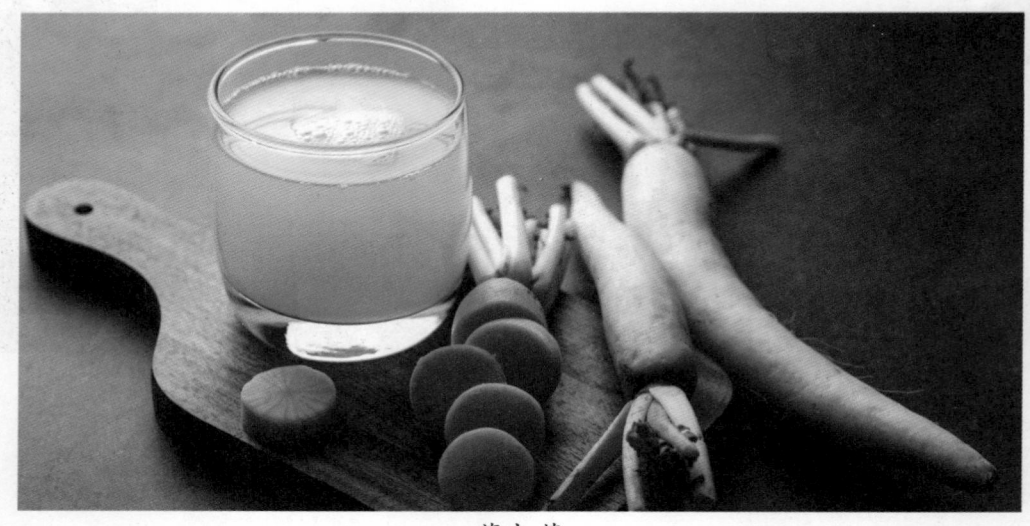

萝卜茶

◈ **美食趣闻** ◈

白萝卜属外来品种，在唐朝中期属于朝廷贡品，仅在指定地点才可以种植，且只有朝廷上层人士可以享用。据说武则天登基后，民间发现多地出现祥瑞。洛阳某地长出一个巨大的白萝卜，被当成吉祥物品献给了武则天。武则天让御厨将它做成菜，品尝后大加赞赏，之后白萝卜就成为武则天非常喜欢的食物之一。

春寒料峭别疏忽，春韭送暖少不了

营养指导：李　缨（首都医科大学宣武医院营养科主任医师）
厨　　师：郝振江（中国烹饪大师、国家名厨编委会荣誉委员）

　　立春后，气温回升，但人体仍会常常感觉到寒冷。早春寒意虽薄，却依旧能侵入肌骨，这就是常说的"春寒料峭"。风是春天的主气，中医将风邪称为"百病之长"，意思是说风邪会引领其他邪气，如寒、热、湿等邪气侵袭体内，从而让人感染各种疾病。这个时候，增强体质、养好肝脏、生发阳气最为重要。

　　俗话说："正月葱，二月韭。"韭菜就是生发阳气的好食材，它的身世可是不简单，在古代一度作为非常重要的祭祀用菜。在《诗经》中就有"献羔祭韭"的记载。

　　古人称初春早韭为筵席之珍，堪比黄金。唐代诗人杜甫就为韭菜写过"夜雨剪春韭，新炊间黄粱"的诗句，于人间烟火中窥见令人神往的美学意境。不止杜甫，五代书法家杨凝式的名作《韭花帖》，南齐诗人周颙隐居修行时的那句"春初早韭，秋末晚菘"等，都表达了对韭菜的偏爱。那么，韭菜到底有何过人之处，让上下几千年的美食爱好者都对其念念不忘？尝过下面这道养生菜，相信会有答案——

春韭鸳鸯豆腐 「补血养肝、生发阳气」

🦀食材：

韭菜 150 克、豆腐 200 克、鸭血 200 克、猪瘦肉馅 20 克、豆瓣酱 1 小勺、生姜 2 片、蒜 2 瓣、葱花 2 克、生抽 1 小勺、水淀粉 1 大勺、食用油少许。

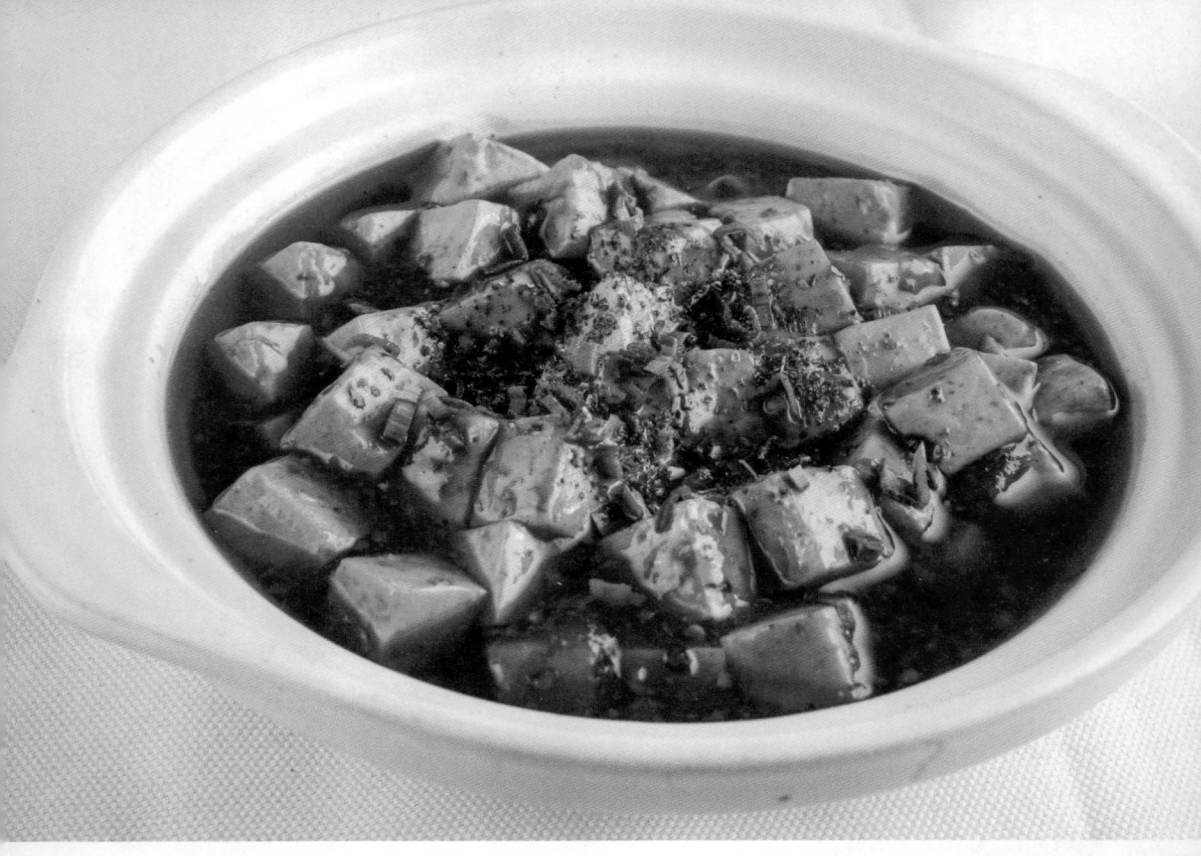

⚅做法:

1. 豆腐、鸭血切成长、宽各1厘米左右的小方块，放入清水或盐水中浸泡3分钟。

2. 韭菜切成长1厘米左右的小段。生姜、蒜切末。

3. 锅内放水，开中小火将豆腐块和鸭血块进行焯烫，焯烫至开锅。

4. 另起炒锅倒油，放入猪瘦肉馅煸香，放入豆瓣酱、姜末、蒜末、生抽，倒入清水烧开。

5. 将焯烫后的豆腐块和鸭血块放入锅中烧制，分3次勾入水淀粉。

6. 关火后放入韭菜段，用锅内余温烫2分钟后，再撒入葱花即可出锅。

名厨叮嘱

1. 豆腐如何做才不散，还能挂汁饱满？

关键在于水淀粉的添加方法。因为豆腐表面很光滑，一次挂不住很多，所以水淀粉要分3次勾入。在汤汁慢慢变浓稠的同时，每块豆腐上基本也就挂满汤汁了。

2. 韭菜如何不炒蔫，还能留存香味？

火候和下锅的时间是关键。关火之后下入韭菜，让锅内余温将其烫熟即可。

营养解析

此菜中的韭菜、豆腐和鸭血这三种食材含铁都非常丰富，能补益肝血，且鸭血比猪肝的胆固醇低很多，所以专家推荐的这道春韭鸳鸯豆腐适用人群更广，是春季养肝的首选美味。

另外，韭菜有辛香之味，挥发的精油中有含硫的物质，所以特别有助于生发阳气，可以散瘀活血、疏调肝气。

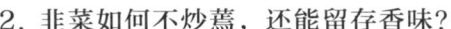

◈ **美食趣闻** ◈

西汉末年，王莽篡位，为斩草除根，决定杀掉刘秀。之后，刘秀在汉平帝的护卫保护下逃出长安。逃命路上，风餐露宿，曾在一家店用"救菜"果腹。后事成，刘秀在鄗城称帝，想起之前用以果腹的菜，便下令四处找寻"救菜"，然后让御厨煎炸烹炒，发现比之前更加美味，便封赏了种植"救菜"的人。后经御医研究，发现"救菜"中含有大量的营养成分。刘秀得知后更添喜爱，便赐名"韭"，才有了后来的"韭菜"之称。

初春要清补，提高免疫力

营养指导：张　虹（首都医科大学附属北京中医医院耳鼻喉科主任医师）
厨　师：何　亮（中国烹饪大师）

　　初春时节暖意初显，多风、干燥，气温变化反复无常，这些都加剧了身体水分的流失，也是春季容易上火的主要原因。经过一个冬天的滋补，冬春交替之时，不宜大补，也不宜过于寒凉，清补才是最适合的方式。说到清补的好食材，当首推芦笋。

　　公元前3000年的埃及壁画上，芦笋以成捆的形式作为祭品出现。到了公元前2世纪，罗马人用芦笋制成干货食用。15世纪，因为法国国王路易十四的偏爱，芦笋一度成为上流社会的美味。

　　据中医经典著作《神农本草经》记载，天门冬（芦笋的野生种）久服，可轻身益气延年。鲜嫩的芦笋在春季回暖时萌动，长出嫩芽，然后伴着春季的第一声雷破土而出，是一种代表着蓬勃生命力的上等食材。

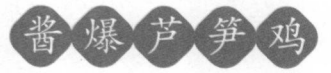 酱爆芦笋鸡 「清热清肝、增强体力」

食材：

芦笋10根、鸡大腿肉2个、鸡蛋1个、黄酱1小勺、甜面酱1小勺、料酒10克、生抽5克、葱姜水1小勺、白糖1小勺、食用油少许。

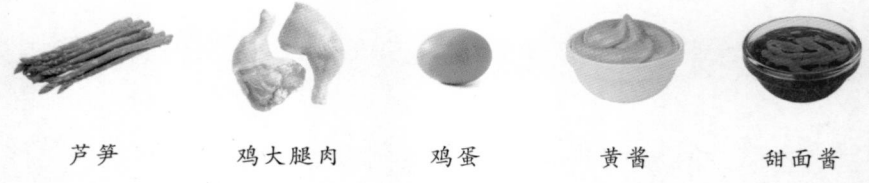

| 芦笋 | 鸡大腿肉 | 鸡蛋 | 黄酱 | 甜面酱 |

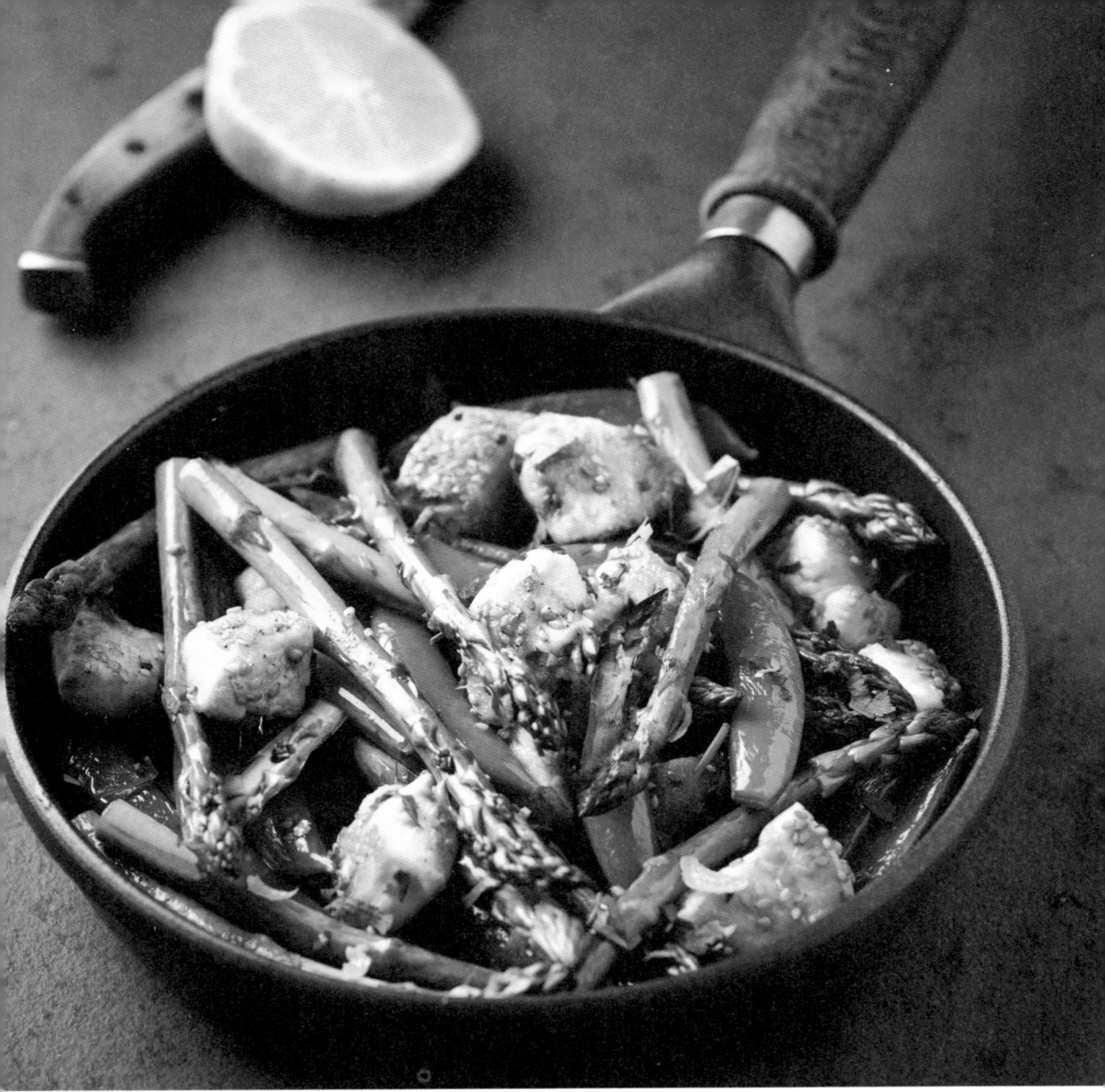

⊕做法：

1. 鸡大腿肉洗净，切成长、宽各 2 厘米左右的小方块；芦笋洗净，切成小段，加少许料酒、蛋清、生抽腌制 20 分钟备用。

2. 鸡大腿肉下油锅，小火煸炒，刚刚开始变色时，将其推至锅边缘备用。

3. 加黄酱和甜面酱各 1 小勺，炒香后加少许葱姜水和剩余料酒。

4. 放入芦笋段，与酱料、鸡大腿肉翻炒均匀，加入 1 小勺白糖调味即可。

名厨叮嘱

鸡肉炒不老的秘诀是什么？

在鸡大腿肉下锅炒至刚刚变色时就推至锅边，然后在最后一步将其与酱料、芦笋再次翻炒，这样鸡肉才不会老，能确保口感合适。

营养解析

从调味方式上说，酱爆的酱是经过发酵的，发酵的食品可以帮助消化。从食材本身来说，中医认为鸡肉有温中益气、益五脏、补虚损的功效，能缓解身虚乏力，还能增强体力、提高人体免疫力。芦笋善于清热清肝，但又不是很寒凉。春天容易上火，用它搭配鸡肉，则是一道清补的佳肴。

此外，芦笋中富含能抑制癌细胞生成的组织蛋白，且含有大量叶酸、核酸、门冬酰胺酶等能抑制癌细胞生长和扩散的物质，被誉为"抗癌之王"，尤其适合中老年人食用。

◈ **美食趣闻** ◈

清代后期，山东巡抚丁宝桢很喜欢吃用鸡肉爆炒的菜肴。据说他在山东任职时，曾命家厨制作"酱爆鸡丁"类的菜肴。后他被调任四川总督，家厨改用花生米、干辣椒和嫩鸡肉炒制鸡丁，肉嫩味美。再后来他由于戍边有功，被朝廷封为"太子少保"，人称"丁宫保"；其家厨烹制的炒鸡丁，也被称为"宫保鸡丁"。这就是酱爆鸡丁和宫保鸡丁的"兄弟"关系。

饮防梗红杞茶，不怕"倒春寒"

营养指导：李 缨（首都医科大学宣武医院营养科主任医师）
厨 师：何 亮（中国烹饪大师）

"倒春寒"引发的身体不适、凝滞血瘀，归根结底是因为寒。人体经历低温刺激后，会出现毛细血管收缩、痉挛、血流变缓等现象，导致急性心肌缺血，进而引发心绞痛，乃至心肌梗死（简称"心梗"）。这就是初春心梗高发的原因之一。

这时，如果有能活血化瘀又能保护血管的药材就十分珍贵。比如它——五万年前，原始人发现了它，后来成为古希腊、古罗马王权与贵族的身份象征，代表着古老、圣洁与尊贵，明朝中叶从伊朗经西藏传入我国。它就是中医治病良药——藏红花。

虽然叫藏红花，但是西藏并不产它。清代赵学敏的《本草纲目拾遗》中收录了

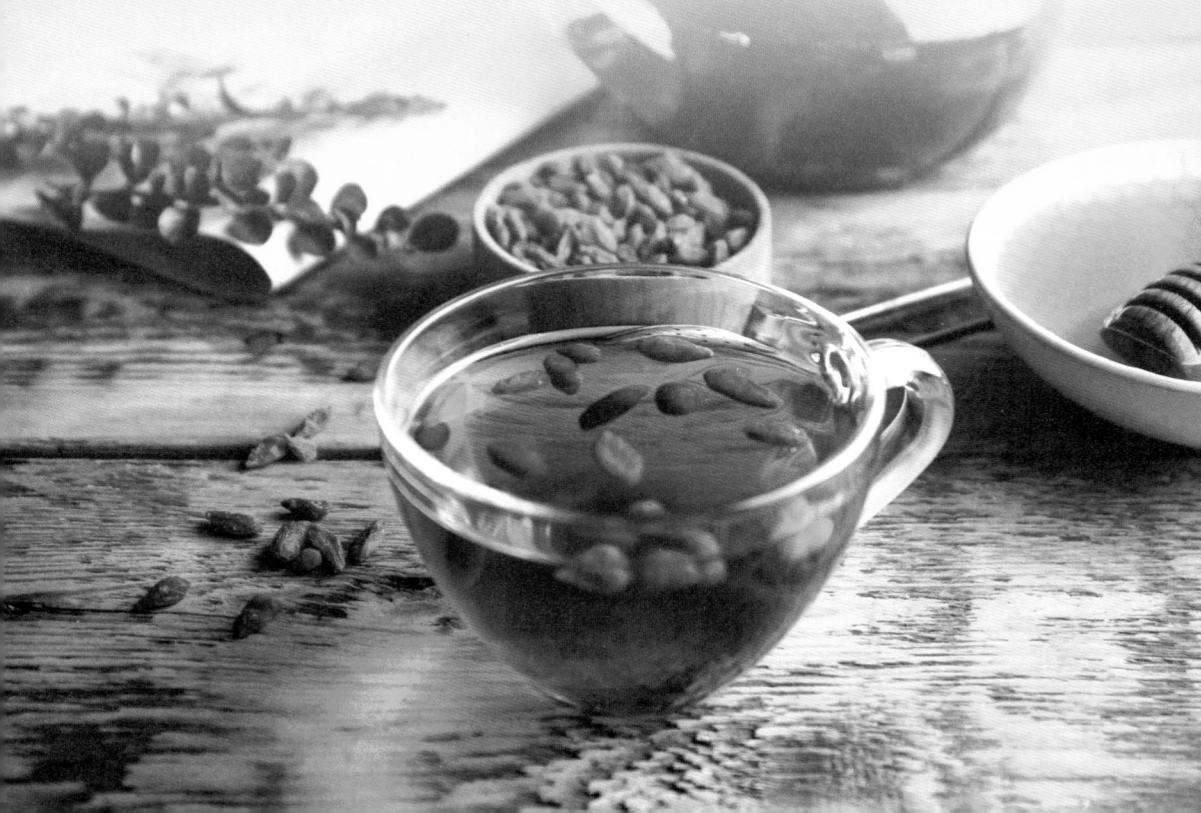

西红花、番红花，这些也是藏红花，只是一物三名。藏红花有很高的药用价值和食用价值，可泡茶、泡酒、烹饪等。

　　当然，我们不光要重视藏红花的养生作用，还要注意它和其他药材的功效搭配。在活血化瘀的过程中势必会消耗身体的气，所以与之搭配具有补气效果的药材，才能相得益彰，比如花旗参、枸杞等。

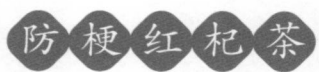 防梗红杞茶「活血化瘀、滋阴补气、保护血管」

☘**茶材：**

藏红花 0.3 克、枸杞 3 克、花旗参 3 克、山楂 3 克。

☘**做法：**

用 80℃左右的 250~500 毫升开水冲泡以上四者；喝完后，茶材渣一同吃掉，效果更佳。

☘**专家提醒：**

孕妇不宜饮用；如果没有藏红花，也可以用红花代替，用量 1 克。

营养解析

　　藏红花有活血散瘀、散郁开结的功效，有助于预防心梗、脑梗和血栓形成；枸杞主要有补益肝肾、提高免疫力的作用；花旗参能补充身体损耗的气、益气养阴、清热生津，在条件不足的情况下，也可以用太子参或西洋参来代替；山楂有消食健胃、活血化瘀、降血脂、降血压的作用。常喝这样四种药材冲泡的养生茶，可以活血化瘀、滋阴补气、去除寒邪，对血管健康大有益处。

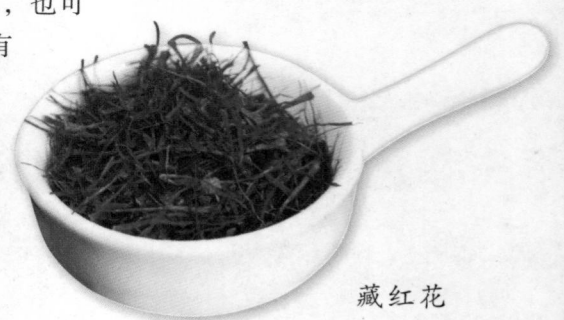

藏红花

雨水

大节过后，
饮食上需要抗氧化

营养指导：沙怡梅（北京市疾病预防控制中心营养与食品卫生所主任医师）
厨　师：刘　强（中国烹饪大师）

　　"每逢佳节胖三斤"，年后的身体里不仅增加了脂肪，更堆积了大量新陈代谢所产生的氧化物，而氧化物过多，就会增加患心脑血管疾病的风险。所以，节后的首要饮食任务就是抗氧化。抗氧化，少不了这一种豆子。

　　这种豆子，全身布满红色花纹，是豆类里比较珍贵的品种。在古代，它还是我国多个朝代的贡品，只有皇帝才能吃到，所以又被称作"圣豆""皇帝豆"。在现代，因其营养价值高、外形特别，被人们称作"肾豆"。它就是抗氧化高手——花豆。其实，不管是在古代还是现代，用花豆来炖鸡、炖鸭、炖猪脚，都是上等菜肴。尤其，当花豆和同样善于抗氧化的芸豆相遇时，适合初春时节的养生菜肴就诞生了。

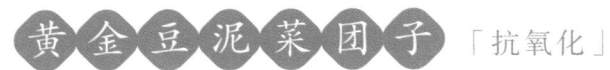

黄金豆泥菜团子 「抗氧化」

🍴 食材：

菠菜 1 小把、香菇 10 朵、胡萝卜 80 克、芸豆 50 克、花豆 50 克、玉米粉 20 克、虾皮 20 克、鸡蛋 2 个、生抽 1 小勺、米醋 1 小勺、香油 1 小勺、盐 3~5 克、白糖 3 克、辣椒粉 5 克、香菜 2 根、蒜 3 瓣、食用油少许。

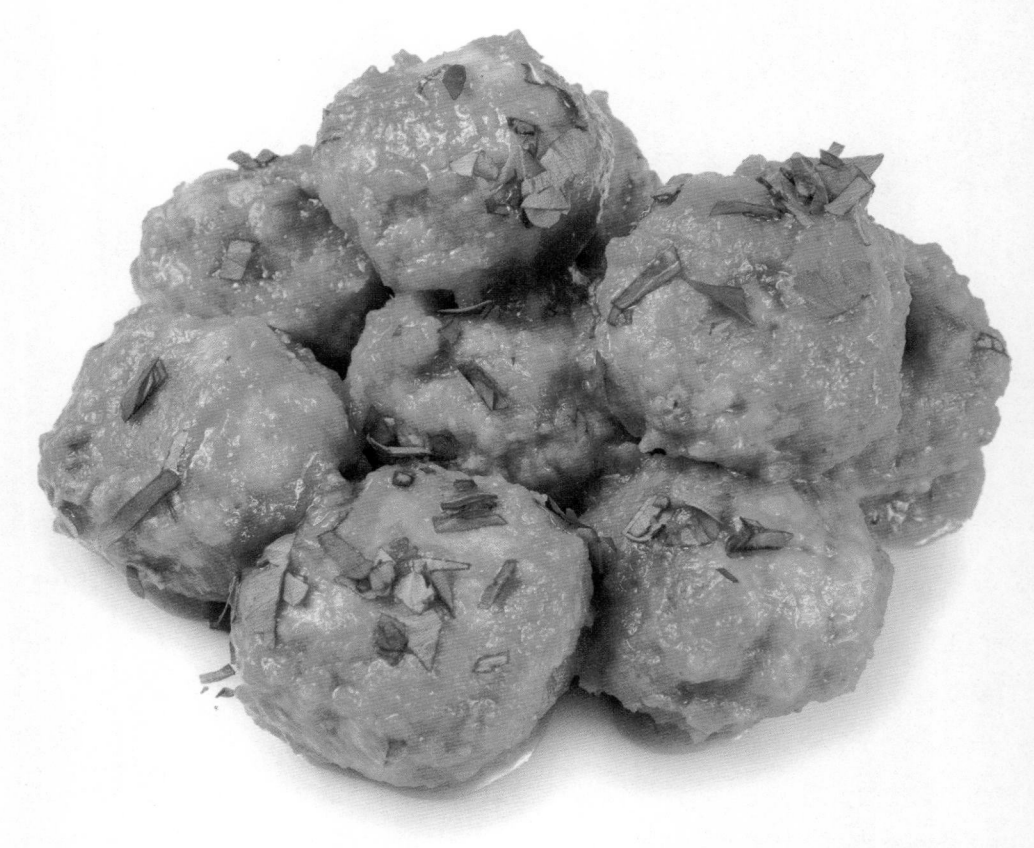

☺做法：

1. 香菇、胡萝卜洗净切丝后焯水；锅内烧热倒油，将鸡蛋炒散备用；花豆和芸豆蒸熟，碾成泥备用。

2. 把炒散的鸡蛋、虾皮、蒸熟的花豆泥和芸豆泥与焯好的菜放入盆中。

3. 加入少许香油搅拌均匀，成馅料。

4. 将馅料搓成团子形状，裹上玉米粉，下锅蒸制8分钟。

5. 香菜和蒜切碎，加入生抽、米醋、香油、盐、白糖、辣椒粉调和均匀，淋在团子上即可。

名厨叮嘱

想鸡蛋炒得更嫩滑，需要注意什么？

一是要不停搅动；二是当蛋液即将全部凝结时关火。

注意：裹粉的时候如果用的是淀粉，那么做出来的团子是透明的；如果用的是玉米粉，做出来的团子是偏黄色的。

营养解析

花豆和芸豆的豆泥混合物，以谷物蔬菜为主，还含有丰富的抗氧化元素——原花青素，抗氧化能力出众。这些食材一起做成的黄金豆泥菜团子，自然就具备超强的抗氧化功效。一般来说，含有原花青素的食材有下列几种：

原花青素含量表	
食物	原花青素含量（mg/100g）
肉桂（粉）	8108.2
高粱	2827.0
花豆	756.6
芸豆	494.0
榛子	490.8
赤小豆	446.0
蓝莓	173.0

◇ **美食趣闻** ◇

清代时，芸豆卷是盛行于街头巷尾的民间小吃。小贩们背着圆形的木桶，上面盖着白布，里面装的就是芸豆卷。相传，慈禧有一次出宫时，听到大街上的小贩叫卖声，买来一吃，欲罢不能，于是芸豆卷出了名，变成宫廷小吃。至今，芸豆卷依旧是老北京传统小吃，备受大家喜爱。不仅因其名气大，更因为其健康的特性。从养生角度来说，它具有益肾健脾、温中下气的功效，能提高人体免疫力。

春季感觉肌肤干巴巴的？多吃银耳

营养指导：张　虹（首都医科大学附属北京中医医院耳鼻喉科主任医师）
厨　　师：韩亚征（高级烹饪大师）

　　春季干燥，常常感觉脸上紧绷绷的。这其实是在提醒我们，是时候开启春养模式了。那么，春养模式应该以何种方式开启，才会身心皆舒呢？其实，古人早已用实际行动演绎了完美的春季养生法则。

　　中医认为，肺主皮毛，在春初干燥时推荐有"平价燕窝"之称的养肺佳品——银耳。历史上赫赫有名的吕后喜食银耳，因为这是她春季养颜秘诀里必不可少的食材。刘邦一统天下后，虽然各种各样的滋补品享用不尽，但吕后却没有因此"冷落"了银耳，依然喜欢把银耳羹当作早膳。在古代，民间店铺里是不可能卖银耳的，所以，要每天喝银耳汤并不是一件容易的事。野生银耳只有原产地才有，达官贵人的家里也不多见。所以说，旧时的银耳与燕窝、人参等高端滋补品的地位相当。而现在，银耳已经是人人都买得起，其属性平和，是百搭食材。

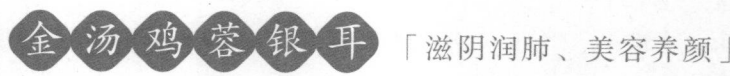

金汤鸡蓉银耳 「滋阴润肺、美容养颜」

食材：

鸡胸肉 250 克、泡发银耳 100 克、南瓜 200 克、白糖 3 克、料酒 1 小勺、水淀粉 1 大勺、盐 3 克、鸡蛋 1 个、食用油少许。

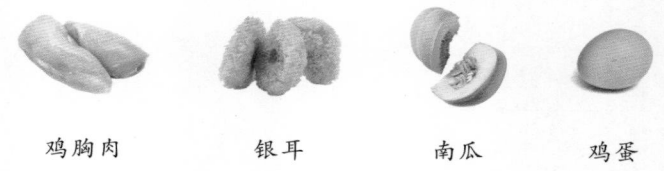

鸡胸肉　　　　银耳　　　　南瓜　　　　鸡蛋

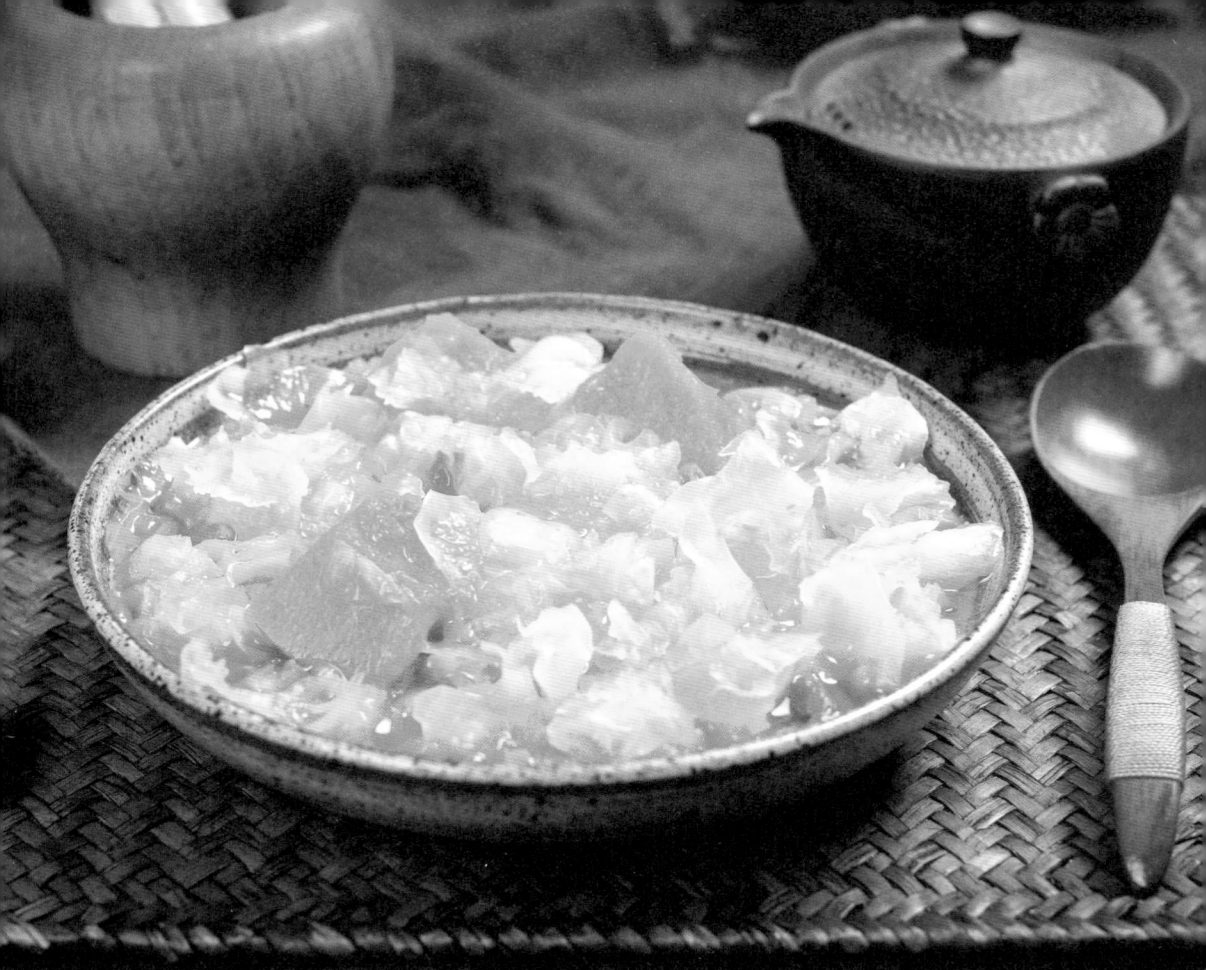

☺做法：

1. 用破壁机将鸡胸肉制成鸡蓉备用。

2. 将泡发银耳洗净，撕成小朵；将南瓜去皮，切块蒸熟（约10分钟），碾成泥备用。

3. 往鸡蓉里放少许白糖、料酒、盐提鲜，放入蛋清和水淀粉（鸡蓉与蛋清的比例是3∶1），再加入少许食用油提亮色泽。

4. 将锅中的水烧至90℃左右，把鸡蓉和银耳裹在一起，依次放入水中，待鸡蓉变色后，转小火养制。

5. 另起锅，倒油，将南瓜泥下入锅中，加少量水和盐炒开，炒出金汁。

6. 将"养"好的鸡蓉银耳下入南瓜汁中翻炒即可。

名厨叮嘱

想要鸡蓉下锅后不散开的秘诀是什么？

首先，在入锅之前，将鸡蓉和银耳充分均匀地抓裹两遍。

其次，水温要保持在似开非开的温度 90 ℃左右。

营养解析

中医认为，银耳味甘，性平，富有天然特性胶质，有滋阴养颜的作用，长期服用可以润肤，并有祛除脸部黄褐斑、雀斑的功效。它还富含膳食纤维，有助肠胃蠕动，减少脂肪吸收。银耳虽好，但也需要好搭档，不易消化的银耳遇上善养脾胃的南瓜，美味又养生。

◈ 美食趣闻 ◈

历代皇亲国戚都将银耳看作"延年益寿之品、长生不老良药"。清代时，有一次慈禧太后得了痢疾，太医唐容川以银耳做成汤剂，给慈禧太后服用后，她的病便好了。不仅病好了，喝银耳羹一段时间后，慈禧太后更是感觉气血调和，容光焕发，从此爱上银耳汤。据清代宫廷档案记载，慈禧太后每天起床后，第一道养颜美容敬献就是熬了一夜的银耳羹。

豆豉双饮去感冒，
风热风寒全除掉

营养指导：赵海滨（北京中医药大学东方医院副院长）

"南有豆豉，北有酱油"，反映了华夏饮食文化的地域特点。在南方人的生活中，豆豉是不可或缺的现代调味品。实际上，因为豆豉常年被盛在瓮里，所以在古代有个极好听的名字，称为"幽菽"。而且，古人不仅把豆豉用于调味，还将其入药。

最早记载豆豉的著作是东汉末刘熙的《释名·释饮食》。豆豉在我国饮食文化中有着浓墨重彩的一笔，体现了我国饮食文化的丰富性和独特的风土人情。《汉书》《史记》《齐民要术》《本草纲目》等都有关于豆豉的记载。

豆豉有很多口味，其中淡豆豉最适宜入药。淡豆豉始载于《本草汇言》，该书称其有辛温发散、宣透解表的功效。中医认为，淡豆豉性味辛而微温，能入肺、胃二经，所以能解表、发汗、除烦，适用于轻症的感冒患者。感冒分为风热感冒和风寒感冒，下面这两道豆豉双饮的茶方能分辨对症，效果显著。

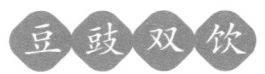「辛温发散、宣透解表」

☯风热感冒方
茶材：淡豆豉 15 克、薄荷 15 克。
做法：煎煮饮用。

☯风寒感冒方
茶材：淡豆豉 15 克、葱白 10 克、黄酒 15 克。

做法：煎煮饮用。

注意：趁热饮用，微微发汗，次日感冒即消大半。

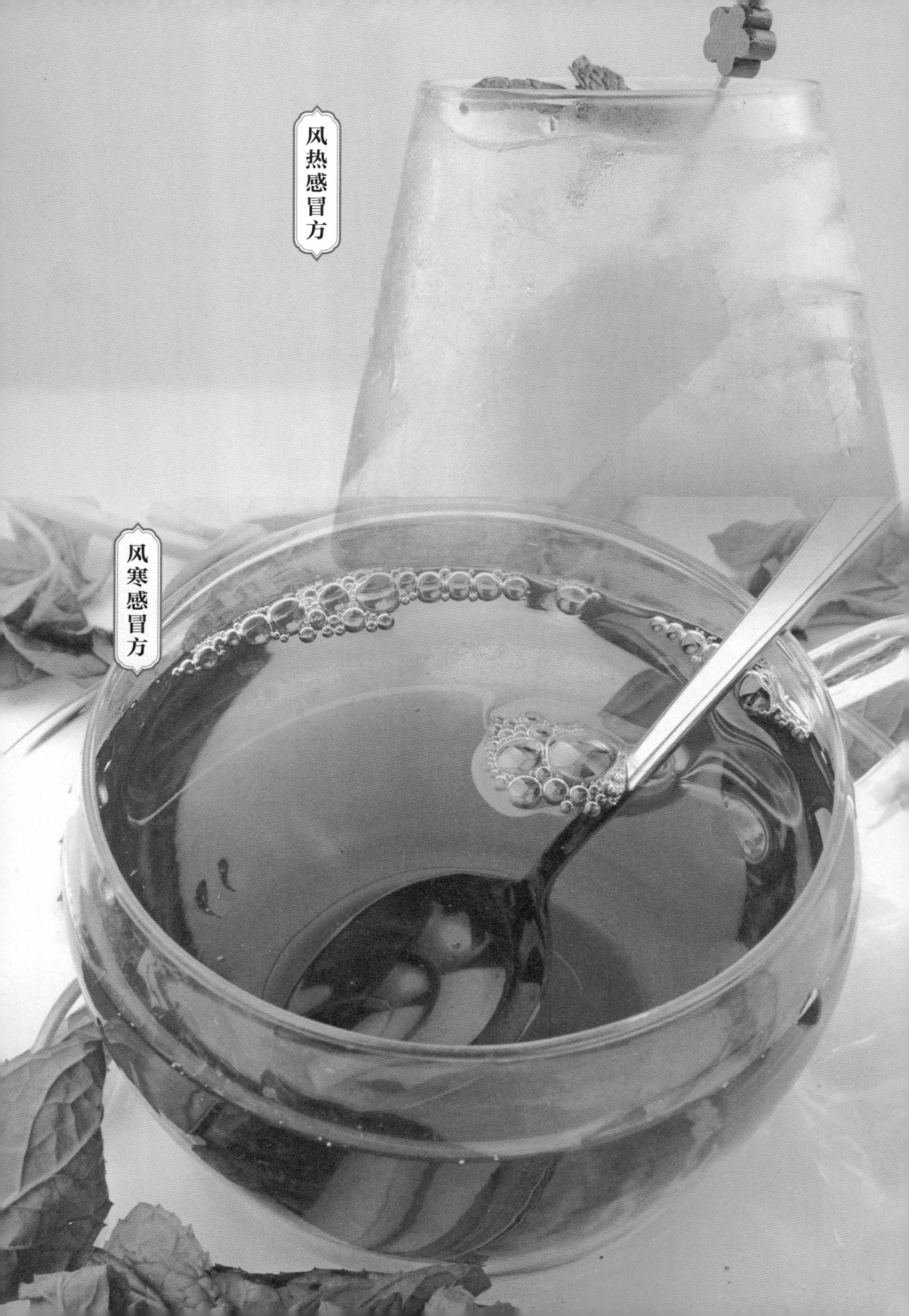

风热感冒方

风寒感冒方

营养解析

在风热感冒的茶方中，薄荷味辛，性凉，有发散解热的功效；淡豆豉具有解表、除烦、宣郁、解毒的功效。两者一起使用，对改善轻症的风热感冒效果显著。

而在风寒感冒的茶方中，葱白善于发汗解表、发散风寒、通上下阳气。葱白与淡豆豉相搭，对于一些伤寒热病、寒热头痛、烦闷、胸闷等症状具有一定的改善效果，适用于风寒感冒初期。

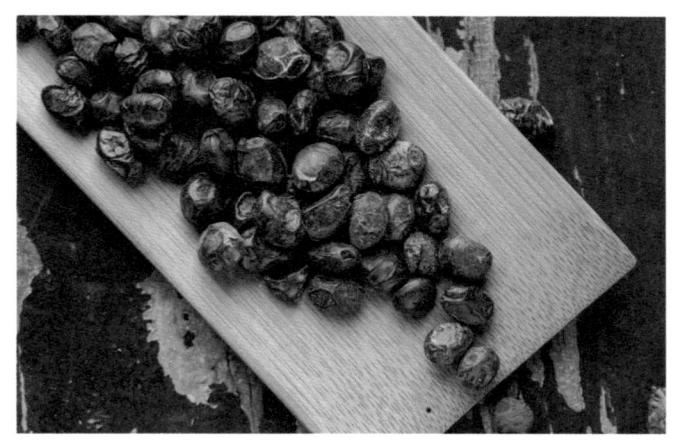

淡豆豉

◈ **延展阅读** ◈

唐代文学家王勃在为滕王阁作序的时候，曾受邀为都督阎某题字。阎都督席间因贪杯又感外邪，浑身发冷，咳喘不已，寻医时却不能接受用麻黄治疗。王勃得知，想起之前曾遇到的一位擅长做药膳的老人，他家中有一道养生的淡豆豉小菜，便劝阎都督一试。众人却都觉得好笑，怎可用菜来治病？可是，阎都督连服 3 天后，汗出喘止，胸闷不见，身体竟痊愈。从此，淡豆豉行销大江南北。

茄汁蛋饺，补钙又健康

营养指导：左小霞（中国人民解放军总医院第八医学中心营养科科室主任）
厨　　师：郝振江（中国烹饪大师、国家名厨编委会荣誉委员）

　　春季是人体新陈代谢相对旺盛的时候。经过漫长的冬季，到了春季，就要及时补充钙质来弥补冬季钙摄入的不足，防止老年人缺钙而导致骨质疏松。在春季，新鲜的、富含钙质的食材有很多，其中鲜虾就是一个不错的选择。

　　中国人食虾历史悠久，对其偏爱有加。儒家经典《尔雅·释鱼》中就有"鳛、大虾"的记载。虾作为优质食材，自古至今主要有鲜食与干食两种方法，可适应多变的烹饪方法。鲜食的记载，最早见于唐代刘恂的《岭表录异》，尽管当时没有营养学科的科学指南，但人们还是发现了食虾的诸多好处。时至今日，随着饮食文化的演变和营养搭配知识的普及，越来越多的食材与虾相配，发挥了出色的养生功效。比如这道茄汁蛋饺，就集合了鲜虾、鲜木耳、白菜等食材，成为中老年人春季补钙的不二之选。

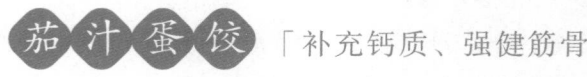

茄 汁 蛋 饺 「补充钙质、强健筋骨」

☯食材：

鸡蛋 2 个、鲜虾 20 个、白菜 150 克、鲜木耳 10 克、番茄酱 1 大勺、盐 5 克、生姜 2 片、葱姜水少许、生抽 1 小勺、白糖 2 克、醋 1 小勺、料酒 1 小勺、水淀粉 1 小勺、蒜 2 瓣、食用油少许。

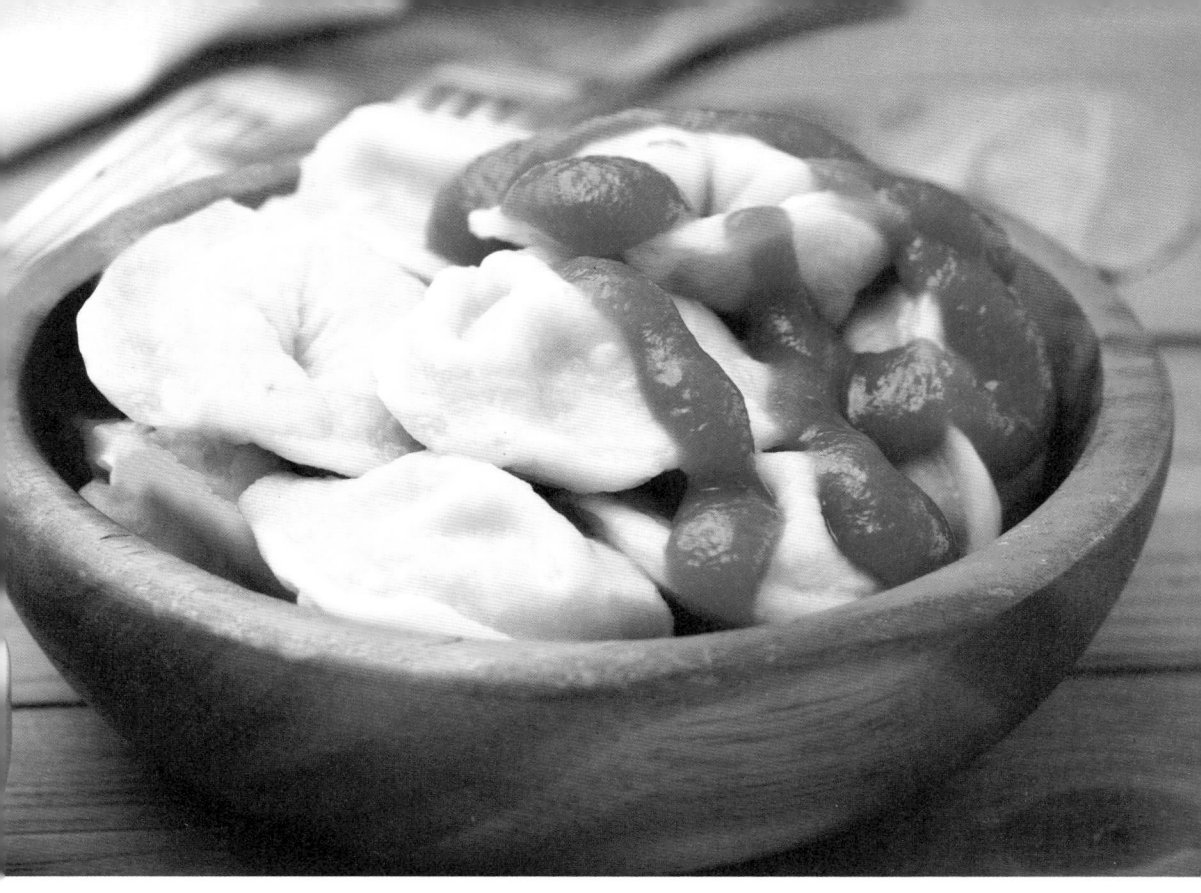

⚘做法：

1. 将白菜切碎，加少量盐，静置一会儿，焯水；鲜木耳洗净切碎；生姜、蒜切末。

2. 鲜虾去皮、去虾线后拍散，加葱姜水打水。

3. 虾肉加水搅拌均匀，加入鲜木耳碎和白菜碎，以及少许生姜末和生抽，搅匀，成为馅料。

4. 取2个鸡蛋，调入少许盐、料酒打匀，再加入少许水淀粉调匀，然后开锅倒底油，制作成蛋皮。

5. 待蛋皮稍稍定型后，就将馅料放在蛋皮上面，包成蛋饺，封口。

6. 蛋饺全部包好后，上锅蒸5分钟左右。

7. 炒锅中下入剩余生姜末、蒜末煸香，加入1大勺番茄酱炒匀，然后倒入白菜焯出的汁水，以及等比例的白糖和醋搅匀，烧开，最后勾芡出锅，浇在蒸好的蛋饺上，即可食用。

名厨叮嘱

要想蛋饺做得蛋皮细嫩、鲜嫩多汁，可以怎样做？

1.给白菜碎加盐的时候一定要少量，放2克左右，因为盐多会引起其中钙的流失。

2.在打制蛋液的时候，稀稠度要把握好，打至像袋装牛奶的程度即可。

营养解析

　　鲜虾、鲜木耳、白菜、鸡蛋这四种食材都富含不同的营养素，帮助补钙。鲜虾不仅钙含量高，还高蛋白、低油脂，非常适合老年朋友。鲜木耳在所有的植物性食材中含蛋白质是比较丰富的，而且还富含维生素D；维生素D和钙是"好兄弟"，也可促进钙的吸收。白菜不仅草酸含量低，还含有高量维生素C。鸡蛋蛋白质含量高。这些都是促进钙吸收的营养素。

◈ 美食趣闻 ◈

　　在古人眼中，虾不仅是健康食物，还可寄托志向。

　　"河虾自有成龙志，苦练江湖不记年。"北方人常把虾比喻为龙，南方人则把虾比喻为银子。以虾喻人，有淡泊名利、胸怀坦诚之意。此外，虾在中国古人的文化思想中，还有吉祥、平安、富贵的含义。关于虾的高雅名菜也有很多，如"芙蓉虾""翡翠玉扇""百鸟归巢"等，多表达吉利、如意的祝福。

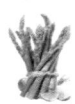

春时养胃，小米粑粑卷起来

营养指导：张　虹（首都医科大学附属北京中医医院耳鼻喉科主任医师）
厨　　师：夏　天（中国烹饪大师）

冬春交替，天气回暖，饮食不当特别容易伤胃。那么，春季养胃应该注意什么呢？

我国唐代名医孙思邈说过："春日宜省酸增甘，以养脾气。"就是说春天适合多吃一些甘味，少吃酸味，可以保护脾胃。在食材中，小米颇具代表性。

小米的古称是稷或粟，自古以来，便是中华民族的主要食粮。夏商文化又称为"粟文化"，可见其地位非同一般。《本草纲目》中也提及小米有"治反胃热痢，煮粥食，益丹田，补虚损，开肠胃"的功效。一般人均可食用小米，尤其适合体虚患者、产妇、老人食用，但是容易腹泻者、体质偏寒者只能适量食用。

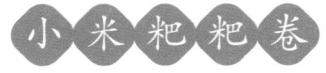 「平胃火、补气血」

☘ 食材：

小米 400 克、牛奶 250 克、鸡蛋 2 个、大枣 4~5 颗、葡萄干 20 粒、食用油少许、百花蜜 1 小勺。

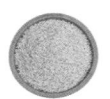 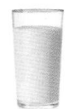 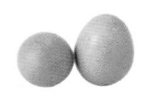 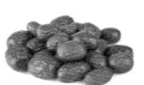 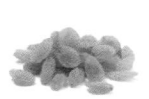 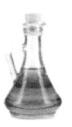 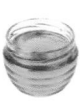

| 小米 | 牛奶 | 鸡蛋 | 大枣 | 葡萄干 | 食用油 | 百花蜜 |

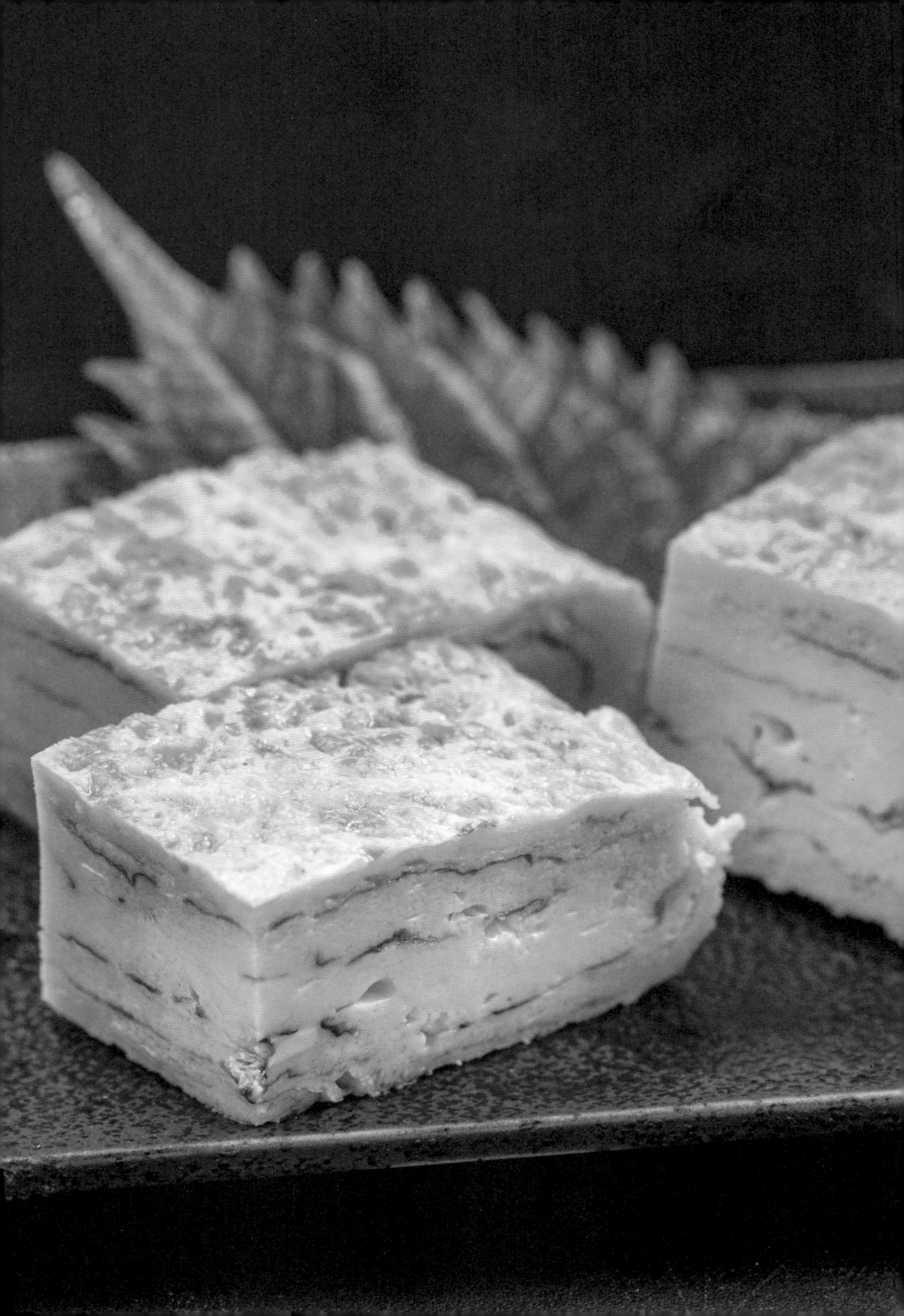

☻做法：

1. 将小米浸泡后，放入破壁机中打成米浆；大枣去核切碎丁备用。

2. 米浆中加入牛奶、鸡蛋、大枣、葡萄干等混合均匀，成饼浆。

3. 锅底抹薄薄的油，下入饼浆摊成薄饼，待四周微微翘起即基本成熟，翻面，趁其微软的时候卷起来，盛出。

4. 倒入第二张饼浆，将第一张卷饼放入锅中，和第二张一起卷起。若想卷饼厚一些，可依次循环做几次，卷成多层卷饼。

5. 将卷好的厚饼切成 1.5 厘米宽的片，淋上百花蜜即可。

惊蛰

名厨叮嘱

米浆的制作窍门是什么？

小米用清水浸泡洗净以后，直接控水，打成粉浆，看上去就像面糊一样，然后分批次加入牛奶，在加的过程中不断搅拌稀释，这样就可以制成漂亮的米浆。

营养解析

中医里的"甘"，具有补益的作用。这道菜中的牛奶甘平养胃；而小米不仅味甘，还有一点凉性，能平胃火，比如日常有口腔溃疡或者有呕吐泛酸的人群，都适合吃小米来祛胃火；另外，大枣味甘，能养脾胃、补气血。

◈ 美食趣闻 ◈

"江山社稷"，其中的社稷是指社神，就是土地；稷是谷神，代表粮食。稷即粟，就是小米。古代官员的工资被称为俸禄，包括俸和禄两个部分。俸是指每个月拿到的钱财，禄则相对来说多种多样，其中有粮食（包括小米），还有绢、布、炭等比较常见的生活物资。这些加一起，称为俸禄。

五谷为养稻为首，茶香四溢

营养指导：赵海滨（北京中医药大学东方医院副院长）

　　四时对五脏，春天对应的是肝。肝气过旺时常常会抑制脾土，而脾与胃又是相表里的关系，所以也会抑制胃的消化功能，进而引发胃部不适。

　　具体来说，胃的问题基本上都是和进食不当有关。选择对的食材非常重要。那么，养胃的代表食材有什么呢？据《黄帝内经·素问》记载："五谷为养，五果为助，五畜为益，五菜为充，气味合而服之，以补精益气。"古人依据五谷养生，五谷指的是稻、黍、稷、麦、菽，其中五谷之首的稻就是指现在的粳米。

　　据考古证实，粳米的种植历史超过 7000 年。我国唐代名医孙思邈在其《千金方·食治方》中说粳米能"平胃气，长肌肉"。明代医学专著《食鉴本草》也认为，粳米有补脾胃、养五脏、壮气力的良好功效。可见，粳米是养胃的好食材。

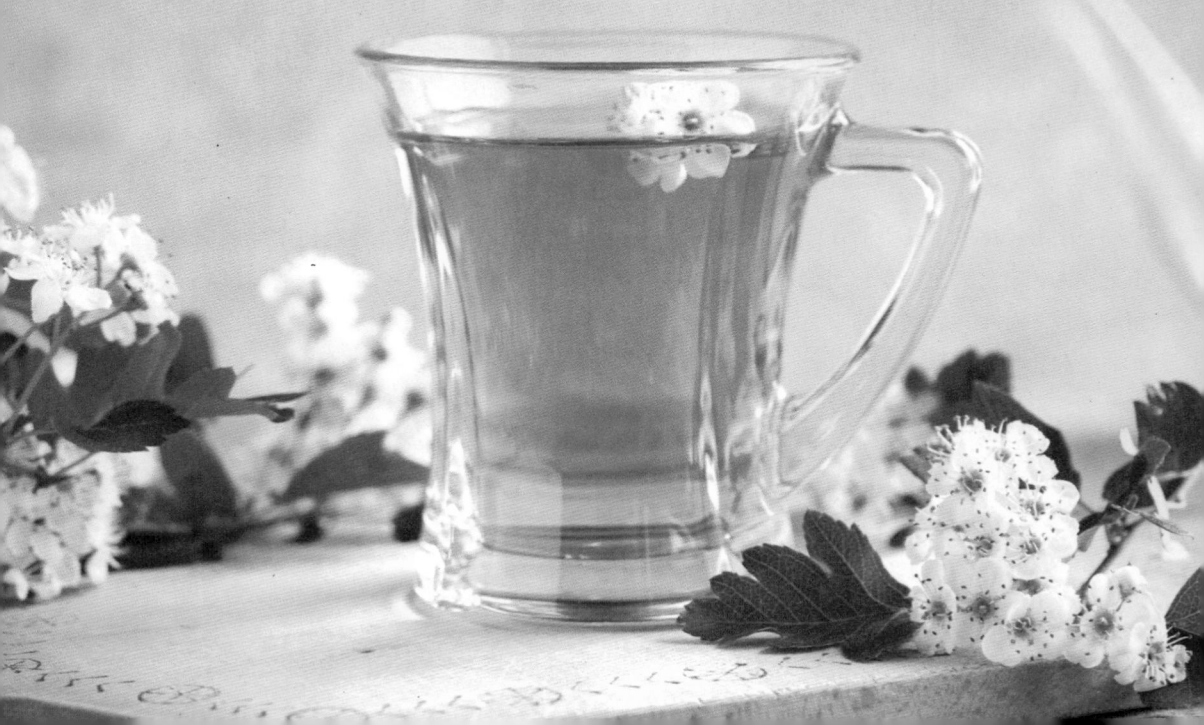

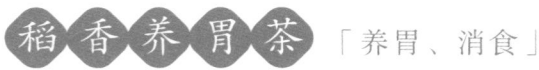 稻香养胃茶 「养胃、消食」

☙茶材：

粳米 150 克、山楂干 10~15 片。

☙做法：

1. 开小火，干焙粳米至焦黄色。

2. 取山楂干和炒好的粳米放在一起，倒入开水冲泡，即可饮用。

营养解析

中医认为，粳米入脾、胃、肺三经，具有健脾养胃的功效。而且，春季宜省酸增甘，一说到"甘"，很多人可能会联想到"甜"。其实，中医中的"甘"不仅包括甜味，还包括淡味。比如，我们经常吃的粳米、小米、白面馒头等，吃起来似乎没有特别的味道，但其实它们也属于"甘"。山楂含有的多种有机酸可增加胃酸浓度，提高胃蛋白酶的活性，促进胃液分泌，助消身体中的脂肪，消食导滞，对肠胃功能也有一定的调节效果。粳米和山楂二者相搭，可以养胃、理气、消食。

春季吃点甘味食物，能够防止肝气过盛而损伤脾胃。所以，此茶方对那些本身肝气过盛，平时血压高、易头痛、易生气的人而言，尤为适宜。

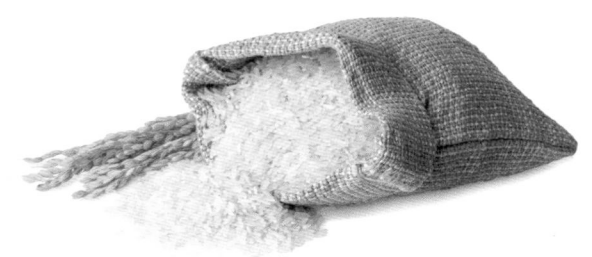

粳米

◈ **延展阅读** ◈

在神话传说中，稻是神农氏最先发现的。神农"尝百草、辨五谷"，反映的是远古时期，我们的祖先将各类谷物从野生状态驯化成粮食的漫长而艰辛的过程。在《史记·夏本纪》中，也有关于在黄河中下游种植水稻的记载。考古人员还曾在河姆渡遗址发现 120 吨人工栽培的谷物，这些粮食主要由籼米和粳稻组成，充分说明我们的祖先早在 7000 年前就开始食五谷。

春分，桃花流水鱼儿肥

营养指导：张　晋（中国中医科学院西苑医院治未病中心主任医师）
厨　　师：陈吉春（高级烹饪大师）

西汉著名思想家董仲舒曾在《春秋繁露》中说："春分者，阴阳相半也，故昼夜均而寒暑平。"春分，昼夜平分，阴阳平分。中医讲究天人相应，所以此时的人体养生也应该以平为补。

春暖花开，莺飞草长，花美鱼肥时，正如这诗中所写：

> 凉月如眉挂柳湾，越中山色镜中看。
> 兰溪三日桃花雨，半夜鲤鱼来上滩。

——（唐）戴叔伦《兰溪棹歌》

这是渔家真正的欢心季，又何尝不是我们的呢？

盛开的桃花，肥美的鲤鱼，正是仲春时节"以平为补"的最好食材，自然成就这道桃花得莫利炖鱼。

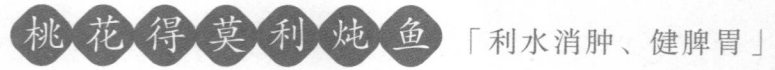 桃花得莫利炖鱼「利水消肿、健脾胃」

✿食材：

鲤鱼 300 克、桃花 25 克、粉条 50 克、五花肉 10 克、豆腐块 100 克、西红柿 1 个、干黄酱半勺、香菜 5 克、花椒 3 克、葱花 2 克、生姜 2 克、蒜 2 瓣、米醋 1 小勺、料酒 1 小勺、生抽 1 小勺、花生油油少许、葱丝少许。

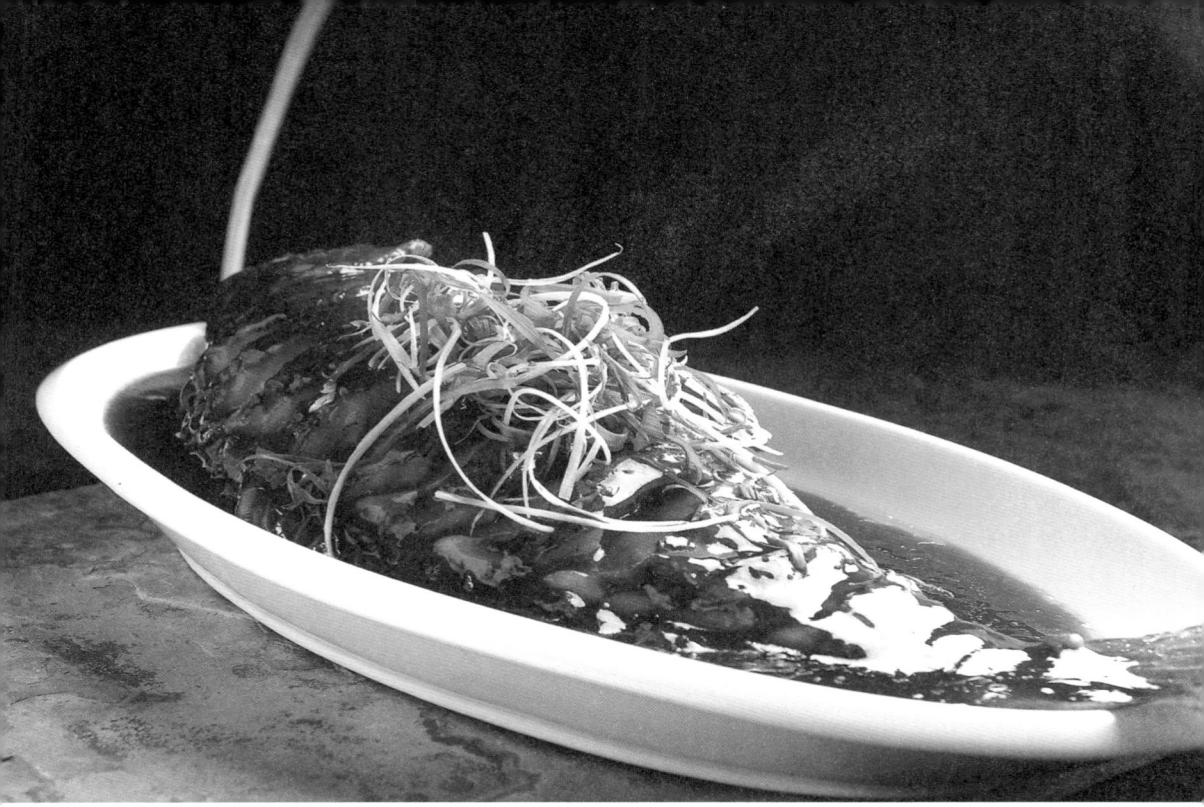

⊗做法：

1. 鲤鱼洗净改刀备用；西红柿洗净切块；桃花沏泡备用；五花肉洗净切片。

2. 锅中热油，依次放五花肉片、葱花、生姜、蒜、干黄酱爆香，放入西红柿块炒匀。

3. 放少许米醋和料酒去腥，倒入桃花水烧煮。

4. 鲤鱼入锅，大火炖10分钟，放入粉条和豆腐大火再炖10分钟。

5. 香菜和花椒入锅，放剩余米醋、生抽调味，转小火炖10分钟，出锅后撒上葱丝即可。

名厨叮嘱

这道菜的关键做法是什么？

一要选对油。花生油可以增香，并能去除鱼的腥味，使鱼的鲜美和桃花的清香更完美地融合。

二要用西红柿和干黄酱一起炒香。这是因为酸味食材容易让肉变得更为软嫩，利于成熟。

营养解析

如果说初春是养肝为先，那么到了仲春，就要注意健脾。

脾主运化，运水湿，脾虚则水停。而此时的鲤鱼肉质细嫩、鲜美，有滋补、健胃、利水的功效，说鲤鱼是春分的最佳养生食材，实不为过。

古人讲"人面桃花"，桃花的悦颜美容作用众所周知。这里以桃花水做汤底，不仅去除了鲤鱼的腥气，还能利水消肿，与鲤鱼的功效相得益彰。肥美的鲤鱼遇上盛开的桃花，再以甘凉属性的豆腐与之平衡搭配，既能健脾胃，又能红润气色，集食材之长于一身，是一举多得的养生佳肴。

◈ 美食趣闻 ◈

菜名中的"得莫利"是一个地名，是俄语的音译。得莫利位于我国黑龙江省哈尔滨市方正县得莫利镇的得莫利村。这是一个北靠松花江的小村子，村民世代靠捕鱼为生，得莫利炖鱼便是村里的特色菜肴。后历经百年，得莫利炖鱼成为北方地区广泛流传的经典美食。

食春芽，大自然给餐桌最好的礼遇

营养指导：张 虹（首都医科大学附属北京中医医院耳鼻喉科主任医师）
厨 师：何 亮（中国烹饪大师）

俗话说："春吃芽，夏吃瓜，秋吃果，冬吃根。"中医经典著作《黄帝内经·素问》说要"食岁谷"，意思就是要吃应时令的食物。春天，绝大多数的植物都生发出新鲜的嫩芽，比如香椿、蒜苗、豆芽等。古人也建议春天要常吃芽菜，这其中以豆芽最为常见，包括黄豆芽、绿豆芽、黑豆芽、豌豆芽等。

常吃芽菜，具有疏肝理气，将体内陈积的废物发散排出的功效。据《黄帝内经·素问》记载："春三月，此谓发陈。"发，指发散；陈，即陈旧。可见，春季吃豆芽，有助于人体阳气的生发。

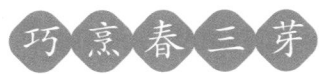 「疏肝理气、软坚散结」

🐢食材：

黄豆芽 120 克、绿豆芽 120 克、黑豆芽 120 克、海蜇皮 200 克、盐 2 克、白糖 2 克、生抽 1 小勺、米醋 1 小勺、食用油少许。

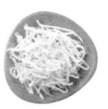 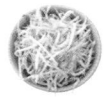 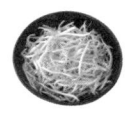 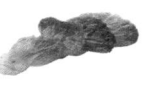

黄豆芽　　　绿豆芽　　　黑豆芽　　　海蜇皮

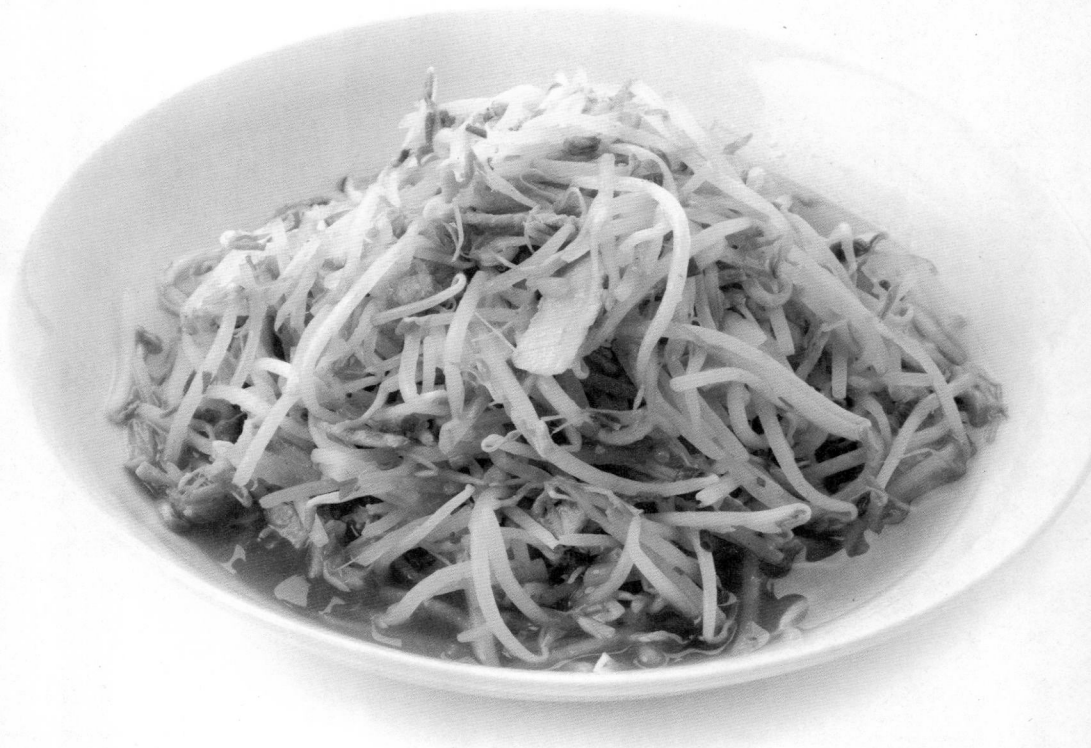

⚘做法：

1. 提前将黄豆芽下锅焯烫 20 秒，盛出备用。

2. 绿豆芽提前加少许米醋锁水增脆，防止炒制时塌软。

3. 起锅加少油，下入焯好的黄豆芽和洗净的黑豆芽，小火煸炒。

4. 将泡过的海蜇皮切丝，下入 70 ℃左右的热水锅中焯烫 10 秒，捞出备用。

5. 下入绿豆芽，然后立刻调入盐、白糖、生抽、剩余米醋炒匀，再下入处理过的海蜇丝迅速翻炒均匀，即可出锅。

名厨叮嘱

1. 如何能让三种成熟度不同的蔬菜达到和谐的口感？

入锅的先后顺序为：黄豆芽、黑豆芽、绿豆芽。

在这三种豆芽中，黄豆芽较为耐火，先焯一遍备用；绿豆芽最不耐火，且非常容易出汤，所以加米醋进行锁水处理。这样才能保证三种不同成熟度的芽菜口感一致。

2. 如何让海蜇既无菌又不缩水，保持爽脆口感？

水温至关重要，很多人认为要除菌，必须是达到 100 ℃的开水，但温度过高会导致海蜇变硬，影响口感，而 70 ℃的水温还可以杀灭部分细菌。

营养解析

黄豆芽、绿豆芽和黑豆芽的相同点是都具备疏肝解郁的功效，但又有些许不同。黄豆芽偏健脾，绿豆芽偏清热，黑豆芽的疏肝理气效果在三者中最佳。中医学中，黑豆芽叫大豆黄卷，它刚冒出芽时功效最佳。

海蜇味咸，有助于软坚散结，对肝郁气滞的人群特别有益，比如常见的淋巴结肿大、乳腺增生等气结类疾病。海蜇与以上三种芽菜相搭，不仅能疏肝解郁，还可以给菜品增鲜，口感更加脆韧。

◈ 美食趣闻 ◈

古人曾用豆芽来运送瓷器。具体方法是先把绿豆放进瓷器中，灌上水，绿豆见水开始发芽，发芽的绿豆会占满瓷器内部，同时又留有密密麻麻的间隙，空气灌入形成缓冲层，避免瓷器在长途运输过程中被撞碎。这种运输方式多用于水路运输中。水路运输时常常几个月都漂在水上，用这种方式运输瓷器，生出的豆芽还可以解决船上没有青菜食用的问题。

春日清晨，宜喝一花一果一根

营养指导：张　晋（中国中医科学院西苑医院治未病中心主任医师）

　　据传4000多年前，神农尝百草，路遇七十二毒，得茶解之。后唐代医学著作《本草拾遗》一书中也有记载："诸药为各病之药，茶为万病之药。"中药代茶饮，以药代茶饮之，有史可考是始于唐代，盛于宋代，至清代趋于成熟。茶叶不仅能解渴润体，还能防病治病，且没有什么副作用，所以受到大众广泛的喜爱。但茶的讲究较多，药茶更是有其自身章法规则。不同季节适合不同的茶方，结合不同体质状态，会发挥不同的功效。

　　春季用于平燥、清热、解毒的茶方，非春养茶莫属。

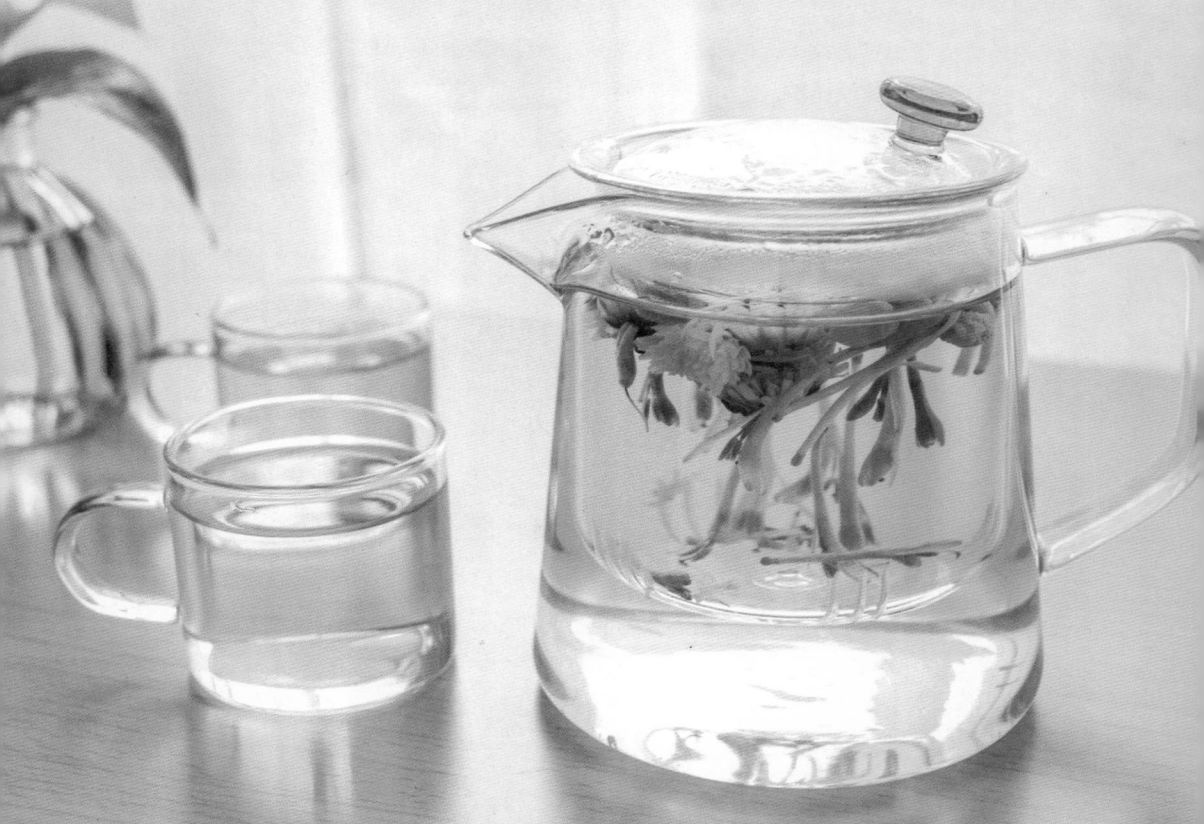

春养茶 「平春燥、清热解毒」

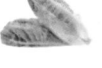

☯**茶材：**

金银花 10 克、连翘 10 克、甘草 5 克、生姜 2 片。

☯**做法：**

开水冲泡饮用即可。

营养解析

不少老年人对食姜有一些误解。春天本就已经很干燥，容易阴虚上火，吃姜会不会加重上火的情况呢？这杯春养茶对有口干、口渴症状的人正合适。春季以姜入茶，建议早上饮用，不仅可以生发阳气，还可以暖胃。

此茶中的金银花和连翘善于清热解表，甘草解毒利咽效果好。这一花（金银花）一果（连翘果实）一根（甘草）与生姜搭配饮用，不仅可以抚平春季的燥，还可以和胃、清热解毒、解表。需要注意的是，金银花泡水，应趁热饮用，才能更好地发挥效果。

◇ 美食趣闻 ◇

据说，诸葛亮追擒孟获时曾发生这样的故事：诸葛亮所带的将士们感染了山里的瘴气，便到最近的村庄整顿休息。他见村民们食不果腹，便用军粮施救。村民十分感激，其中一位老者叫来孙女儿金花和银花去采草药帮士兵医治瘴毒。可转眼几天过去，她们没有回来，寻到最后只找到其装满草药的竹筐，姐妹二人生死不明。将士们吃了草药做的汤药，恢复了健康。后人为了纪念姐妹二人，便把这种草药开的花叫作"金银花"。

来一碗春天的椿荠炸酱面

营养指导：姜　泉（中国中医科学院广安门医院风湿病科主任医师）
厨　　师：何　亮（中国烹饪大师）

　　一整个冬天下来，偏油腻、高脂肪类的饮食会让肠胃负担过重。消化不良、胃痛、腹胀等问题也在此时逐渐显露出来。老年人代谢缓慢，问题便更加突出。此时，理胃清肠的功课应当被提上日程。那么，怎样清肠才是既健康又有效的呢？

　　说到清理肠胃的应季美食，则非炸酱面莫属。炸酱面虽然有着接地气的外表，但在面食界绝对是不可或缺的存在。炸酱面的美味关键不在面，而在酱和菜码上。酱料炸制体现的是对生活的讲究，多样的菜码则代表着美食品味者的体面和喜好。两者相合，方得健康。

　　买上新鲜的五花肉与黄酱，回到家里慢慢炸，炸到酱香满屋，再搭上应季的、新鲜采摘下的香椿和荠菜，别有一番滋味。这就是有健脾开胃功效的老北京特色美食——椿荠炸酱面。

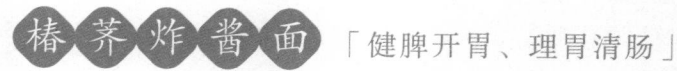

椿荠炸酱面「健脾开胃、理胃清肠」

🌸**食材：**

香椿 150 克、荠菜 100 克、鲜黄酱 150 克、干黄酱 50 克、五花肉片 250 克（多少可依喜好）、生姜 4 片、料酒 1 小勺、葱末 2 克、香菜叶少许、盐 10 克、白糖 10 克、熟花生 3 克、食用油少许。

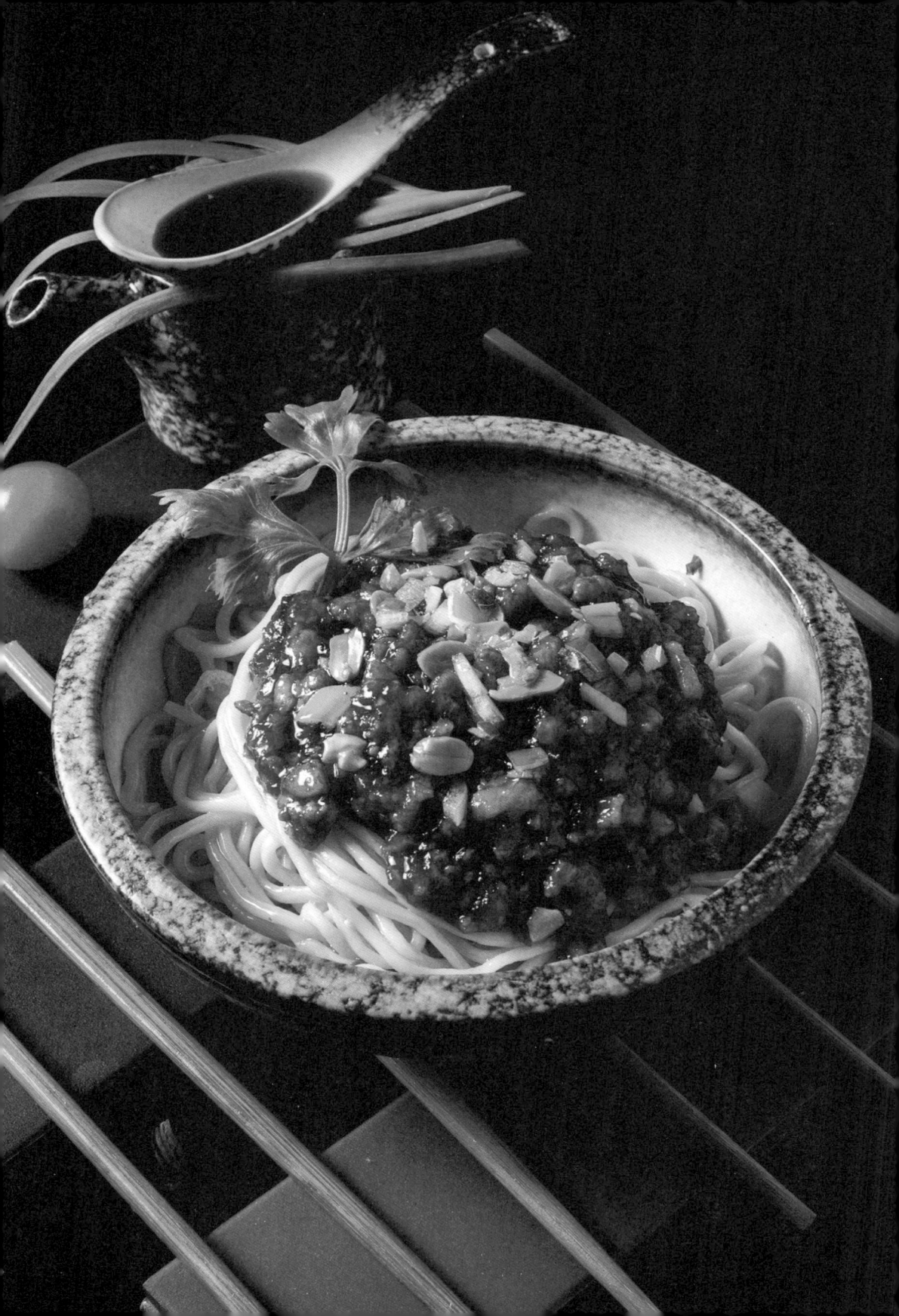

❀做法：

1. 香椿置于碗中，加入开水焯烫，继而加盖闷2分钟，取出自然晾凉，切小段备用；生姜切末备用。

2. 荠菜入锅，开水焯烫，取出自然晾凉，切末备用。

3. 将鲜黄酱和干黄酱以3∶1的比例混合搅匀。

4. 料酒中加入大量生姜末制作姜汁酒，然后将1勺姜汁酒、1勺开水加入黄酱中混合稀释。

5. 少油入锅，加入葱末、五花肉片，煸炒至五花肉片带一点金黄色时，将调制好的酱加入锅中，再加1勺姜汁酒，翻炒至水分基本蒸发。

6. 再加1勺水翻炒，至再次干透后加入盐、白糖调味，即成炸酱。

7. 开水煮面，出锅待用。

8. 将备好的香椿段、荠菜末、炸酱与煮好的面混合拌匀，加入熟花生，再用香菜叶点缀即可。

～～～～～～～～～～～～～～～～～～～～～～～～～～～～～～～～～

名厨叮嘱

如何炒制，才能让酱香更浓郁呢？

1. 加入大量的姜或姜汁酒可有效提升酱香味。

2. 炸酱快炒好时，加入盐和白糖来调味定味，同时可以对葱、姜和肉酱起到中和的作用。

3. 香椿要焯烫，而且要焯烫得够火候。将香椿洗净放在碗里，然后用勺子盛开水浇烫在菜上，直到水基本没过菜叶，拿盘子或合适大小的盖子盖上，闷2分钟，确保其香味不流失。

注意：炸酱多放的是五花肉，但如果不喜欢吃肉或者是食素的人，可以不放肉，用鸡蛋炸酱或虾米炸酱也可以。

营养解析

俗话说"春困秋乏夏打盹",香椿具有健脾开胃的作用,还能解乏、防春困,让人提神。

香椿芽以谷雨前为最佳,应吃早、吃鲜,往后随着植物纤维的老化,口感会变差,营养价值也会有所降低。需要注意的是,香椿是发物,过量食用易诱发痼疾,所以有慢性疾病的人应少食或不食。

荠菜中所含有的膳食纤维有清理肠胃的作用,还有清热凉血的功效,对身体有火气的人非常适合。

◈ **美食趣闻** ◈

北京炸酱面最早出现在什么时候呢?其实大豆酱的做法在汉代已产生,东汉时期出现了面条的雏形;而到了唐代,过凉水的面条"冷淘"也出来了。据史料记载,在清代前中期,北京仍没有炸酱面,这一美味直到晚清才出现,在20世纪60年代开始盛行。

春季脑血管健康，洋葱食蔬来守护

营养指导：李 缨（首都医科大学宣武医院营养科主任医师）
厨 师：王培欣（中国烹饪大师）

春时乍暖还寒，偶发的低温刺激会让神经突然感觉有点兴奋，这种兴奋对于上年纪的人来说是危险的。因为受温度变化影响，全身毛细血管收缩，血流速度变缓慢或血压骤变，这些表现是诱发脑梗和其他脑血管疾病的危险因素。

作为西餐中的"蔬菜皇后"，洋葱在我国食材界的地位显得有些不起眼，国人似乎对它没有那么喜爱。但随着营养知识的普及，越来越多的人看到，并了解和接受洋葱出众的养生功效，洋葱也因此被称为"超级食物"。下面这道洋葱食蔬饼就是春季很好的应季养生菜。

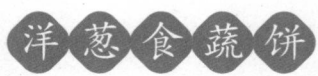 洋葱食蔬饼 「预防脑梗、保护脑血管」

食材：

洋葱200克、鸡蛋2~3个、牛肉馅100克、胡萝卜40克、面粉适量、葱花少许、盐3克、食用油少许。

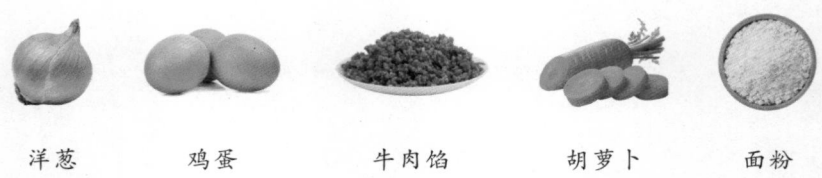

| 洋葱 | 鸡蛋 | 牛肉馅 | 胡萝卜 | 面粉 |

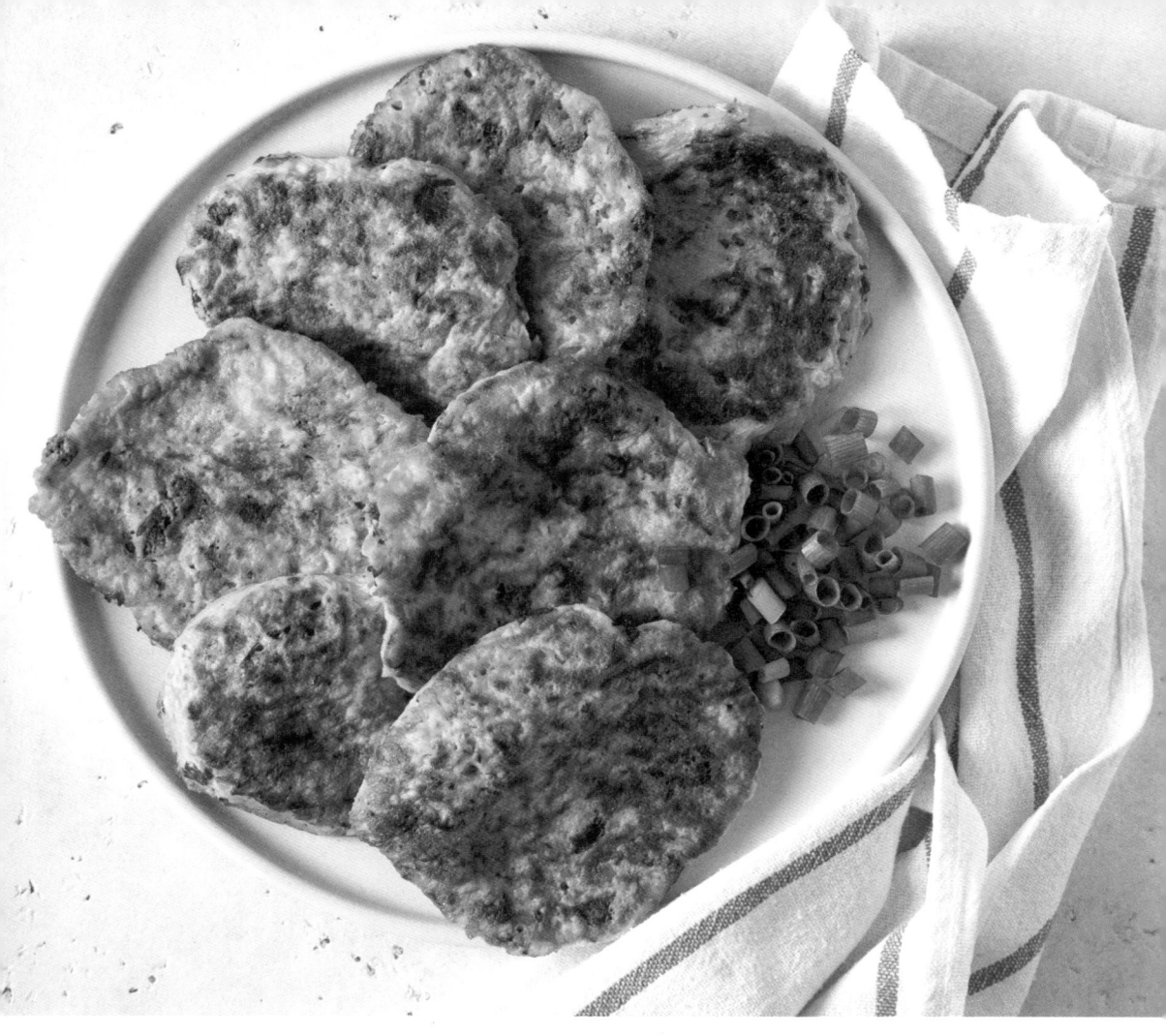

🦀做法：

1. 锅中放油，煸炒牛肉馅，成熟后盛出备用；鸡蛋打出蛋液备用；胡萝卜洗净、去皮，切成长、宽各1厘米左右的小方块备用；洋葱去皮、洗净，切碎粒备用。

2. 将鸡蛋液倒入牛肉馅中，加入适量面粉，放入胡萝卜块、洋葱粒，调制成饼糊。

3. 饼糊搅拌均匀后，加入盐和少量食用油，然后将饼糊按照一大勺一个小圆饼的标准依次倒入平底锅中，煎制成熟即可出锅，加葱花点缀。

使这道菜达到口感最佳的操作窍门是什么？

1. 在煸炒牛肉馅的时候一定要多煸一会儿，把多余的油脂煸出来。煸炒至金黄色、微酥的时候，口感更香。

2. 面粉要适量。这里的"适量"没有具体克数，尽量是面粉和馅搅拌至微稠的状态，不能过稀，也不能过稠。达到这种状态需要的面粉量，酌情添加即可。

营养解析

洋葱被称为"超级食物"，因其不仅含有抗氧化物质的槲皮素，可以保护血管免受氧自由基的侵害，有效预防动脉硬化；还含有天然的血液稀释剂——可以扩张血管、控制血压的前列腺素 A。另外，胡萝卜含有丰富的 β 胡萝卜素，也可以保护血管。强效食材联手，对心脏和血管起到一定的保护作用。

≪ 美食趣闻 ≫

在希腊语中，"洋葱"这个词是从"甲胄"的含义中衍生出来的，象征着无上的勇气和力量，被视为胜利者的吉祥物。古代希腊和罗马的军队，认为洋葱能激发将士们的战斗力，便在伙食里加入大量的洋葱，还有的将领在作战时佩戴洋葱项链。洋葱在西方食界乃至精神领域有着很高的地位。

总爱生气肝火旺，
喝点银雀降压饮

营养指导：张　虹（首都医科大学附属北京中医医院耳鼻喉科主任医师）

季节变化对血压影响明显。一般来说，一年四季中，冬季和春季血压相对较高，夏季炎热时，血压会稍微降低。冬季血管收缩，则血压较高，可以理解，那么春季时血压为什么也容易偏高呢？

这是因为春季主风，肝气生发，肝阳上亢易生火气，使血管痉挛，故而血压增高。《摄生消息论》也说："春日融和，当眺园林亭阁、虚敞之处，用摅滞怀，以畅生气，不可兀坐，以生抑郁。"由此可见，早在元代就已经有在春季调神、舒畅情志、顺应春生的养生法则。春季要想血压稳定，就要平肝火，保持良好的情绪和精神状态。除此之外，适当选用应季花草代茶饮也是不错的方法。

四月春花正养人，其中就有大家熟悉的槐花，也叫银雀花。这种花可以入药养生，也可以做成代茶饮，有清热凉血、清肝降火的效果。银雀降压饮，特别适合肝火旺盛、口干口苦、血压偏高的人饮用。

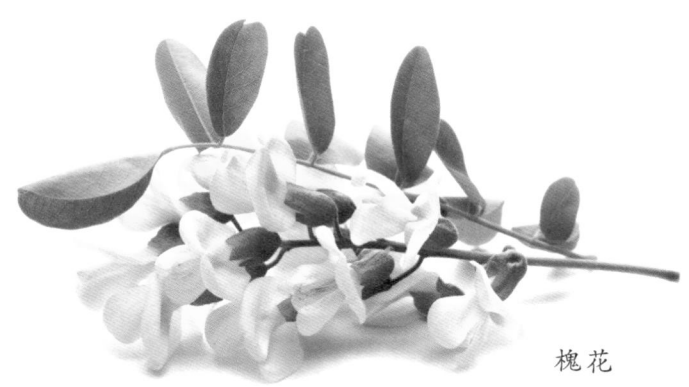

槐花

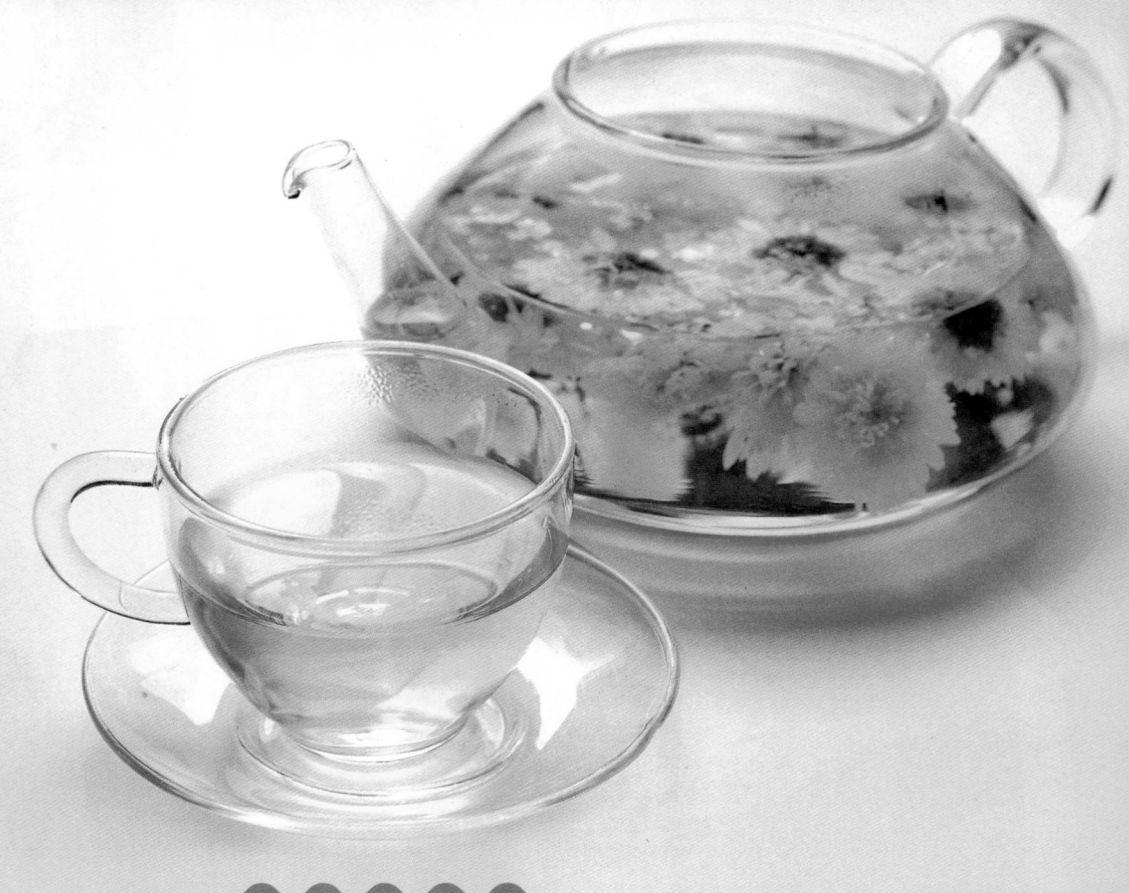

银雀降压饮 「平肝火、降血压、凉血」

⊕茶材：

银雀花（槐花）6克、菊花6克、决明子6克。

⊕做法：

泡制饮用即可。

营养解析

　　银雀花也就是槐花，性寒，味苦，入肝经和大肠经。入肝经，清肝火，可以治疗肝火旺引起的高血压。入大肠经，有很好的凉血功效，比如大便带血、鼻子出血时，都可以用它泡水喝，以止血。但这里需要注意，入药用槐花，代茶饮时可用槐花，也可用槐米（槐花的花蕾），这两种功效一致，可根据个人口味选择。

　　菊花味甘、苦，性微寒，《本草纲目》中对菊花茶的药效也有详细的记载，认为其具有散风热、平肝明目之功效；而决明子具有降压调脂的功效。

谷雨的传统菜肴少不了茄子

营养指导：张　虹（首都医科大学附属北京中医医院耳鼻喉科主任医师）
厨　　师：何　亮（中国烹饪大师）

谷雨时节意味着寒凉的结束，气温变得更加温暖，身体免疫水平持续上升，以应对即将到来的夏季和感染。此时的饮食中，应该多食用能够提升阳气、活血化瘀、增加免疫力的食材。

昆仑紫瓜、胭脂茄、落苏，这些都是同一种蔬菜的名字。在我国部分地区，它还是谷雨时节的传统食材之一，有着久远的食用历史和良好的食养功效，受到广泛的喜爱，这就是茄子。茄子虽然源自古印度，但从西汉后期引入我国后，经过广泛的种植和流通，至今，国人对茄子的了解和开发甚为全面。比如下面这道早已走进千家万户的养生菜——何家秘制烧茄子。

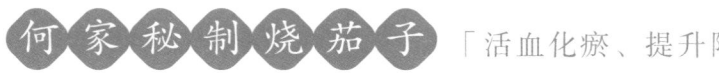 「活血化瘀、提升阳气」

食材：

圆茄子 1 个、青辣椒 1 个、红辣椒 1 个、蒜 5 瓣、葱 1 小段、猪肉 60 克、生抽 4 小勺、料酒 2 小勺、盐 3 克、白糖 3 克、醋 1 小勺、淀粉 1 小勺、香油 1 小勺、食用油少许。

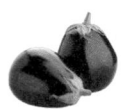 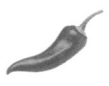 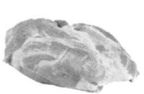

圆茄子　　　青辣椒　　　红辣椒　　　猪肉

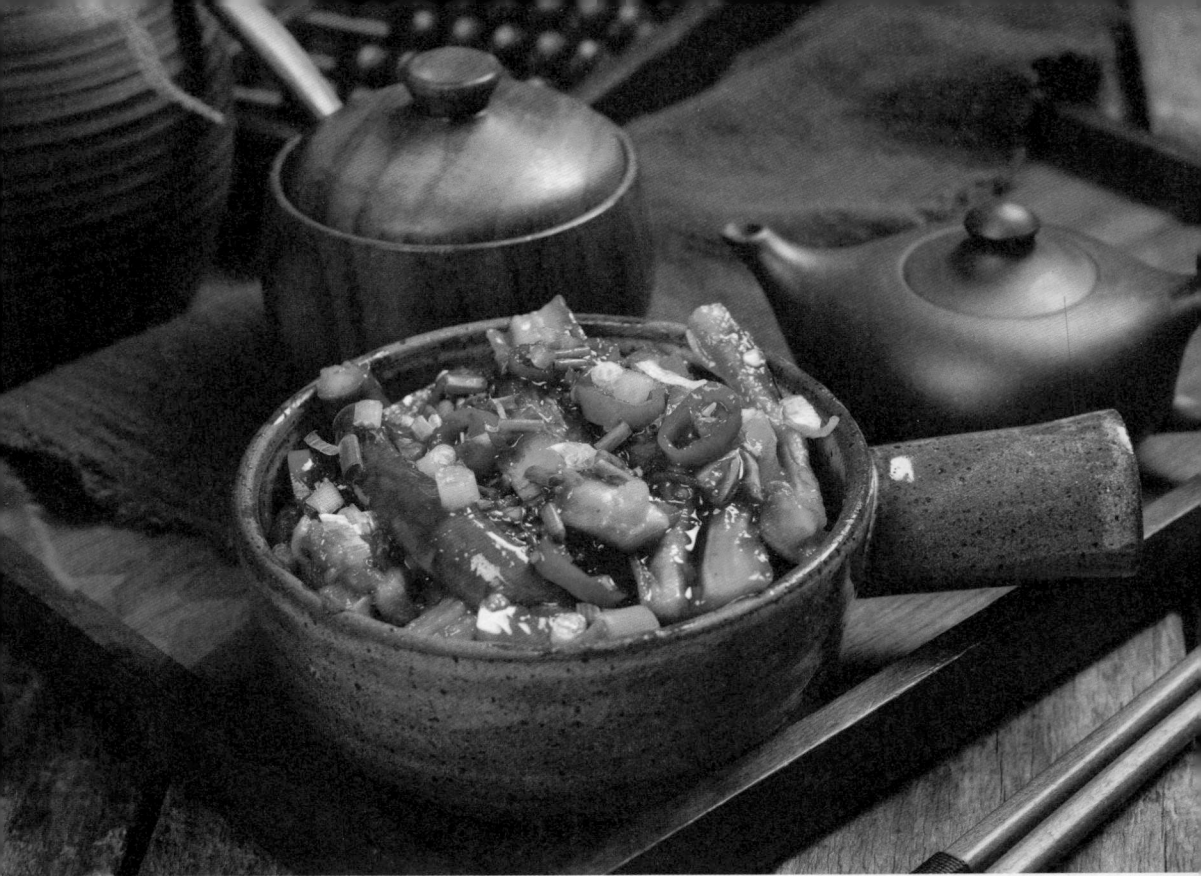

⊕做法：

1. 猪肉洗净切片备用；把茄子改成鱼鳃花刀（操作见下文），便于入味；蒜末、葱花都切好备用；青辣椒、红辣椒洗净切圈。

2. 往碗中的猪肉片里加入 1 小勺生抽、2 小勺料酒、1 小勺醋、少许盐和白糖、适量清水，腌制待用。

3. 热锅中倒入食用油，油热开始冒烟后，把切好的茄子迅速过一遍水，放入锅中翻炒。

4. 盖上锅盖，中小火焖制 3 分钟，至有小焦边即翻面；再加盖焖制 2 分钟，至茄子变软出水。

5. 把腌制好的猪肉片放在锅中，盖上锅盖。

6. 在刚才腌肉用的料里加入葱花、青辣椒圈、红辣椒圈和淀粉拌匀，倒入锅里烧制茄子，翻炒均匀，出锅前加点香油。

7. 出锅后，撒上蒜末即可。

名厨叮嘱

如何只用 1 勺油，烹出可口的烧茄子？

1. 用鱼鳃花刀的技法能让圆茄子更入味，具体做法：不用削皮，先把圆茄子切成 2 厘米厚的大片，然后从外部用直刀法切，不能切断，切到原料的 2/3 处，再转 90 度，用斜刀片两刀（连住的、不切断），第三刀切断。这样就呈现一个形似鱼鳃的花刀状态了。

2. 茄子入锅时，一定要等油热了再给茄子过水。水油不相容，所以能快速地将少量油均匀裹遍所有茄子。

营养解析

春季阳气上升，如果感觉浑身乏力、阳气不足，就要吃点辛香发散的食物，蒜尤其合适。这道菜里，茄子很好，但性微凉，搭配蒜则可以缓和凉性。茄子是餐桌上常见的食材，有清热、活血、化瘀的功效。蒜则可以帮助提升阳气，减少春困的发生。

◇ **美食趣闻** ◇

北魏农学家贾思勰在《齐民要术》中记载了红烧茄子的步骤："焦茄子法：用子未成者，子成则不好也。以竹刀骨刀四破之，用铁则渝黑，汤炸去腥气。细切葱白，熬油令香，苏弥好。香酱清、擘葱白与茄子俱下。焦令熟，下椒、姜末。"可知，古人制作红烧茄子时，技法精细，讲究外酥里嫩、饱满多汁。

春雨酥咳，春菜鲜虾卷起来

营养指导：张　晋（中国中医科学院西苑医院治未病中心主任医师）
厨　　师：顾玉亮（中国烹饪大师）

春季是流感高发季，在因春燥引发的小毛病里，感冒、咳嗽生痰十分常见。有的是因为支气管炎，或者上呼吸道咽喉炎症，有的是接触了过敏原引发的。除炎症与过敏外，还有一种可能的原因——脾胃虚，体质弱。体质虚弱的人都会脾虚，脾虚则会引起气虚。当一个人气虚的时候，就容易造成内生水湿，凝结成痰，堵塞在鼻咽处，形成咳嗽咳痰的反应。

养阳气，补脾气，提高自身免疫力，是防治咳嗽痰多的重要方法。食用下面这道由韭菜、芥菜和香菜组成的"春季三春菜"，再合适不过了。

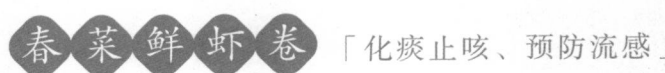

春 菜 鲜 虾 卷 「化痰止咳、预防流感」

食材：

虾仁30个、韭菜50克、芥菜50克、香菜30克、鸡蛋4个、胡萝卜80克、面包糠20克、水淀粉20克、盐5克、白糖3克、蚝油1小勺、香油1小勺、胡椒粉2克、柠檬30克、食用油适量。

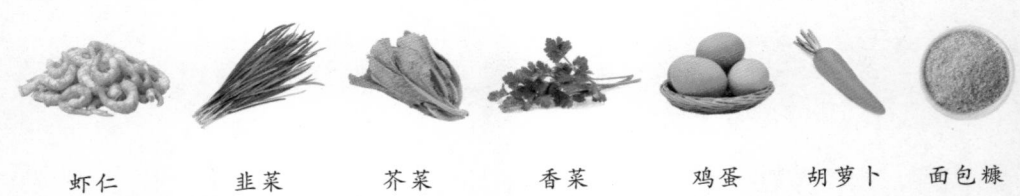

| 虾仁 | 韭菜 | 芥菜 | 香菜 | 鸡蛋 | 胡萝卜 | 面包糠 |

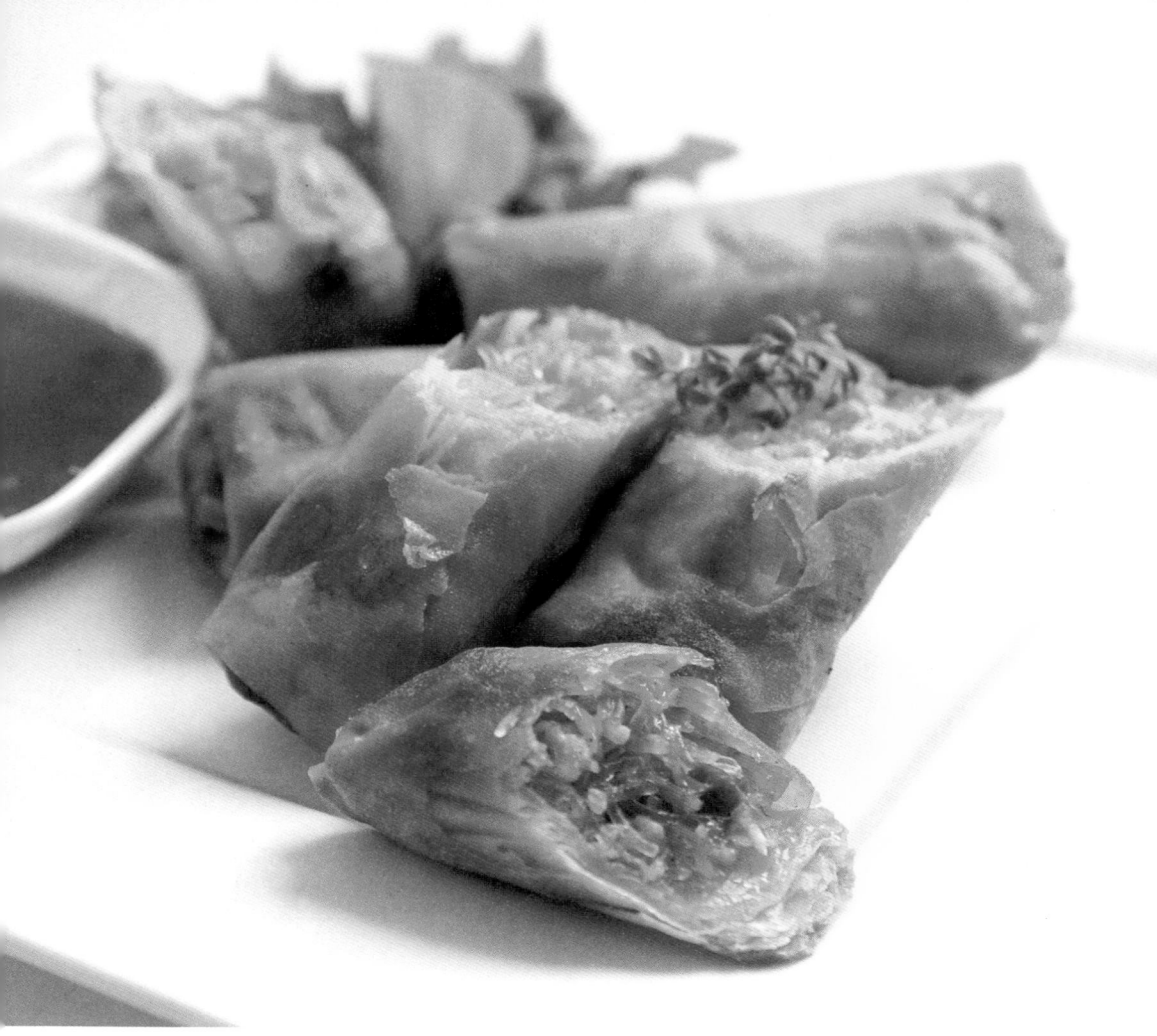

⊛做法:

1. 将鸡蛋打碎，加入少许水淀粉和盐，再用细筛过筛，去掉筋膜。

2. 在锅中放入少许食用油，用厨房纸巾将油均匀地涂在锅底，倒入鸡蛋液，小火摊成蛋饼。

3. 将虾仁切碎放入碗中，倒入切成小段的韭菜、芥菜和香菜，再加入切成丝的胡萝卜，然后加入少许盐、白糖、蚝油、香油、胡椒粉进行调味，挤入几滴柠檬汁，搅拌均匀，成虾馅。

4. 将搅拌好的虾馅放入蛋饼中，卷起蛋饼，用多余蛋液将蛋卷粘牢；之后拍粉拖蛋，裹上面包糠，下锅煎制。

5. 保持五成热油温煎到两面金黄后，即可出锅，切成斜段，即可食用。

名厨叮嘱

如何做出既细腻又有弹性的蛋饼呢？

在按照上述做法的做法 1 和做法 2 制作蛋皮时，注意平底锅内的油一定要少，刚刚可以滋润锅底即可。如果倒多了，可以用厨房纸巾划圈吸走一些。

鸡蛋液中可以加适量水淀粉和盐，比例一定要准确（4 个鸡蛋、20 克水淀粉、5 克盐），然后一定要用细筛过滤以去掉筋膜。

鸡蛋液下锅后开中小火，转动锅身，让鸡蛋液均匀地平铺在锅底。如果火候偏大，会出现气泡，就会影响鸡蛋细腻的口感。

营养解析

虾肉有补肾、通督、壮阳的功效。韭菜是春季升阳养阳的上佳食材，性温，能温肾助阳、健脾益胃，多吃可增强脾胃之气，与芥菜、香菜一起被称为"春季三春菜"。

中医认为，芥菜久服可暖阳。《神农本草经疏》中记载芥菜与临床食用的白芥子有同等功效，可以很好地下气、化痰、止咳。

香菜是适合感冒人群的养阳食材，可以起到辛温解表、消食开胃、增强食欲的作用。吃后让人感觉微微发热，有发散的效果，对治疗湿疹、疹出不畅都有一定效果。

◈ **美食趣闻** ◈

香菜的故乡在地中海地区，古时经丝绸之路传至我国。过去丝绸之路上的商人们一路困难重重，要面临语言壁垒、山河险远、沙暴气候、强盗出没、文化迥异等诸多难题，在骆驼背上的行囊中，药品和营养补给是不可或缺的。香菜被当作解毒药剂、健胃药和维生素补给源而存在，可以说，它是与丝绸之路经贸交易有着密切关联的食材，值得被载入史册。

春日花养人：双黄连代茶饮

营养指导：张 虹（首都医科大学附属北京中医医院耳鼻喉科主任医师）

　　四月春花正养人，春日是养肝的好时节。春气的生发之气，在人体上体现为肝气，而肝是主疏泄的，喜舒畅。肝气需要舒发，不能压抑。压抑会使肝气郁结，久之导致火气上炎，若此时再外感风邪，症状便会更加明显。此时，食用可以清热解毒、疏散风热的食材就能缓解不适。

　　下面的双黄连代茶饮中的"双"是指金银花和连翘花，"黄"是黄芩，"连"是连翘壳。适用于感冒引发的咽痛，效果相当于简易版的双黄连口服液。

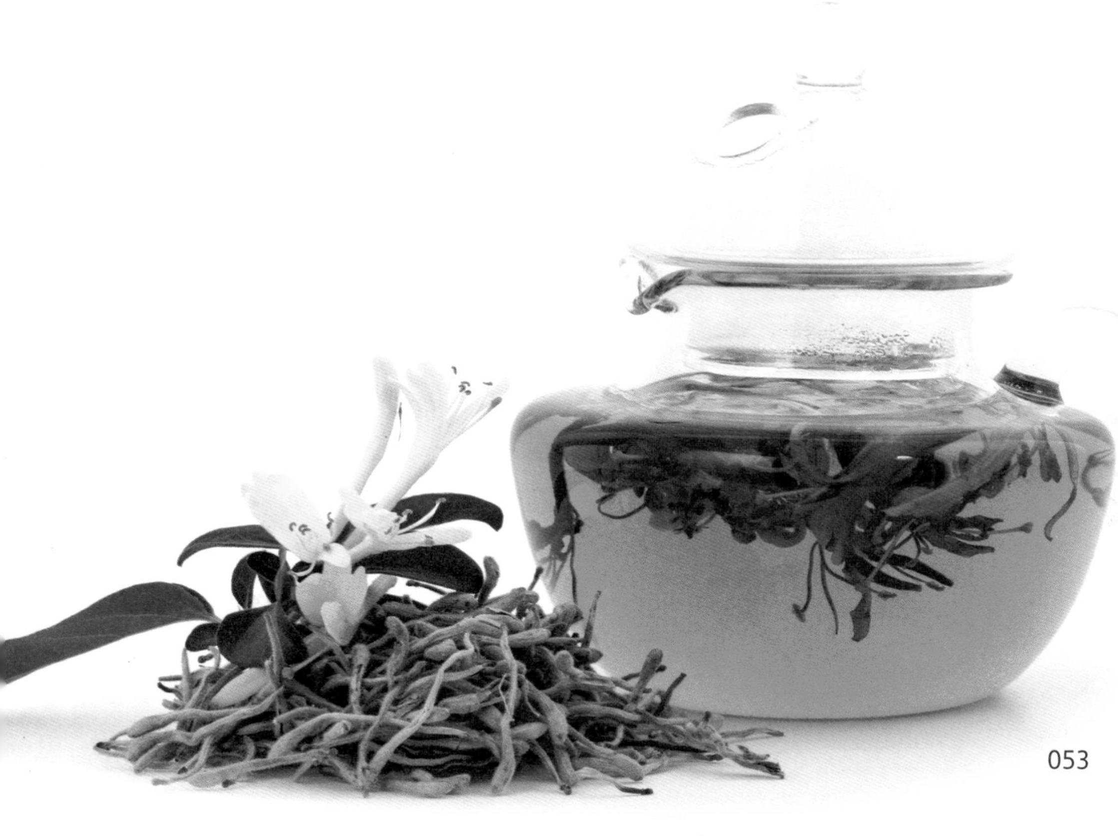

双黄连代茶饮 「清热、解毒、疏风」

☙**茶材：**

连翘花 6 克、金银花 6 克、黄芩 6 克、连翘壳 6 克。

☙**做法：**

开水冲泡饮用。

营养解析

连翘全身皆可入药。连翘花有疏风清热、解毒、消肿散结的功效；连翘叶可以清心肺热；而连翘壳能疏风解毒、清热。

金银花具有疏散风热的作用，对于外感风邪引起的感冒有比较好的疗效。

黄芩的主要作用是清肺火，对症治疗肺热咳嗽。

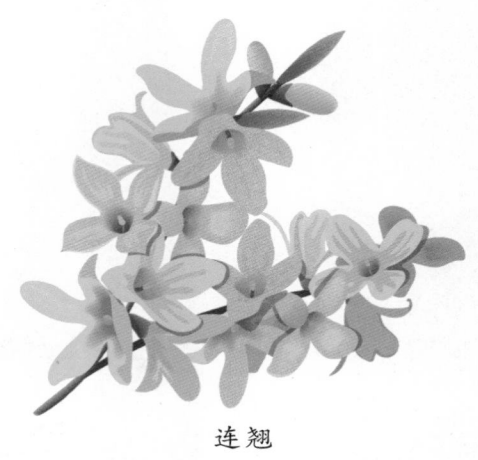

连翘

◈ **延展阅读** ◈

金银花除了有药用作用，在历史上还曾拥有额外的艺术价值。因金银花越冬而不死，所以又被称为忍冬。此特性曾用来比喻坚韧的灵魂永恒不灭，后又被广泛应用于绘画和雕刻等艺术品装饰上。清雍正及道光年间的不少宫廷瓷器上，都曾出现忍冬花纹。

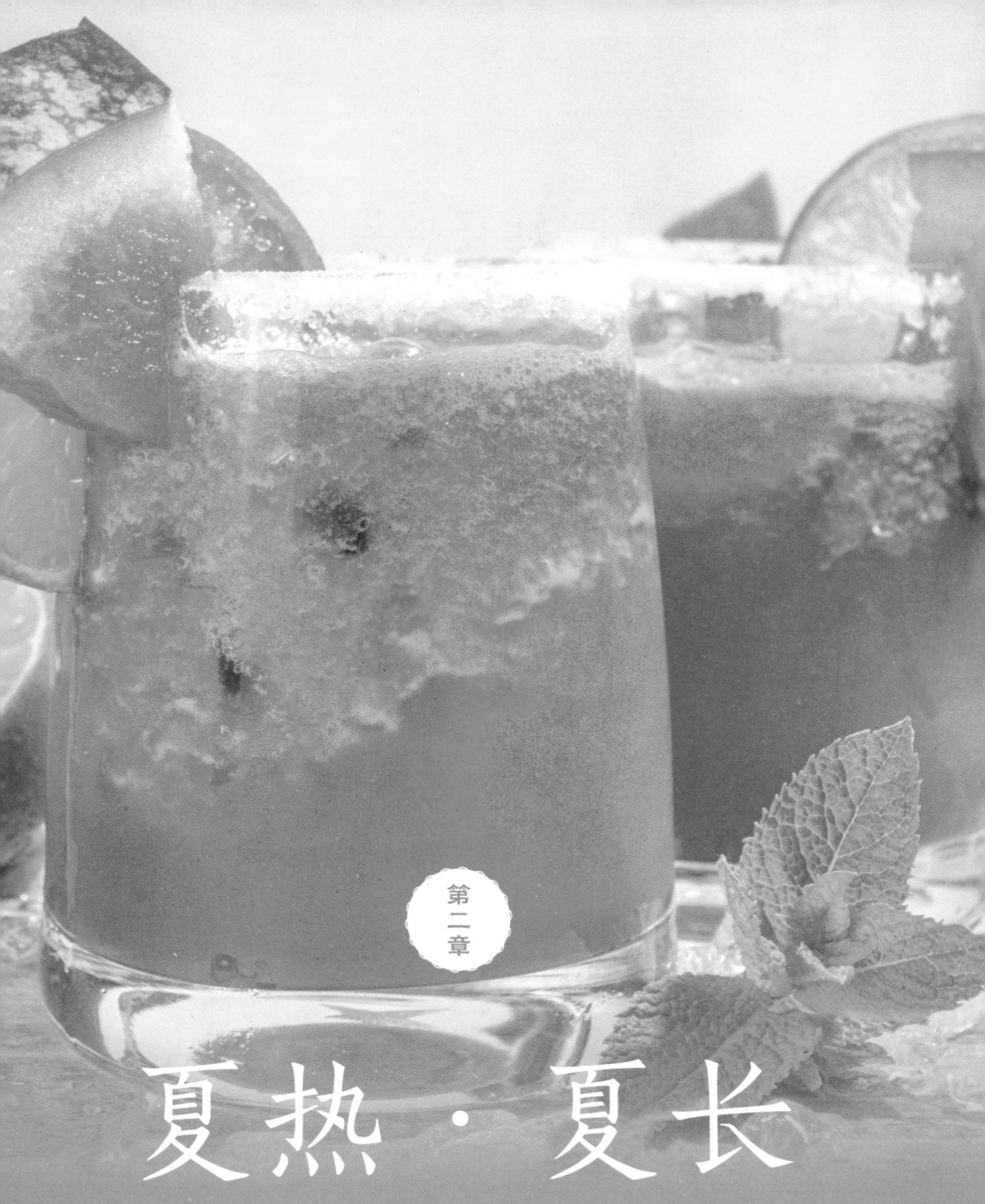

第二章

夏热·夏长

有晴空万里、似火骄阳
也有乌云密布、电闪雷鸣
此时的人体代谢加快，循环加速
夏季主"长"
似乎一切都在"疯长"

立夏宫廷宴：罗汉面筋

营养指导：张 晋（中国中医科学院西苑医院治未病中心主任医师）
厨 师：顾玉亮（中国烹饪大师）

夏季与心相应。《黄帝内经·素问》有云："心者，君主之官也，神明出焉。"

中医认为，心在五行中属火，所以在炎热的夏天，心火会更旺，如果无法及时将心火排出，就会出现内火、火毒。舌头与心脏对应，故夏天多发舌头溃疡；额头也属心脏管辖，心受火毒攻击时，额头上也会冒出痘痘。所以，夏天养心气正当时。如何顺应自然规律，与夏同行，养心护心，这考验着每一个人的智慧，是不分时代，不分身份的。

清乾隆皇帝养生有道，自称为"古稀天子""十全老人"。他对自己的饮食十分讲究，从流传出的故宫宴夏季素膳食单中便可看出一二。素膳罗汉面筋颜色红亮，无肉胜有肉，里面用到一种在立夏时节才适合食用的灵根粉，也就是藕粉，它可以养心安神，解决心火过旺的困扰。

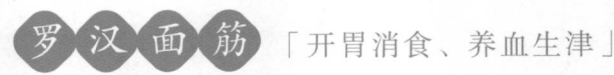 **「开胃消食、养血生津」**

⚘ 食材：

面筋 10~15 个、茄子 200 克、干蕨菜（长寿菜）1 小把、鲜木耳 10 朵、豆腐 200 克、藕粉 10 克、藕 200 克、生抽 2 小勺、香油 1 小勺、盐 3 克、葱 1 小段、生姜 3 片、红糖 5 克、食用油少许、黑芝麻少许。

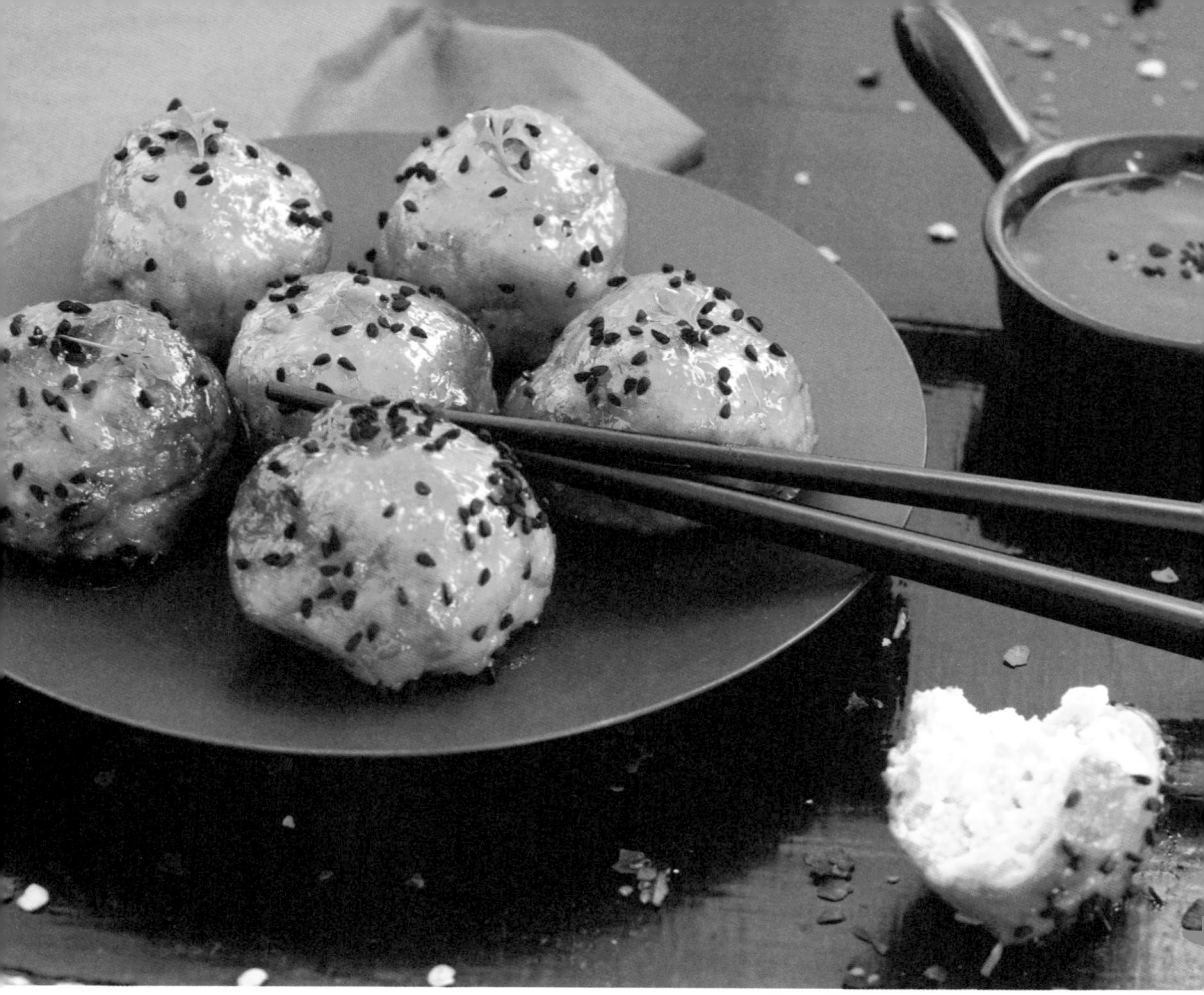

做法：

1. 每个面筋挖一个小洞备用；茄子和藕去皮，与豆腐一起洗净，切成长、宽各 1 厘米左右的小方块备用；干蕨菜泡后切碎备用；鲜木耳洗净切碎备用。

2. 把豆腐块、蕨菜碎、茄子块、鲜木耳碎、藕块混合均匀，加少量生抽和香油，再加盐。

3. 加入藕粉搅拌成馅料，填进面筋小洞里，填得紧实一些。

4. 将填好的面筋上锅，大火蒸 7 分钟。

5. 锅中倒适量油，爆葱、生姜，放少量生抽调味后加入面筋烧制，最后放入红糖提亮颜色，即可出锅，撒上黑芝麻。

如何让馅料自然粘连，抱团不散且有香气？

在此菜做法 3 中放入适量藕粉，藕粉是天然的黏结剂。放 3~4 勺即可，不可用其他食材替代。想要准确判断藕粉放的量合不合适，只要看看馅的状态，藕粉放入之后，馅料自然粘连抱团即可。藕粉本身的香气也会随之挥发出来，起到增香的作用。

营养解析

藕粉气味芬芳，夏季可以生津止渴，还能开胃、消食、止泻。它还具有很好的补髓养血作用，可以安神志、增智慧。另外，据《本草纲目拾遗》介绍，茄子可调营卫，可生津，有活血化瘀的作用，还是清凉之品，非常适合立夏之后天气转暖时食用。配上藕粉，养血作用更好。

◇ 美食趣闻 ◇

李时珍在《本草纲目》中称藕为"灵根"，有关藕的诗词流传至今的很多。如宋代李流谦写的《食藕》中有："君看入口处，一片疑嚼雪。"宋代苏辙写的《踏藕》中有："清泉浴泥滓，粲齿碎冰霜。"明代于慎行写的《赐鲜藕》中有："冰丝欲断鲛人缕，琼液疑含阆苑霜。"

初夏健脾补肾，一年少生病

营养指导：沈　晨（首都医科大学附属北京中医医院消化科副主任医师）
厨　　师：陈吉春（高级烹饪大师）

立夏后，随着气温的升高，容易出现头晕、乏力、食欲下降等情况，这些症状叫作"苦夏"。事实上，出现这些症状的原因很可能是脾虚。中医上讲，"脾为心之子，肺之母，在五行中属土，五味属甘，脾主统血，主运化，在体合肌肉，开窍于口，其华在唇。与六腑中的胃相为表里，脾主升清，胃主降浊。"简单来说，脾健康，气血才足，气血足则面色红润、肌肉结实、肤发光泽，不易受外邪而生病，身康体健，自然长寿。脾又与胃相表里，所以说，长寿的根本在于健脾胃。

随着人们的饮食愈加丰盛，很多人管不住自己的嘴巴，经常吃得过饱，这也会让脾胃长期处于过劳的状态，慢慢地就会出现脾胃虚弱。所以不良的饮食习惯，也是导致脾胃越来越虚的重要祸根。除了要注意吃饭以七分饱为好，哪些食材健脾，吃什么、怎么吃也是有讲究的。

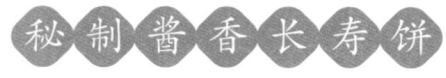「健脾补肾、消积食、增食欲」

☺食材：

牛肉 200 克、胡萝卜 100 克、洋葱 30 克、鸡蛋 4 个、砂仁 3 克、黑芝麻 5 克、食用油少许、豆瓣酱 10 克、海鲜酱 10 克、黄豆酱 10 克、蚝油 5 克、蒜 4 瓣、生姜 3 片、水淀粉适量、圣女果 2 颗、罗勒叶 2 片。

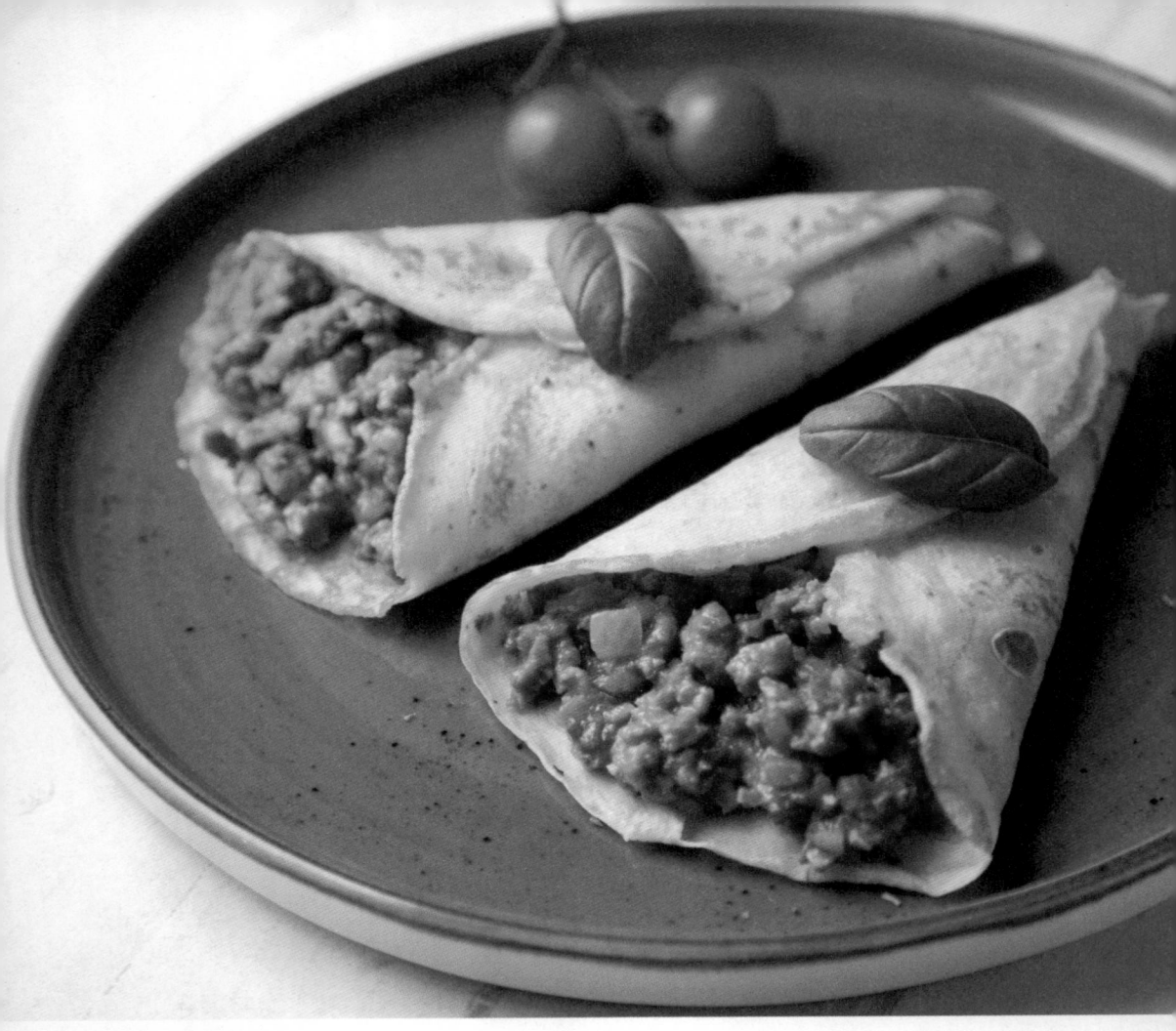

☺做法：

1. 牛肉洗净切片，再改成 2 厘米见方的小丁块备用；将蒜、生姜、砂仁切末备用；洋葱、胡萝卜切碎备用。

2. 锅内放较多食用油，按 1∶1∶1 比例放入豆瓣酱、海鲜酱、黄豆酱，和蚝油一起炒香，再倒入牛肉丁，小火煸炒。

3. 待牛肉丁煸酥，加入切制好的蒜末、生姜末、洋葱碎、胡萝卜碎、砂仁末提香，煸至成熟，盛出备用。

4. 鸡蛋液中倒入适量水淀粉搅拌，加入黑芝麻搅拌均匀。

5. 锅中倒入少许食用油，摊鸡蛋饼，待其两面成熟后取出，包裹上牛肉酱摆放在盘中，并用圣女果和罗勒叶装饰，即可食用。

名厨叮嘱

鸡蛋饼皮要如何做才能更松软、易消化？

首先，注意比例，1 份水淀粉配 4 份鸡蛋液。

其次，坚持用水淀粉，面粉或其他均不可替代。

营养解析

牛肉入脾、胃经，脾胃为后天之本、气血生化之源。所以，牛肉补脾胃的同时又补气血，其补气功效相当于中药的黄芪。黑芝麻可以入肝经和肾经，还有润肠通便的作用。这样先天和后天都可以得到补益。此外，发挥重要作用的砂仁末可以芳香醒脾、促进消化、增加食欲，而且它与其他有类似功效的中药相比，更加安全，孕妇也可以食用。

◈ 美食趣闻 ◈

古代贵族养尊处优，嗜食肥肉厚酒，因此喜欢在肉类菜肴中放入有消食养胃功效的砂仁调味。《红楼梦》第六十三回中有这样一个场景："贾蓉又和二姨娘抢砂仁吃，尤二姐嚼了一嘴渣子，吐了他一脸。"可见，砂仁在这里被当作零食来嚼食，类似于现在的嗑瓜子，有祛口气和消积食的作用。

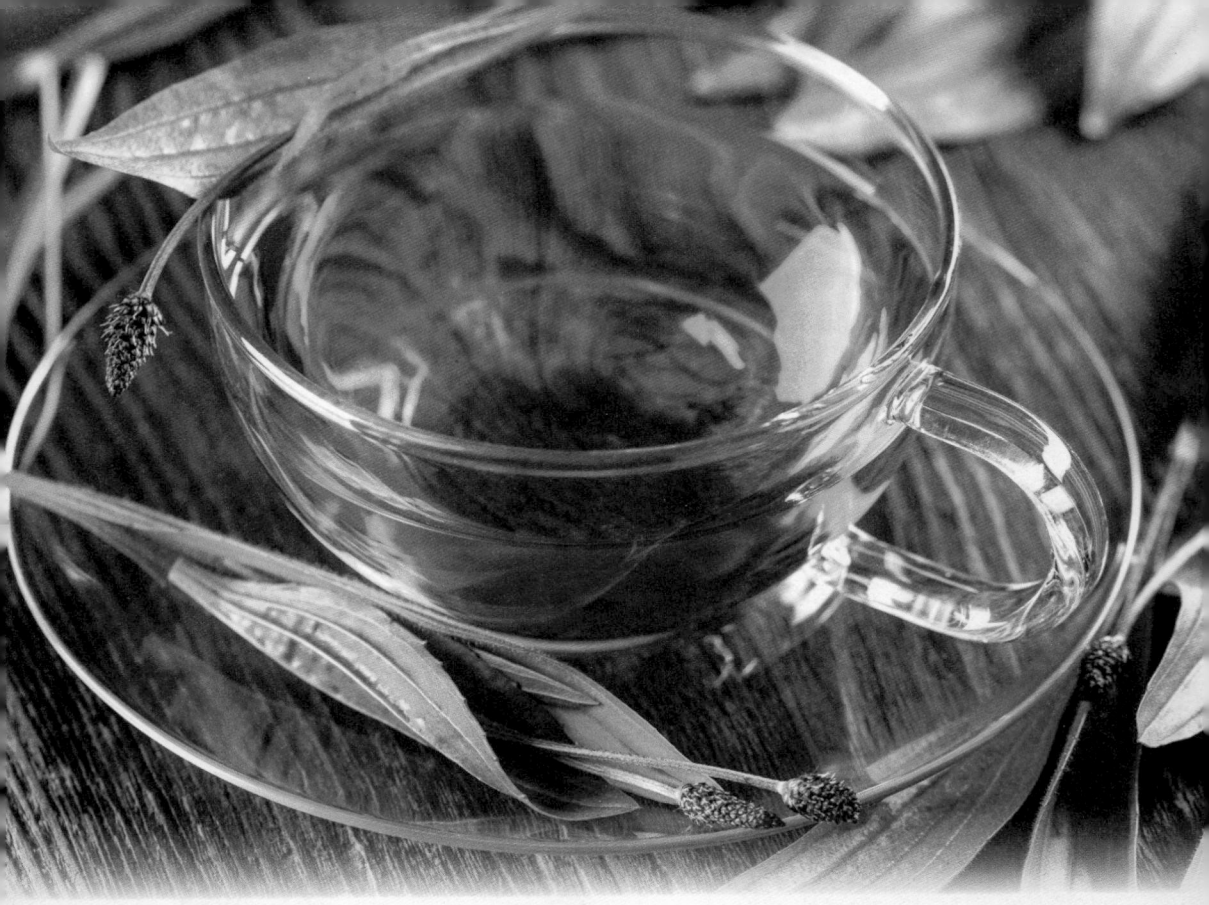

夏季湿热难耐，就喝车前草茶

营养指导：沈　晨（首都医科大学附属北京中医医院消化科副主任医师）

有这样一类人，他们的夏天非常难熬：湿热沉重，口渴难耐，阴虚内热，因渴而消。这就是消渴症，也就是糖尿病。天热容易食欲不好，吃不下东西，但糖尿病患者仍须坚持规律进餐，绝不可随意减少主食，否则容易出现低血糖。

夏季出汗较多，糖尿病患者应注意及时补充水分，每天饮水量不低于1500毫升，白开水或茶水都可以。在饮用茶水的时候，可以选择有控糖辅助功效的中药制成的代茶饮，比如车前草茶。《神农本草经》记载其"治气癃，止痛，利水道小便，除湿痹"，非常适合在湿重、内热旺盛的夏季饮用。

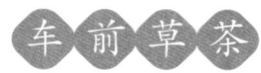 **车 前 草 茶** 「清热解毒、祛湿利尿、降糖控糖」

☘ **茶材：**

车前草 7 克、枸杞子 7 克。

☘ **做法：**

开水冲泡饮用。

☘ **专家提醒：**

体虚、气不固的人群和孕妇皆不宜饮用。

营养解析

此茶方中，车前草是一种性寒的中药，能够清热解暑，比较适合夏天泡水饮用。因其利尿作用比较强，可以在促进人体尿液排出的同时，在一定程度上降低人体血糖，起到辅助降糖控糖的作用。而枸杞子是一种非常好的养肝护肝中药，可以滋补肝肾、健壮骨筋，以及益气养血、润肺止咳、明目。若有控糖需求且本身体虚的人，可以将其和车前草一起搭配饮用。

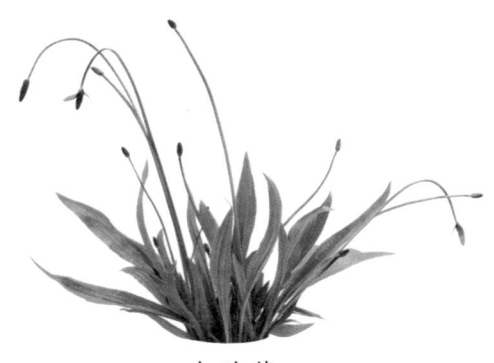

车前草

◈ **延展阅读** ◈

西汉时有一位将军名叫马武，一次打仗的时候，他带领的军队被敌人困在一个没有人烟的地方，战马以及部分士兵都患上尿毒症，军医束手无策。一天，马夫偶然发现有三匹战马自愈了，经过调查发现，是因为马吃了一种牛耳形野草。于是军医将这种野草入药，治好了士兵的尿毒症。后因这种草是在战车前被发现的，所以命名为"车前草"。

有效控压的夏季食方：
凉拌无刺鲫鱼

营养指导：李 缨（首都医科大学宣武医院营养科主任医师）
厨 师：夏 天（中国烹饪大师）

　　夏天阳气升发，不论是环境还是心情状态，都对高血压患者不利。因为大多数高血压患者在中医看来属于肝阳上亢型，本身就容易急躁、易怒、口苦、脉象沉弦。而这个时候，人体的阳气又要顺应大自然的阳气生发之势，无疑加重肝阳上亢。如此矛盾的关系，高血压患者如何才能安然度过夏天呢？

　　不管是哪种类型的高血压，首先要学会保持心志平和，戒怒戒躁。其次，可以选择有控压效果的应季养生菜。下面这道菜不仅有养生功效，还简单易学，制作用时短，制作者不必在夏季闷热的厨房里待太久。

凉拌无刺鲫鱼「控制血压、保护血管」

🌸食材：

鲫鱼 300 克、毛豆 10 颗、百合 20 克、韭菜 100 克、葱 1 小段、蒜 4 瓣、生姜 5 片、洋葱 30 克、小米椒 3 个、香菜叶少许、生抽 1 小勺、醋 1 小勺、料酒 1 小勺、盐 3 克、白糖 3 克。

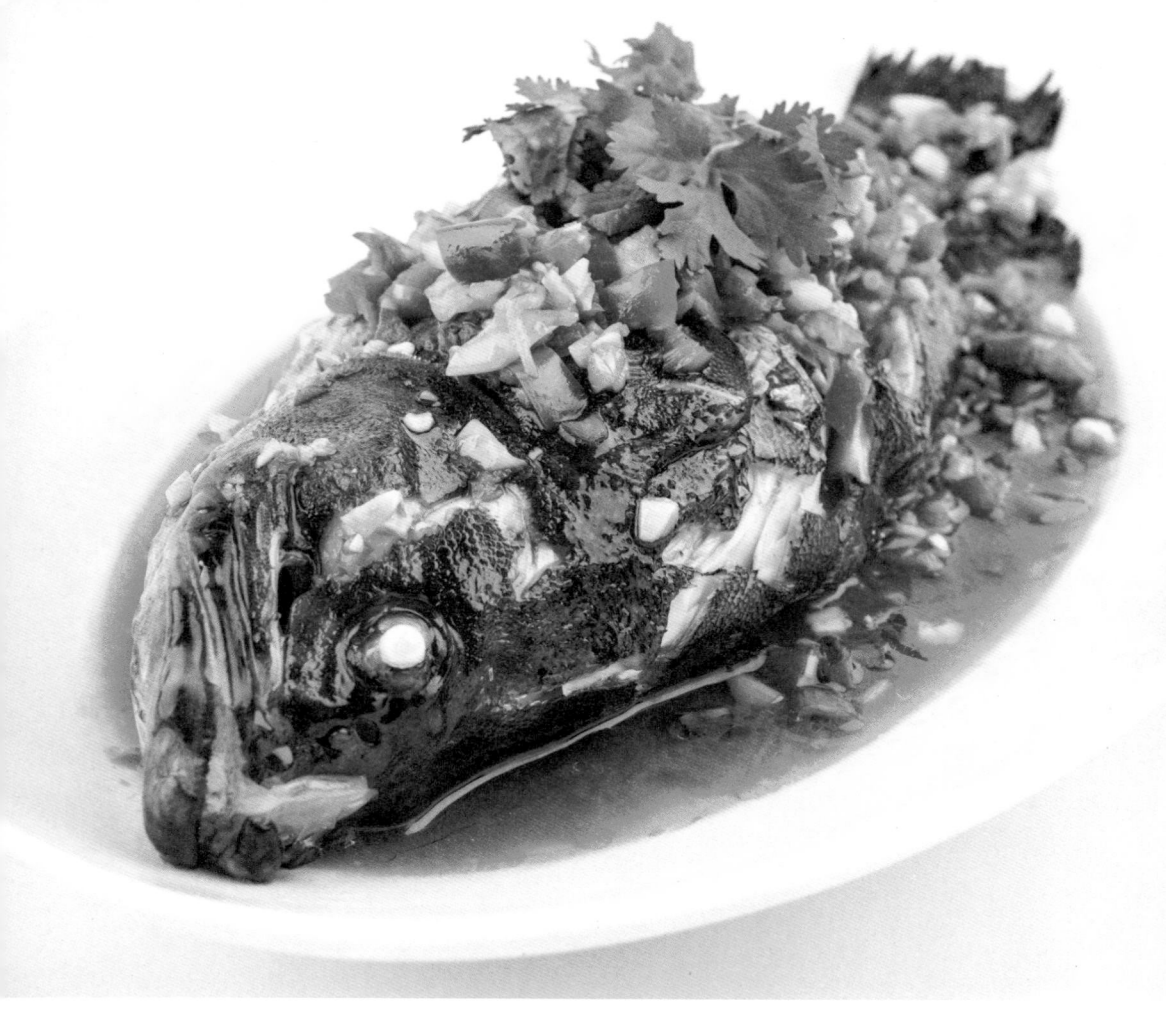

做法：

1. 葱、蒜剥皮，切末备用；洋葱和小米椒切碎备用；韭菜洗净切小段备用；毛豆和百合均焯水备用。

2. 在鲫鱼的后背及鱼尾处打上 5 毫米左右间隔的花刀，少许葱末和蒜末揉捏出汁液，与少许盐、料酒一并混匀腌制鲫鱼，可以去腥。

3. 锅中倒入凉水，再放入生姜片，把鲫鱼下锅，开火至水变温，汆煮一下。

4. 蒜末、小米椒碎、洋葱碎、韭菜段、生抽、醋、白糖及毛豆和切碎的百合混合，腌制 10 分钟，成酱汁。

5. 把酱汁淋在汆煮好的鲫鱼上，用香菜叶点缀即可。

名厨叮嘱

鲫鱼刺多，如何巧用刀工实现无刺鲫鱼？

鲫鱼鱼背处刺最多，这道菜中的"无刺"指的是无刺感。简单来说，就是花刀切得密，密到5毫米——2个硬币那么厚，这样鱼刺才能完全被切断切碎，可以放心食用。

营养解析

鲫鱼的蛋白质非常丰富，肉质非常细嫩。虽然都说"苦夏"，但也需要补充蛋白质。缺少蛋白质，不但会出现血压的问题，可能还会出现抵抗力下降、容易感染的情况等。

另外，因为夏季多汗，会使人体流失大量营养素，所以在夏天，盐的用量可以适当多一些，单次菜品盐量不超过5克为宜。毕竟，夏季控制血压与钾元素的补充也有关系。

这道菜中的百合、毛豆都是含钾十分丰富的食材。而且，百合具有润燥清热、清心除烦的作用；毛豆被称为"天然降压药"，其所含的膳食纤维较多。

◈ **美食趣闻** ◈

古人会患高血压吗？古代也是存在高血压的，只不过中医典籍中，病名的记载多为"眩晕""头痛""中风"等。古代没有血压计，也没有标准的血压参考，更没有专门的降血压药。因为技术、能力有限，还有医疗观念的影响，古人不知道什么是高血压，所以在治疗上与现在治疗方式的偏重不一样。古代多以缓解并发症为主，通过治疗这些并发症来控制血压。

夏季睡不好，
喝败酱乌梅安神茶

营养指导：张　虹（首都医科大学附属北京中医医院耳鼻喉科主任医师）
厨　　师：贾月星（中国烹饪大师）

《本草纲目》引《洞天保生录》称："夏三月宜食苦荬，能益心和血通气也。"这里的苦荬就是野菜败酱草，后来延伸为苦味的食材。

夏季容易心火旺，人容易心浮气躁，睡不好觉。中医认为，睡眠差或者失眠，是情志、饮食、病后体弱、先天禀赋、心虚胆怯等引起的心神失养或心神不安，从

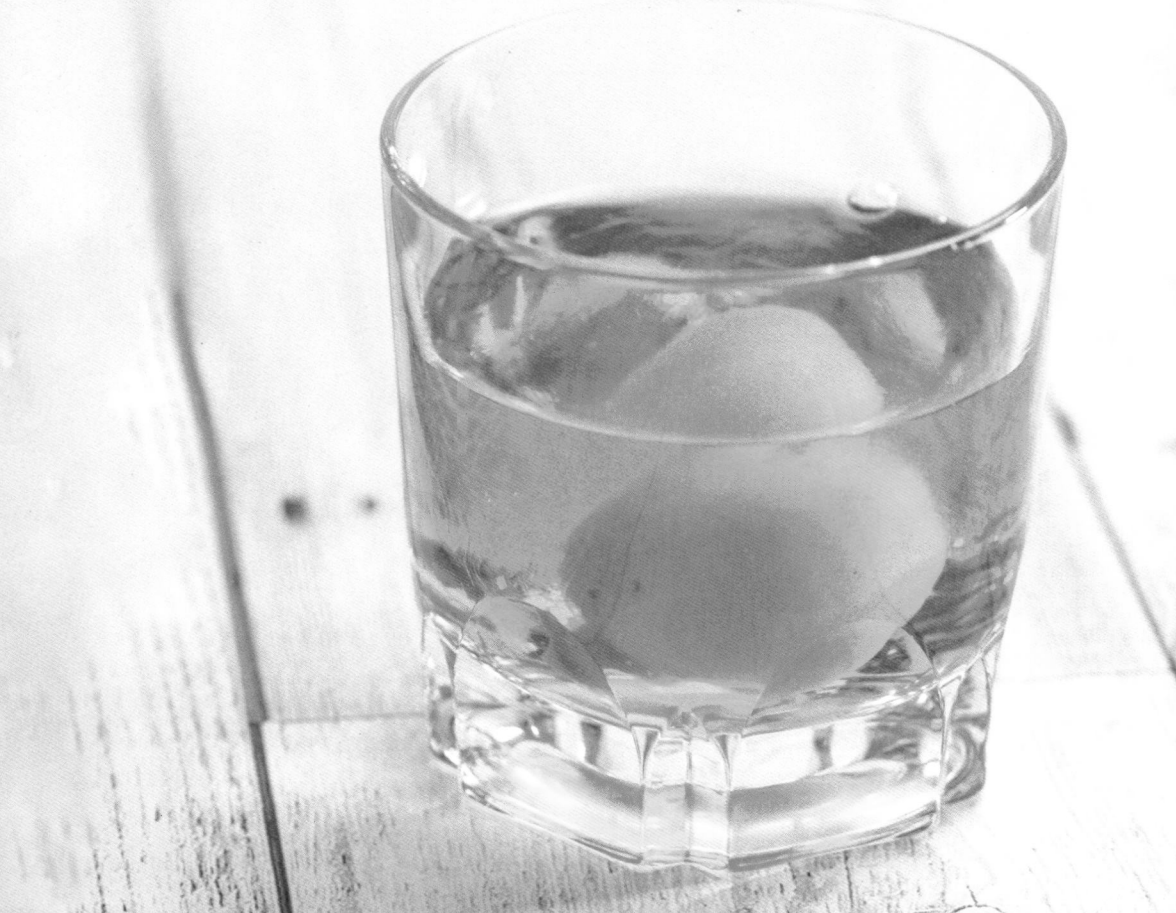

而导致经常不能获得正常的睡眠。简单地说，夏天夜里的一顿烧烤、一份小龙虾，都有可能成为失眠的原因。若在夏天长期过多食用肥甘厚味的食物，就会酿生痰热，导致宿食停滞，壅遏于中，胃气失和，阳气浮越于外而卧寐不安。加上年纪大的人平常睡眠质量本不高，容易因天气影响、蚊虫叮咬等而加重失眠。

另外，炎热让人格外想吃凉的东西，因此，伤胃腹泻的情况也常有发生。这时，很需要有既能生津除烦又能止泻的食材，败酱草和乌梅的搭配就十分对症。

败酱乌梅茶 「收敛止泻、生津除烦」

☺茶材：
乌梅5克、败酱草5克、冰糖7~8粒。
☺做法：
开水冲泡饮用。

营养解析

此茶方中，败酱草善于清热解毒，乌梅善于收敛生津，两个搭配在一起，可以除烦助眠、止腹泻。冰糖可以将败酱草的陈腐之气去除，又不影响茶材的功效。这样一来，口感上酸酸甜甜的，特别适合夏季饮用。

◈ 延展阅读 ◈
消暑
（唐）白居易
何以消烦暑，端坐一院中。
眼前无长物，窗下有清风。
散热由心静，凉生为室空。
此时身自保，难更与人同。

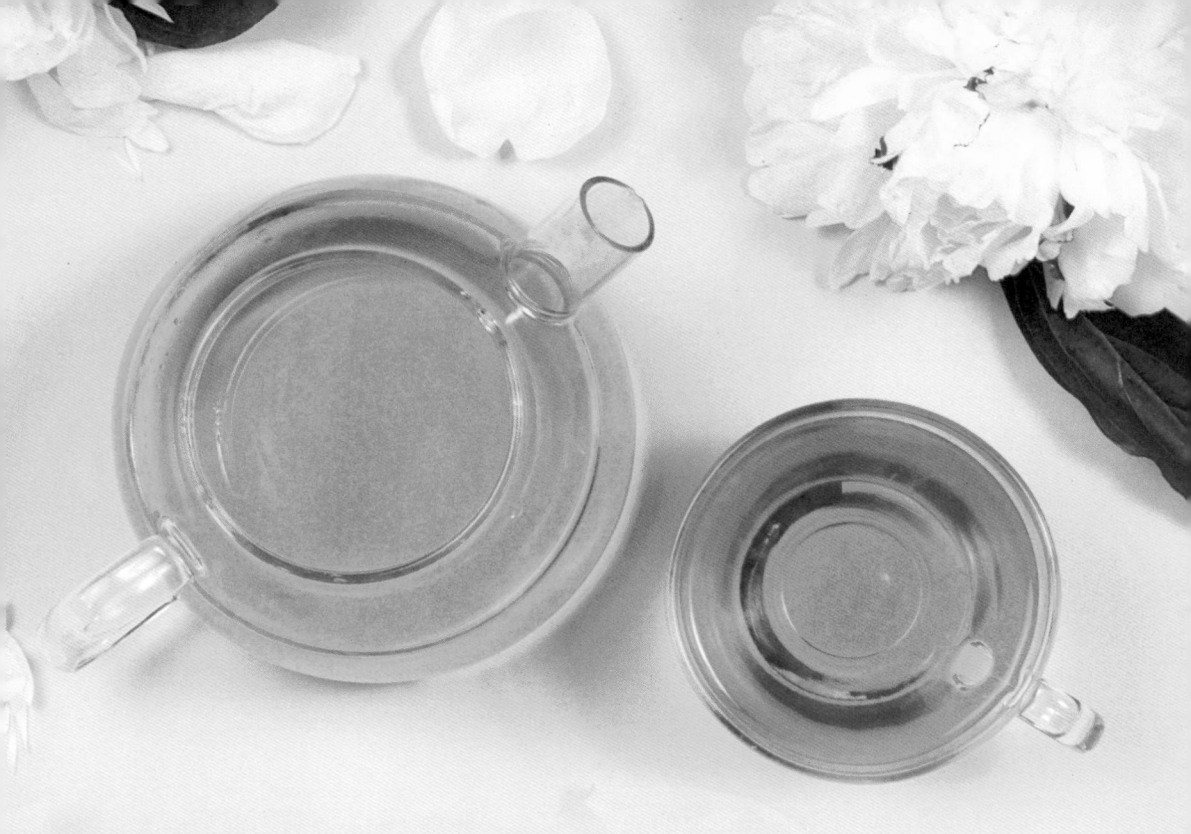

夏季降压就喝清肝降压饮

营养指导：张　虹（首都医科大学附属北京中医医院耳鼻喉科主任医师）

　　小满以后，气温逐渐上升，受环境温度影响，血管扩张，血液流速增快，不少人的高血压数值会有所回落。这时，千万不要因为夏季血压有所下降而抛弃健康的生活方式，更不要停止用药。夏季并不是高血压的安全期。天气炎热好比一把双刃剑，很多人会出现心烦气急、口苦等肝火上炎的症状，特别是患有"三高"的老年人，常因肝火旺盛而导致心情烦躁、脾气急，进而引起血压不稳。此时，选择善于清肝降压的养生食材很有必要。

　　下面这道有清肝降压疗效的代茶饮，使用了含两种知名花卉，简单方便，口感和功效都很不错。

清肝降压饮 「清肝降压」

☙ **茶材：**

牡丹 10 克、栀子 10 克。

☙ **做法：**

开水冲泡饮用。

☙ **专家提醒：**

脾胃虚寒者不适合饮用。

营养解析

　　牡丹入肝经，有清热凉血的功效，擅长清肝热，对高血压引起的头痛有很好的舒缓效果。栀子可清三焦热。二者搭配，清肝降压的功效有所增强。

◈ 延展阅读 ◈

　　据宋代的一部考证事物起源和沿革的专门性类书《事物纪原》记载：武后诏游上苑，百花俱开，牡丹独迟，遂贬于洛阳，故洛阳牡丹冠天下。百花都在一夜之间绽开，只有牡丹抗旨不开。这就是著名的武则天贬牡丹的故事。

芒种了，饮食该如何安排

营养指导：沈　晨（首都医科大学附属北京中医医院消化科副主任医师）
厨　　师：贾月星（中国烹饪大师）

春争日，夏争时，小满赶天，芒种赶刻。

芒种是农耕收成和插秧最忙碌的时节，这时饮食养生侧重于清补。这里的清补不是完全素食，而是不滋腻。在补的基础上注意把握好尺度，不给身体太多负担。可以选一些既能滋补身体又偏凉性，还有清热作用的食材，比如鸭肉、干贝、鸡蛋等。芒种时节天气逐渐炎热，人出汗也多，饮水量自然增加，胃里消化液被冲淡，消化功能减弱，因此此时饮食须清淡，少盐、少油、少糖。这样才能给肠胃一个渐渐调整、适应的过程，让身体慢慢地消化和吸收营养。

下面这道丝娃娃，由薄嫩面饼裹上应季蔬菜，再蘸上酱汁，是夏季清补最好的美味选择之一。

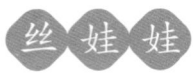 「清凉解毒、清热祛火」

✿食材：

米粉 150 克、面粉 150 克、黄瓜 25 克、红皮水萝卜 25 克、青笋 25 克、豆芽菜 50 克、油麦菜 50 克、糊黄豆 5 克、花生碎 10 克、小米椒碎 4 克、生抽 1 小勺、米醋 1 小勺、盐 3 克、香油 1 小勺、葱花 5 克、食用油少许。

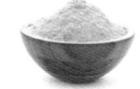　　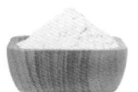　　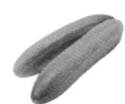　　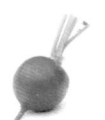　　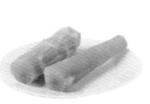　　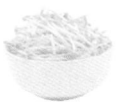　　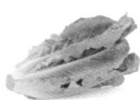

米粉　　　　面粉　　　　黄瓜　　　红皮水萝卜　　　青笋　　　　豆芽菜　　　油麦菜

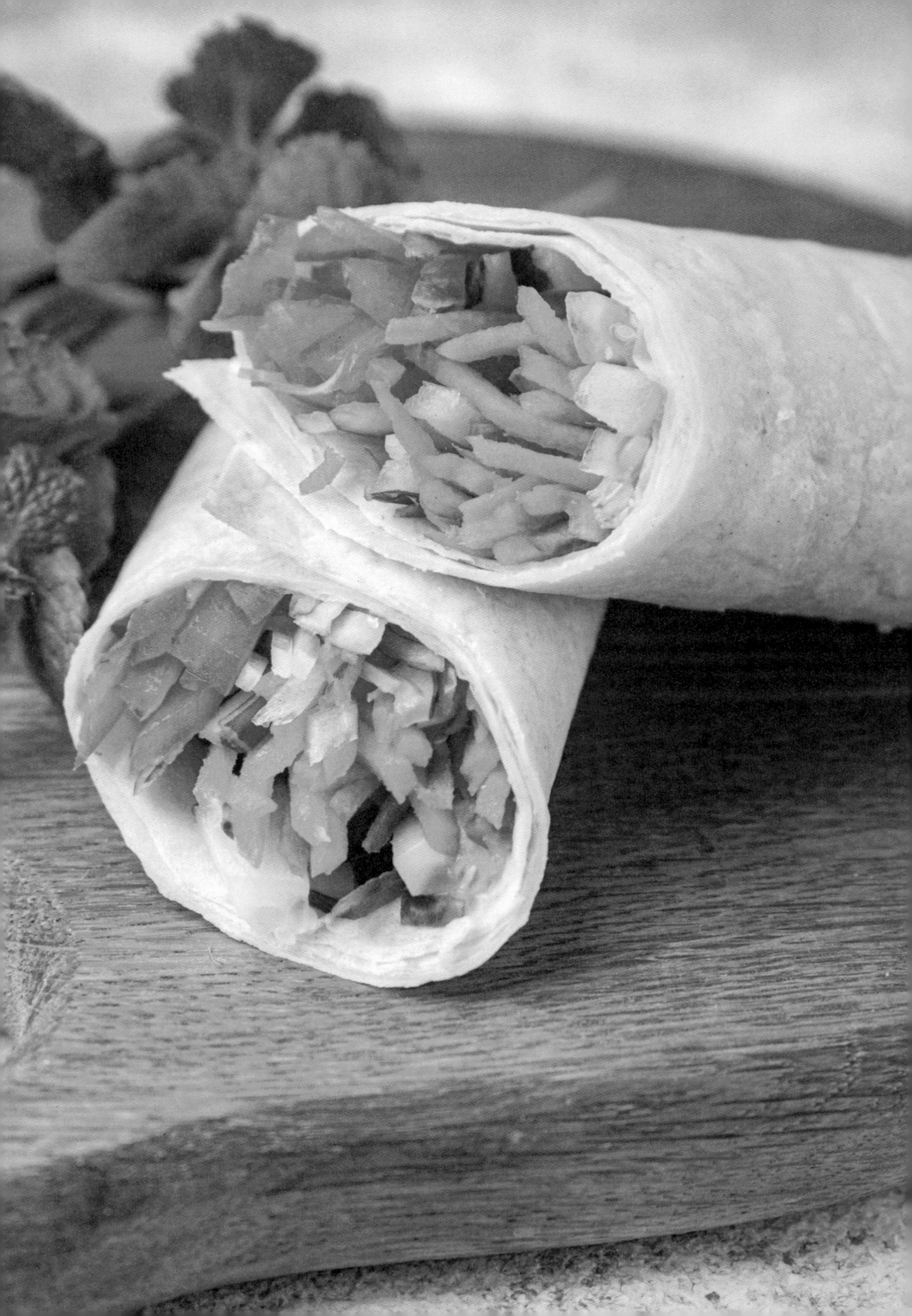

⊕做法：

1. 黄瓜、红皮水萝卜、青笋洗净去皮，切丝备用；油麦菜洗净切段备用；豆芽菜摘净洗净备用。

2. 米粉和面粉以 1∶1 的比例加水，稀稠程度以搅拌成酸奶状为宜，加少许盐，即可下锅烙制，烙好出锅备用。

3. 小米椒碎、花生碎、生抽、米醋、烜黄豆、葱花、香油混合均匀，成酱汁。

4. 饼皮中裹入黄瓜丝、油麦菜段、红皮水萝卜丝、青笋丝、豆芽菜等配菜（可根据自己喜好选裹），蘸酱汁食用即可。

〰〰〰〰〰〰〰〰〰〰〰〰〰〰〰〰〰〰〰〰〰〰〰〰〰〰〰

名厨叮嘱

适合夏季的酱汁如何调配？

以小米椒碎和花生碎打底，依次放入烜黄豆（微微炒烜的黄豆）、生抽、米醋、香油、葱花等。这碗酱汁里既有小米椒的清香和微辣，又有烜黄豆的烜香。

营养解析

此菜中的油麦菜是夏季很受欢迎的蔬菜。在夏季，经常食用油麦菜不仅能为人体补充水分，还可以增强免疫力，同时油麦菜的维生素含量丰富；红皮水萝卜含有丰富的维生素 C，也可以帮助提高机体免疫力；而黄瓜味甘，性凉，入脾、胃、大肠经，是一种清热解暑的夏季养生菜。

◈ 美食趣闻 ◈

丝娃娃菜名由来：因为皮薄似襁褓，裹住馅料，形态像一个小宝宝，娇嫩可爱。实际上，丝娃娃别名素春卷，是贵州省贵阳市一种常见的地方传统小吃，在贵阳市每条街上，几乎都能看见。此菜素菜脆嫩，酸辣爽口，开胃健脾，是夏季清补的上等佳肴。

清暑热的养生菜，陈米酸汤肥牛

营养指导：张　晋（中国中医科学院西苑医院治未病中心主任医师）
厨　　师：贾月星（中国烹饪大师）

　　夏季，脾胃虚弱的人更易出现厌食、消化不良等症状。中医讲"有胃气者生，无胃气者死"。脾胃为后天之本，脾胃功能的强弱对于身体健康有着重要影响。在传统的食疗认知里，粥饭为首选。《随息居饮食谱》里也说："粥饭为世间第一补人之物……惟患停饮者不宜啜粥。"那么，什么样的米最养脾胃、最适宜呢？

　　众所周知，陈醋酿制时间年头长的更优质，艾草3年以上的陈艾效果更好。米也是如此，新米口感好，香气足，适合煮米饭；陈米适合入药。

　　古代药学著作《珍珠囊指掌补遗药性赋》中载有《六陈歌》："枳壳陈皮半夏齐，麻黄狼毒及茱萸，六般之药宜陈久，入药方知奏效奇。"向世人阐述了"陈"的道理。正因如此，熬制米汤更适合用陈米，可以清热、健脾、开胃。夏季暑热难耐，食欲偏好寡淡，这时健脾开胃的食材才是首选。

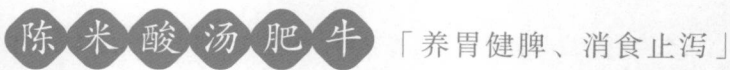 陈米酸汤肥牛 「养胃健脾、消食止泻」

❀食材：

肥牛卷300克、陈米200克、丝瓜100克、美人椒3克、黄灯笼辣椒酱1小勺、盐3克、白糖3克、胡椒粉2克、葱花5克、白醋50克、生姜5片、食用油少许。

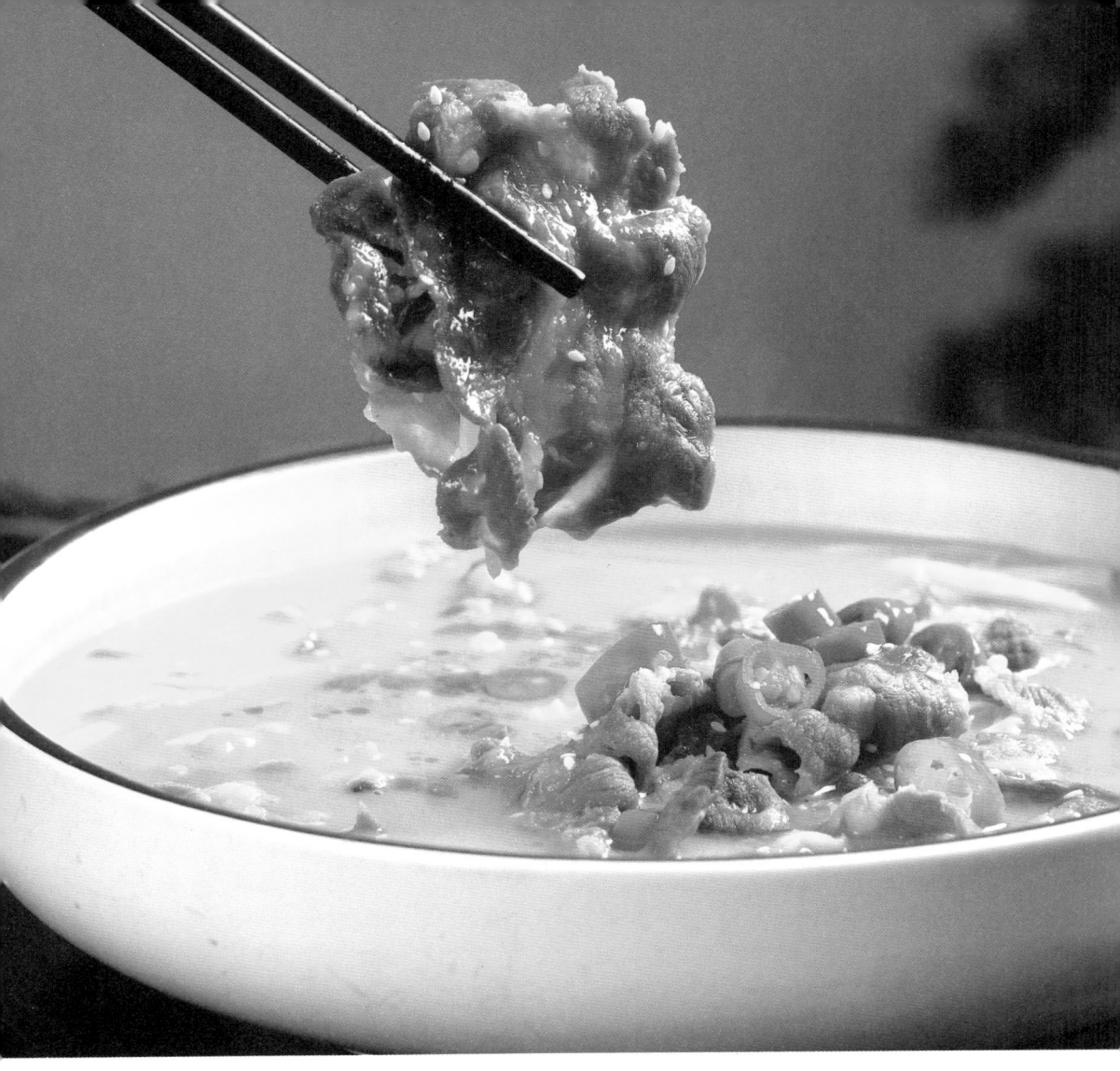

⊘做法：

1. 开水下锅焯肥牛卷，至肥牛卷变色后捞出备用；丝瓜去皮，切长段备用；美人椒洗净切圈。

2. 锅中加少许油，下入陈米煸炒，放入生姜片、白醋炒香，加入开水炖煮10分钟，做成陈米汤备用。

3. 下锅煸炒黄灯笼辣椒酱，小火炒香，放入葱花，再倒入煮好的陈米汤。

4. 烧开之后，下入丝瓜段、盐、白糖、胡椒粉、美人椒圈，再放入肥牛卷煮开即可。

名厨叮嘱

自制酸汤的关键是什么？

1. 煮好的陈米汤加入小半碗白醋、柠檬，可快速制成酸米汤。

2. 煮好的陈米汤可以放入密封坛子，发酵 2~3 天，制成酸米汤。

北方很多地区都有熬酸米汤的习俗。酸米汤有止呕止泻的功效。

营养解析

此菜中，陈米味甘、淡，性平，据《本草纲目》记载："陈仓米煮汁不浑，初时气味俱尽，故冲淡可以养胃，古人多以煮汁煎药，亦取其调肠胃、利小便、去湿热之功也。" 陈米作为食疗之用，可调中和胃、渗湿止泻。

肥牛卷富含丰富的蛋白质，可以提高机体免疫力和抗病能力，还可以暖胃，有滋养脾胃的功效。另外，"夏吃瓜"是老祖宗留下的饮食智慧，这当然包含应季的丝瓜。丝瓜味甘而性凉，对夏季易出现的身热、烦渴有很好的改善作用。需要注意的是，其性偏寒凉，脾胃虚寒、消化不良的人在食用丝瓜时要注意摄入量，只可做配菜，不要当作主食。

◇ **美食趣闻** ◇

元代医学专著《世医得效方》中记载，夏季有腹泻症状的人，可以用莲子磨成粉，用陈米汤送服，非常适合作为夏季食疗。

初夏芒种要饮酸，"靠梅延寿"

营养指导：沈　晨（首都医科大学附属北京中医医院消化科副主任医师）
厨　　师：贾月星（中国烹饪大师）

上了年纪的人在夏天里往往多汗、气虚。人体损耗了大量体液和多种营养物质，这时，不仅易发肠道疾病，有时还会浑身乏力、食欲不振。因此，要想平安度夏，应适当多吃些"酸"味食物。中医认为，酸味收敛，可固护体表而敛汗，预防流汗过多而耗气伤阴，还能生津解渴，健胃消食，增进食欲。

我国唐代名医孙思邈在《千金方》中说，夏天饮食宜"省苦增辛，以养肺气"。夏天人体阳气浮散于上，湿、热是夏天的共同特点。饮食除了考虑"天时"因素外，还要考虑因人而异，比如体质虚弱者更宜食"酸"。

在《尚书·说命下》中，可以看到"若作和羹，尔惟盐梅"的记载。由此可见，在上古时代，盐梅已经是主要的调味品之一。盐梅其实是由青梅制作而成的，与酸木瓜、酸角等食材一样，可用来被制酸。到了现代，青梅药食两用的价值得到更广泛的认可。

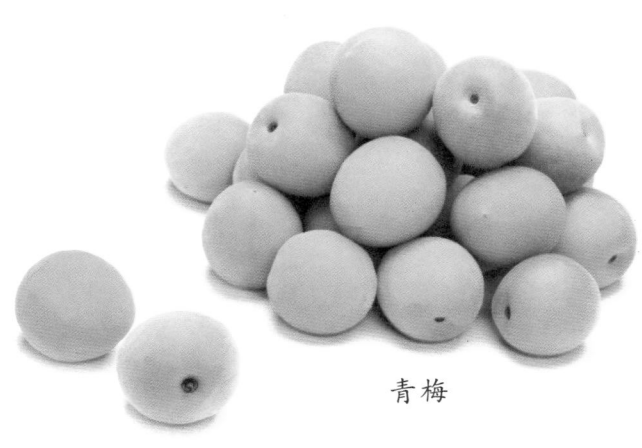

青梅

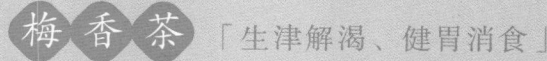

梅香茶 「生津解渴、健胃消食」

⌂ 茶材：

青梅 6 颗、冰糖 10 克、绿茶 3 克。

⌂ 做法：

先把青梅处理并煮好，然后再用青梅水沏泡绿茶，加冰糖调味。

营养解析

　　此茶中，青梅可入药，经过炮制后成乌梅，可以生津止渴。据《神农本草经》的记载，梅味甘，性平，入肝、脾、肺、大肠经，有收敛生津的作用。绿茶含有的茶多酚、儿茶素、氨基酸、维生素等营养成分很丰富，具有提神醒脑、清热解暑、消食、清心除烦的功效。

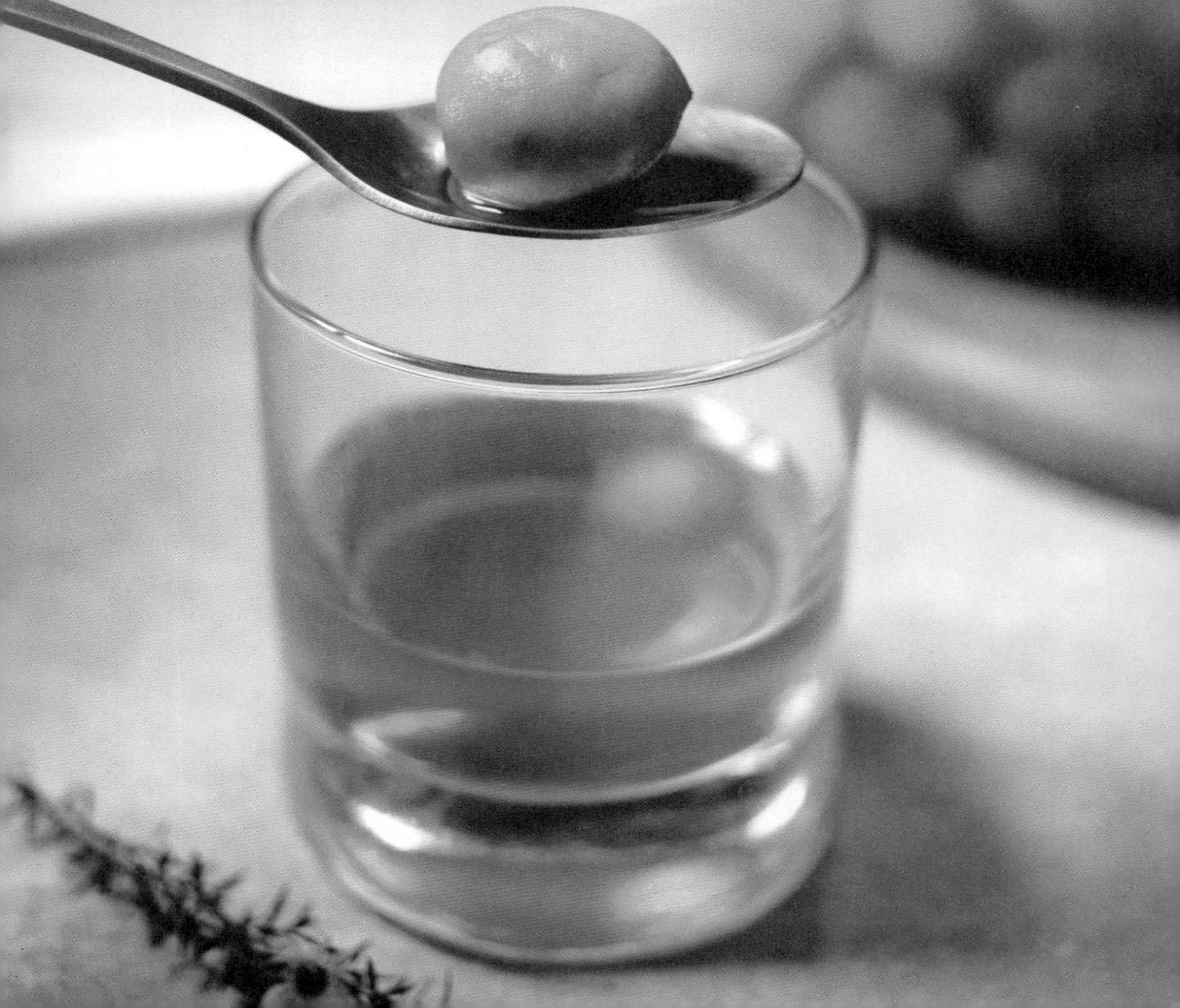

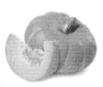

夏至面来了，就吃麻酱葱油面

营养指导：季　坤（北京中医药大学东方医院呼吸热病科副主任医师）
厨　　师：刘　龙（中国烹饪大师）

　　在古代，夏至这一天是举行祭祀的重要日子，以祈求消灾年丰。《周礼·春官》记载："以夏日至致地示物魅。"人们此时以面敬神，祈求上苍保佑。而且，夏至正值小麦盛产之际，吃面也有解馋吃鲜的意思。

　　夏至吃面是一种风俗，流行于我国大部分地区。老北京有句俗话叫"家家俱食冷淘面"，也就是常说的"过水面"，夏天吃起来口感凉爽，类似的还有麻酱面、葱油面等。因为它们都具有热量低、方便制作、口感清凉的特点，所以夏至吃的面也叫作"入伏面"，不仅是备受大众喜爱的面类，也是健康有益的养生佳肴。

　　下面就以这道麻酱葱油面为例，细解此类面食对身体的益处。

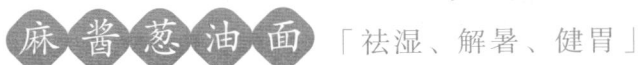

麻 酱 葱 油 面 「祛湿、解暑、健胃」

✿食材：

面条 200 克、麻酱 1~2 小勺、葱 3 小段、生姜 5 片、蒜 2 瓣、黄瓜 50 克、胡萝卜 50 克、鲜荷叶 1 大片、豆苗 10 克、香油 1 小勺、大料 1 个、盐 1 小勺、白糖 2 小勺、醋 1 小勺、食用油少许、香菜叶少许。

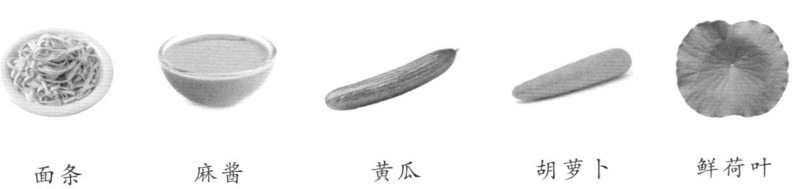

| 面条 | 麻酱 | 黄瓜 | 胡萝卜 | 鲜荷叶 |

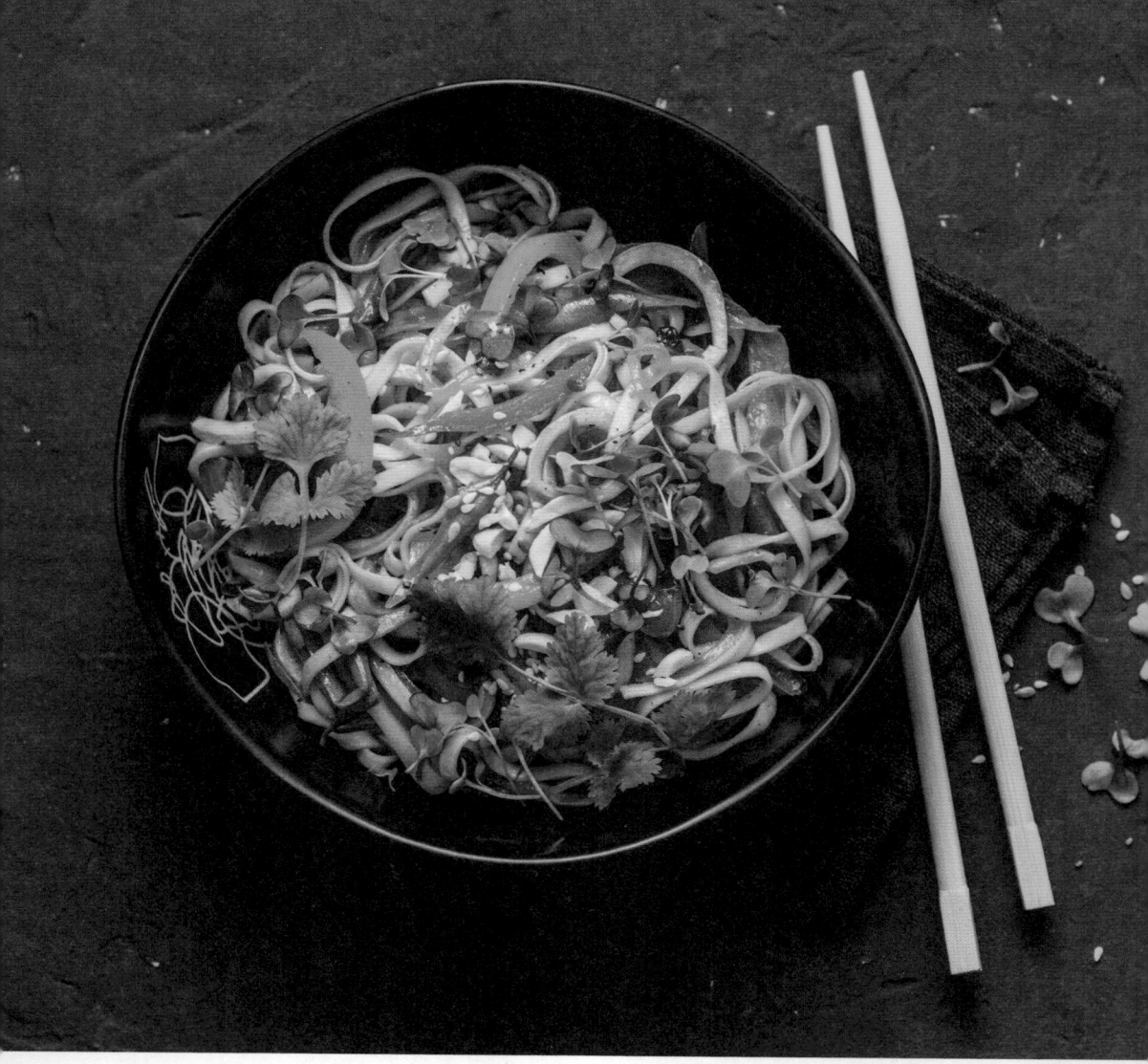

⚘做法：

1. 葱、生姜、蒜洗净切末备用；鲜荷叶洗净，分切小片备用；黄瓜、胡萝卜洗净去皮切丝备用。

2. 炒锅加油，小火下入蒜末、生姜末及大料，加入少量香油，熬制葱油备用。

3. 起锅煮面，下入鲜荷叶片和豆苗，面煮熟后即可捞出过凉水。

4. 在面上加入胡萝卜丝和黄瓜丝等配菜，浇上澥好的麻酱（操作见下文），最后撒上少许葱末和香菜叶即可。

名厨叮嘱

1. 如何做出爽滑劲道、弹性十足的葱油面？

关键在出锅的一瞬间。面煮熟出锅后要立刻过一遍凉水，这样面的表皮马上凝固，吃起来就会有一种弹牙的感觉。

2. 澥麻酱的窍门是什么？

1勺麻酱的原酱，这里要调的酱是咸鲜、少酸、回甜的北方口味。先放1小勺盐，然后加2小勺白糖、1小勺醋，最后倒入做好的葱油。这时需要注意，不要依次倒满，而要分批加入，从各个角度慢慢澥，这样麻酱才能逐渐上劲、变稠。

3. 自制麻酱该如何做？

白芝麻小火煸炒，和炒花生及香油一起放入搅拌机打碎，拌匀成酱即可。

营养解析

此菜中，荷花全身是宝，可以解暑、祛湿、健脾胃。而其中的鲜荷叶，也可以祛暑生津。所以，夏季可以用其泡水喝或者下到面里吃。

麻酱可以健脑健骨、补充优质蛋白。"入口绵，到口光，嚼后香，吃后想"，说的就是麻酱，麻酱有遇盐变咸、遇糖变甜、单吃很香的特点。在这道面里，麻酱与荷叶搭配，不仅丰富了膳食的风味，也提高了其营养价值。

◈ **美食趣闻** ◈

古代文献中有不少关于芝麻油的记载，但直接提及芝麻酱的很少。从制作过程来看，芝麻酱的历史应该和芝麻油（香油）差不多。公元280年，西晋名将王濬率大军攻灭孙吴，结束三国乱世，在西陵峡烧断拦江铁锁用的燃料就是芝麻油，而芝麻酱正是古时候利用油水不相容的原理，把芝麻中的油脂分离出来的中间产物。

入伏之后，正是冬病夏治好时机

营养指导：张　晋（中国中医科学院西苑医院治未病中心主任医师）
厨　　师：贾月星（中国烹饪大师）

　　入伏了，喝冷饮、使用空调、吹电扇等，都是人们避暑消暑的方法，但很容易把握不好尺度而损伤阳气，胃一受凉就易出现各种不适，进而生病。相同的道理，夏天做好养生工作，能够对冬天疾病的发作起到很好的预防作用，这就是"冬病夏治"。

　　"冬病夏治"是由《黄帝内经·素问》中的"春夏养阳"原则衍生出的中医学防病的特色方法。利用夏季高温，且机体阳气充沛、经络气血旺盛的有利时机，通过适当地内服或外用一些方药来调整人体的阴阳平衡，使一些宿疾得以恢复，尤其对寒性疾病，改善效果显著。

　　除了贴三伏贴外，宋代林洪的食疗专著《山家清供》中的"满山香"入菜，也可以健脾温阳，实现冬病夏治。

 满山香熏鸡 「健脾温阳、调治冬病」

☯食材：

整鸡 1200 克、生姜 8~10 片、花椒 10 克、茴香 100 克、莳萝 100 克、生菜 100 克、盐 10 克、生抽 1 小勺、料酒 1 小勺、冰糖 10 克、红糖 10 克、桂皮 1 片、大料 3 个、白芷 1 个、白豆蔻 1 个、香叶 2 片、葱 10 克、蒜 4 瓣、食用油少许。

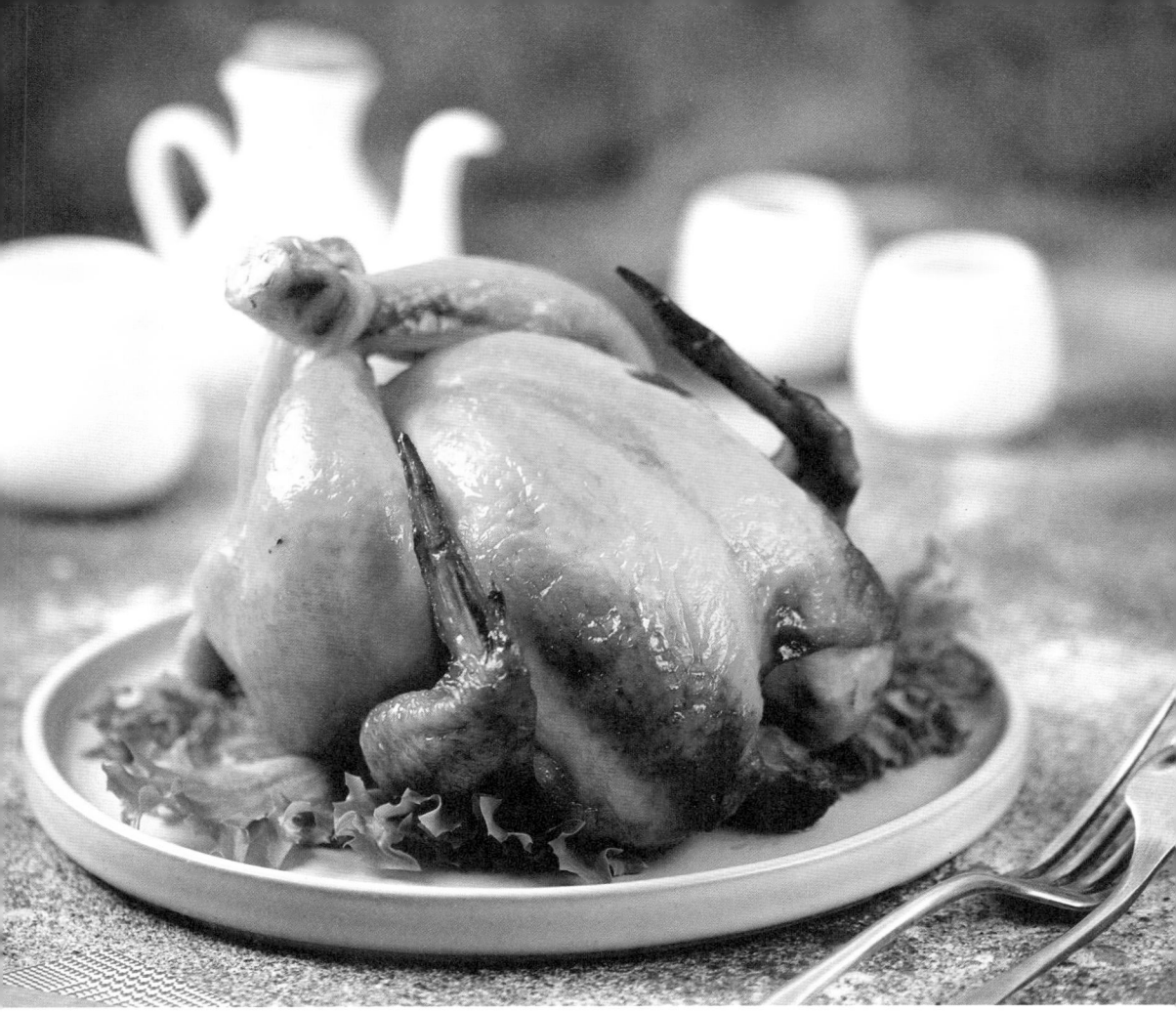

❤做法：

1. 整鸡浸泡3~5小时，泡出血水后，用少许生姜片、花椒和盐搓洗3~5遍。

2. 茴香、莳萝和生菜洗净，去根备用。

3. 将搓洗腌制后的鸡用清水清洗一遍，准备进入卤制阶段。

4. 锅中煸炒香料（桂皮、大料、少许花椒、白芷、白豆蔻、香叶），加入葱、少许生姜片、蒜、生抽、冰糖、料酒等调味，再加水盖锅烧开。

5. 放入整鸡炖煮45分钟，待颜色渐渐变深，关火浸泡卤约1小时。

6. 平底锅中垫锡纸，均匀地撒上红糖、剩余生姜片和花椒；笼屉上铺处理好的茴香、莳萝和生菜，放置卤鸡，熏蒸5分钟即可。

把鸡肉做到香醇入口的窍门是什么?

关键在于一腌、二卤、三熏。第一,腌制时的香辛料量要足够;第二,卤的时候关键在于时长,全程不少于 1 小时 45 分;第三,熏的时间点是锅中冒烟后再放入鸡。

营养解析

明代诗文大家刘基曾写 "芳菲挺众卉,辛美更无匹",就是形容此菜中的茴香的。茴香是非常好的辛香料,有温中、止呕、止痛的作用。夏季食用,可辛温散寒、解决脾胃虚寒的问题。

莳萝的外形酷似茴香,元代营养学专著《饮膳正要》记载其"味辛,温,无毒。健脾开胃,温中,补水藏,杀鱼肉毒",非常适合苦夏时节食用。

另外,夏季食姜对身体有好处,生姜可以辛温解表、温中散寒。此菜中还放了大量花椒,可以祛寒湿、温中调气、健脾胃。

≪ 美食趣闻 ≫

李时珍在《本草纲目》中曾说:"蘹香,北人呼为茴香,声相近也。"因为读音相近,所以后人就把"蘹香"说成"茴香"。另外,我国古代名医陶弘景对"茴香"有这样的解读:"煮臭肉,下少许,即无臭气。臭酱入末亦香,故曰回香。"茴香这种调味料可以消除肉类的腥膻气味,并重新激发出肉类诱人的香味,故而具有使香味回归的作用,此乃茴香的得名缘由。

冬吃萝卜夏吃姜，温柔振心阳

营养指导：路志正（国医大师）

张 虹（首都医科大学附属北京中医医院耳鼻喉科主任医师）

民间流传有"冬吃萝卜夏吃姜，不用医生开药方"的说法。入伏以后，上了年纪的人容易出现心慌心悸、中暑的情况，这与心阳不振、排汗功能不好有关。而心阳不振的主要原因是寒凝，导致血脉流通不畅。姜的作用是温暖阳气、振奋阳气，让血液恢复正常的流动，正对此症。

另外，夏天天气炎热，人体唾液、胃液的分泌会减少，导致食欲大减，而生姜中含有的挥发油、姜辣素、氨基酸能促进消化，增进食欲。同时，有些人夏季容易腹泻，这是因为人体内的阳气外泄，腹中相对偏寒。

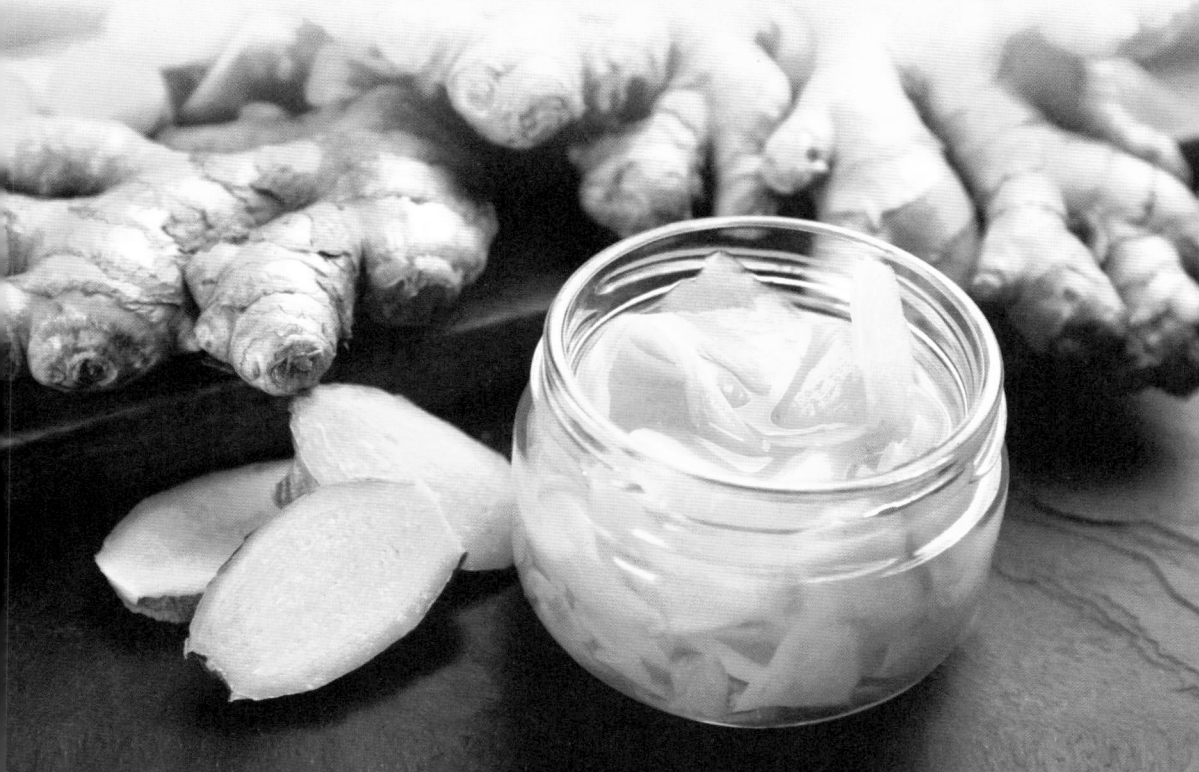

生姜味辛，性温，能开胃止呕、化痰止咳、发汗解表。以生姜为主材进行食疗，不同制作方法和不同种类的生姜分别有不同的功效，能让人安心度过夏天。

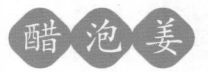 醋泡姜 「开胃止呕、活血化瘀、发汗解表」

☯食材：

嫩姜 150 克、米醋 500 毫升、白糖 5 克、盐 5 克。

☯做法：

嫩姜洗干净后切片，用盐腌制一晚，放入密封罐中，倒入米醋，放入白糖，盖上锅盖，腌制 4~5 天即可。

营养解析

国医大师路志正养生经验是每天吃 3 片醋泡姜，如此，脾胃受益，少得感冒。

想长寿，多食姜，尤其是紫姜。中医讲究"五色入五脏"，紫色和红色相近，都是入心的，而且紫姜本身带有一点红色，因此对心阳虚很有补益作用。生姜有发汗和止吐的作用，平时吃一点，可以起到预防中暑的作用。而醋有收敛作用，能软化血管，提升生姜的补益效果。需要注意的是，胃溃疡患者要少用醋，因为醋会破坏患者原本脆弱的胃黏膜。

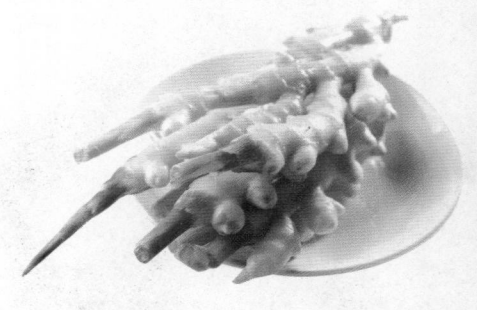

紫姜

◇ 延展阅读 ◇

圣人孔子在《论语·乡党》中有"不撤姜食，不多食"之说，意思是说，一年四季的饮食都离不开生姜，但不可多食。他有每次饭后嚼服数片生姜的饮食习惯。孔子活了73岁，这个年龄在春秋时期来说绝对算是高寿，其中应该就有生姜的养生功劳。

酸梅汤，经典夏季特饮自制方

营养指导：季　坤（北京中医药大学东方医院呼吸热病科副主任医师）
厨　　师：刘　龙（中国烹饪大师）

　　夏季养生要祛湿。因为湿气停留在体内可能转化成痰，久之，形成痰湿。痰湿困脾，脾胃运化水湿不利，则容易引发很多中老年疾病。

　　夏季燥热时，我们通常会喝西瓜汁、绿豆汤、凉茶等，觉得清凉又养生。但夏季清热要注意，过食寒凉之物，容易损伤人体阳气。我们常说："存得一分阳气，就是一分生机。"如本已阳气受损，再清热祛火，就会失去根本。相对来说，酸梅汤是夏季清火生津的不错选择。

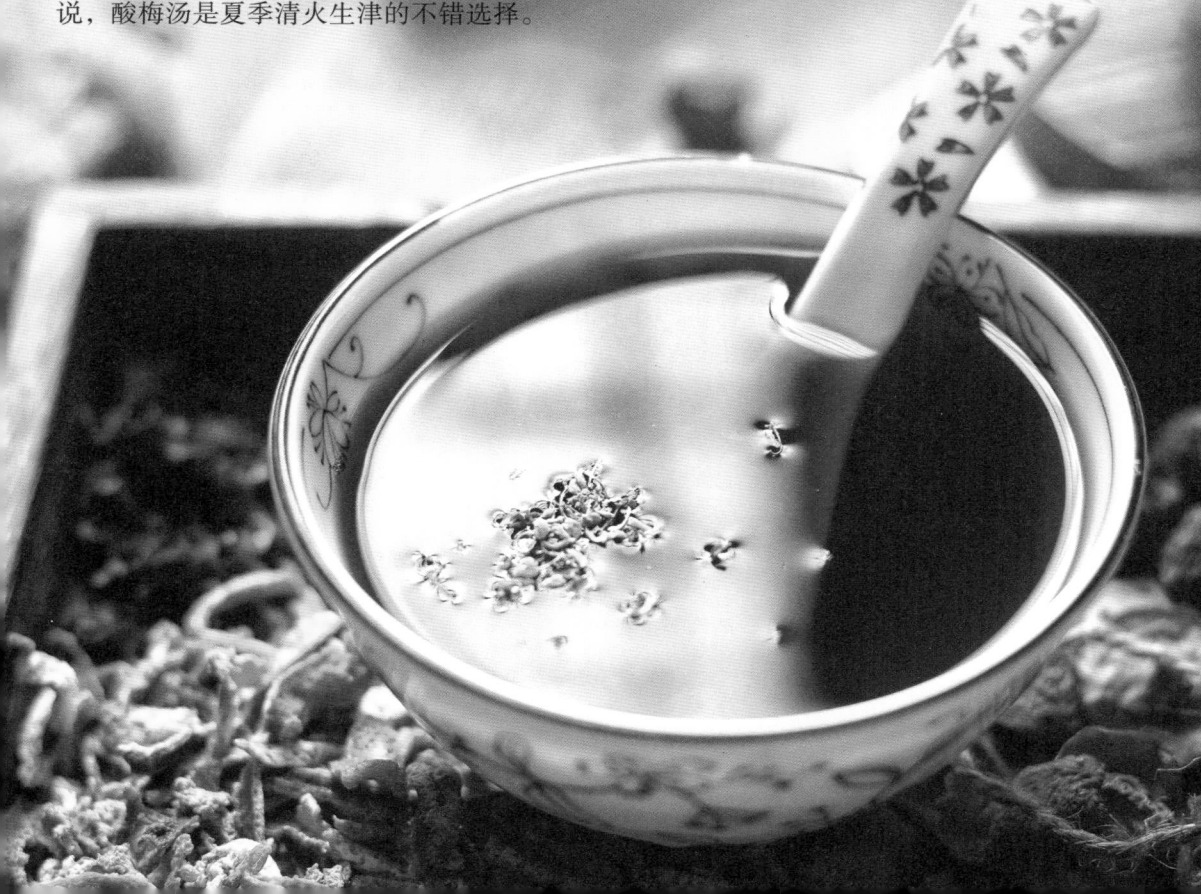

酸梅汤是我国最古老的传统饮料之一。清代宫廷和王公贵族对酸梅汤有着强烈的喜爱，酸梅汤成为皇室的日常保健饮品。盛夏时节干燥少雨，这时候食用一些酸味食物，利用"酸甘化阴"的原理，不仅可以清热，还可以生津，再合适不过了。

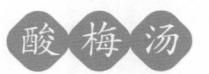 酸 梅 汤 「祛湿化痰、消暑开胃」

茶材：

乌梅、山楂、陈皮、甘草、洛神花各 5~10 克，冰糖 20 克。

做法：

1. 将乌梅、山楂、陈皮、甘草和洛神花一起洗净、入锅煮。
2. 煮开后改小火继续煮 30 分钟左右，放入冰糖搅拌溶化，待温即可饮用。

专家提醒：

心脏功能不好的人，甘草的用量要少，不可超过 10 克，具体请遵医嘱。

营养解析

此茶方中乌梅是药食同源的茶材，味酸、微涩，性平，归肝、脾、肺、胃、大肠经，有收敛生津、保护肠胃的功效。山楂能增强食欲，改善睡眠，开胃、促消化。陈皮则能理气、健脾、化痰。脾气旺盛后，湿邪自然消失，所以健脾很重要，有类似功效的中药还有甘草。最后的洛神花能祛火清热、消除疲劳、止渴生津。但是需要注意，体虚胃寒的人不宜食用洛神花。

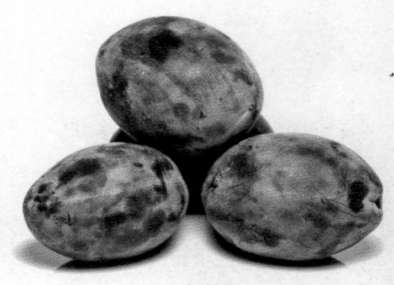

乌梅

◈ **延展阅读** ◈

早在商周时期，古人就已经知道提取梅子的酸味制作饮料。《礼记》中所提到的"醷"，就是梅浆，是当时的重要饮品。到了宋代，街边茶馆中开始出现售卖以乌梅和砂仁等材料为基础的煎汤代茶，这就是现代酸梅汤的雏形。

夏天都吃什么？梨撞虾

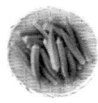

营养指导：左小霞（中国人民解放军总医院第八医学中心营养科科室主任）
厨　　师：夏　天（中国烹饪大师）

　　夏季瓜果飘香，面对美味的各色水果，不少老年人却不敢多吃。因为水果糖分不低，会给血糖的调控带来负担。其实，血糖偏高也不要担心，只要掌握科学的饮食方法，选对食材，水果一样可以吃。

　　其实，古代早有很多以水果入菜的健康佳肴。其中非常有名的就是源自清代才子兼美食家袁枚的《随园食单》里的"梨撞虾"。"撞"就是把看似没有联系的食材融合在一起，产生味觉上的美妙碰撞。这道菜的食材特别简单，主食材只有虾和梨，这两个并不合味的食材，却在独特的烹饪中，碰撞出经典味道。

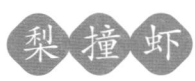 「润肺、化痰、补肾」

☸食材：

雪梨 1 个、鲜虾 150 克、花椒 100 克、青椒 50 克、红椒 50 克、鸡蛋 1 个、盐 3 克、料酒 1 小勺、淀粉 10 克、食用油少许。

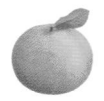

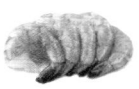

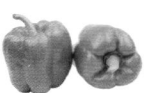

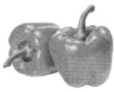

雪梨　　　　　鲜虾　　　　　青椒　　　　　红椒　　　　　鸡蛋

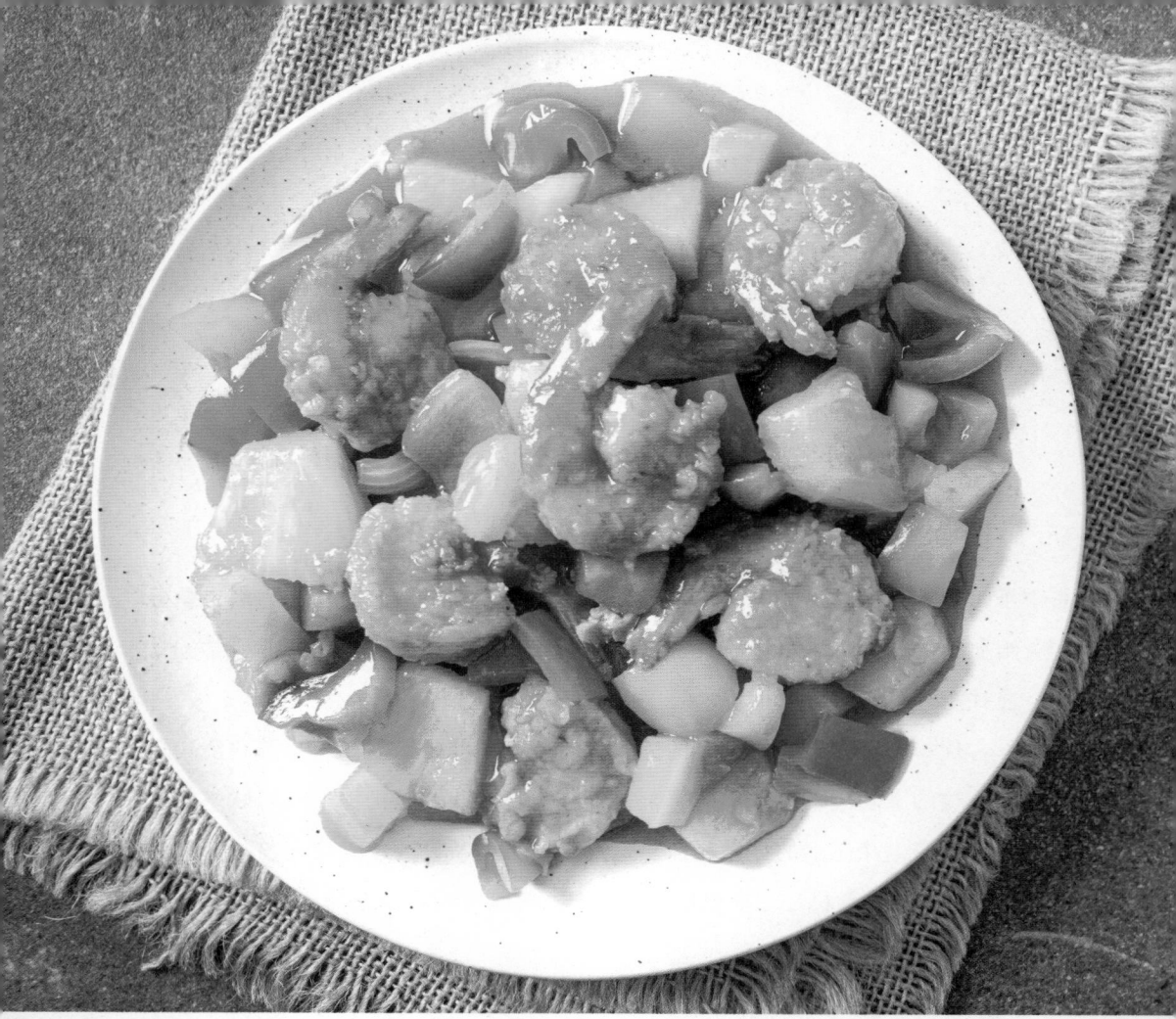

☺**做法：**

1. 青椒、红椒分别洗净，切菱形块备用。

2. 花椒下锅干焙，焙至出香后倒入捣蒜罐中捣碎，再用滤网过滤出细腻的现焙花椒粉。

3. 雪梨去皮切块备用；虾仁清理去虾线，加入鸡蛋清、少许淀粉、少许盐上浆。

4. 下锅煎制虾仁，锅温不宜太高，保持三成热即可。

5. 烹入料酒去腥，待虾仁变色后（大概 30 秒）盛出。

6. 梨块带汁水下锅烧制，放入虾仁、青椒块、红椒块翻炒，加入剩余盐调味，出锅前撒上现焙花椒粉即可。

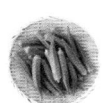

名厨叮嘱

1. 这道美食的美味秘诀是什么?

美味秘诀是花椒,先把花椒小火焙炒,直到花椒在锅里发出噼里啪啦的清脆响声就可以取出。

2. 适合"糖友"的虾肉上浆方法怎么做?

以鸡蛋清为主,通过加入极少量的淀粉来揉取上浆。使蛋清牢牢地粘在虾仁上,形成一个保护层。

营养解析

据《本草纲目》记载:"梨者,利也,其性下行流利也。"入药有润肺清燥、止咳化痰、养血生肌的作用。因此,对急性气管炎和上呼吸道感染患者出现的咽喉干、痒、痛、音哑、痰稠均有良效。而与之搭配的虾,味甘、咸,性温,归属肝经及肾经,具有补肾壮阳、滋阴熄风的功效。在这道形成于200多年前的著名菜肴中,看似毫无关联的雪梨与虾仁实现了功效和口味上的双重契合。

◇ **美食趣闻** ◇

"学问之道,先知而后行,饮食亦然。"这是清代著名文学家、美食家袁枚在《随园食单》中记载的话。食单之前,先讲须知,用料讲求顺其天性,洗涮讲求顺其纹理,调剂因物而异,火候相时而动;另外,诸如时节、忌戒种种,都一一讲解清楚,毫不马虎。《随园食单》不仅是永不过时的美食书,更能让人领悟到快乐的人生哲学和雅致的生活信念。

伏天养生"三要"，吃传统莲锅汤

营养指导：张 晋（中国中医科学院西苑医院治未病中心主任医师）
厨 师：郝振江（中国烹饪大师、国家名厨编委会荣誉委员）

　　三伏天有40多天，在这40多天里，人体既要忍受暑热，还要忍受湿气，暑温夹湿，养生必须注意。湿邪最容易伤脾，故湿气重的地方，脾胃虚弱的人居多。三伏天养生，最重要的是做好"三要"，即要发汗、要祛湿、要补虚开胃。

　　想要兼顾这三个需求，就要学会做下面这道莲锅汤。这道菜既有川菜开胃爽口的特点，又不像大部分川菜的红辣。只用两个家常食材，就可以做出一碗浓香的白汤，配上川式经典蘸料油酥豆瓣酱，既养生又开胃，还能发汗祛湿，不必加一点辣椒，就能满足三伏天的养生需求。

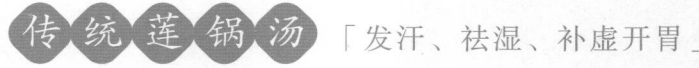

传统莲锅汤「发汗、祛湿、补虚开胃」

食材：

五花肉350克、白萝卜100克、油豆豉1小勺、豆瓣酱1小勺、葱2~3根、生姜5片、姜末少许、花椒7~8粒、花生碎3克、白芝麻3克、蚝油1小勺、生抽1小勺、白糖3克、盐5克、胡椒粉2克、食用油少许。

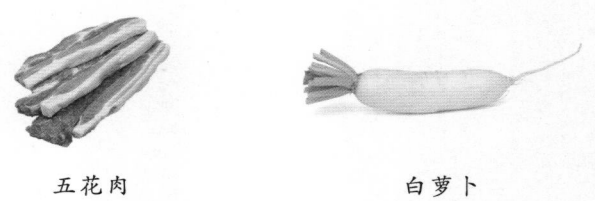

五花肉　　　　　　　白萝卜

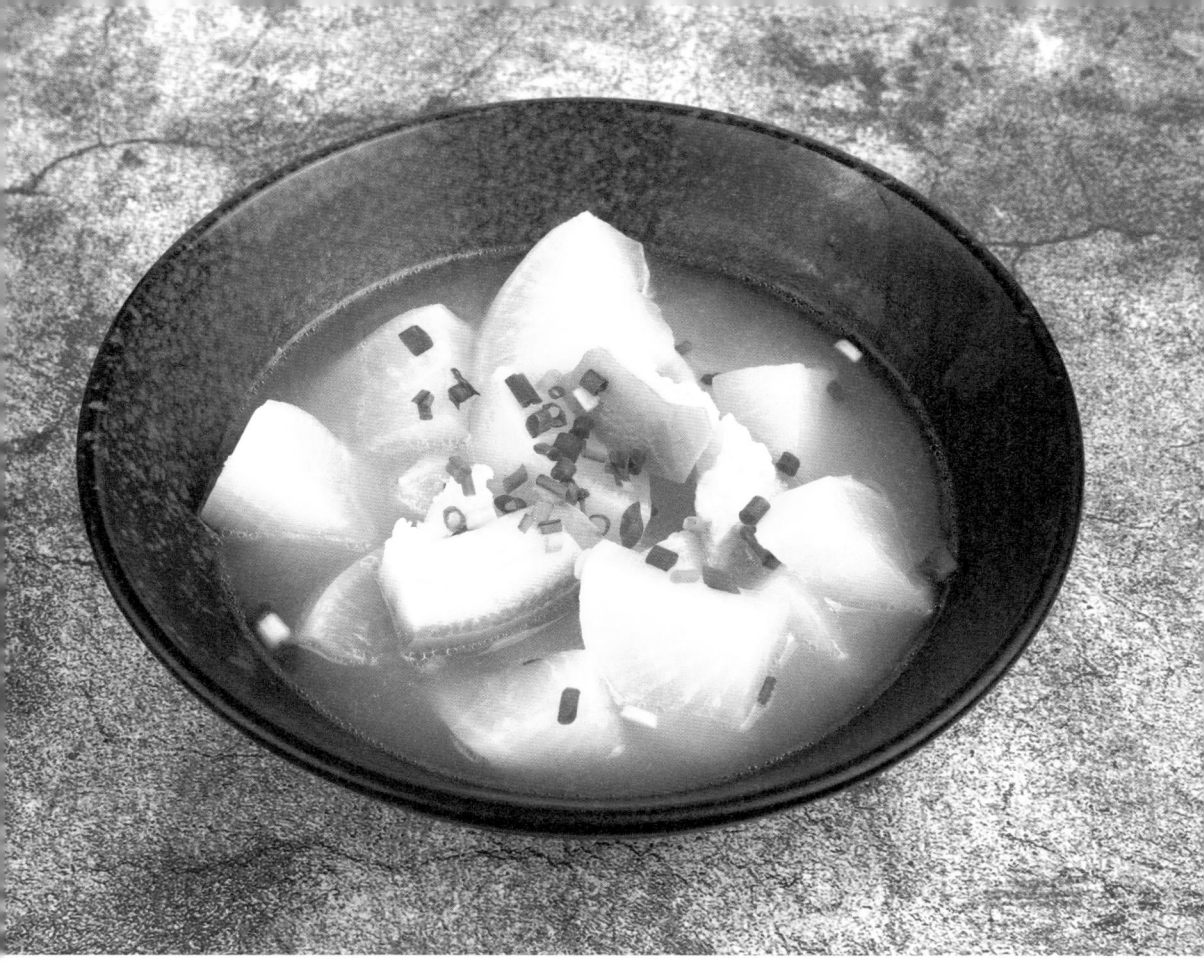

做法：

1. 五花肉冷水下锅，煮至八分熟，捞出切片备用，肉汤留下；白萝卜去皮、切片备用；葱洗净，切成葱花备用。

2. 白萝卜片用清水泡洗，捞出后下锅煸炒，加入少许葱花、生姜片、花椒，炒香后倒入煮肉的肉汤。

3. 待开锅后下入五花肉片，烧开后大火转中火，撇去浮沫。

4. 锅中倒少量食用油，凉油下锅，依次放入豆瓣酱和油豆豉各1勺；加葱花和少许姜末小火煸炒，炒出红油后加入蚝油、生抽、白糖调味；再加入适量清水，烧煮至红油清亮后倒出，加入花生碎、白芝麻和葱花，即成油酥豆瓣酱。

5. 白萝卜片和五花肉片烧煮成熟后，加入盐、胡椒粉调味，出锅后撒上葱花，蘸油酥豆瓣酱食用，开胃爽口。

名厨叮嘱

五花肉入锅，如何做到肥而不腻？

1. 切片时保持大约 1 个硬币的厚度即可，薄厚适中。

2. 下入五花肉煮的时候，千万别盖上锅盖。

3. 做法 3 转成中火煲煮后，大概煮 10 分钟即可，此时肉软烂，但不老不柴。

营养解析

暑热天气出汗较多，容易耗气伤津，吃五花肉加汤菜，补虚养阴的作用很突出。但不要吃很多肉，关键要喝汤，这样补津液的效果更好。而白萝卜有促进消化、调理肠胃的作用。两者相搭，正符合伏天养生"三要"。

◈ **美食趣闻** ◈

在宋代，富人会在入伏之后开"避暑会"。据宋代孟元老《东京梦华录》中记载，北宋"都人最重三伏，盖六月中别无时节，往往风亭水榭，峻宇高楼，雪槛冰盘，浮瓜沉李，流杯曲沼，苞鲊新荷，远迩笙歌，通夕而罢"。即便不是富户，民间平民也会在树下搭上凉棚，或到洞穴等阴凉、低温处避暑。现在俗话常说的"大树底下好乘凉"，正是由古人的避暑经验总结而来的。

不伤胃的凉茶可以放心喝

营养指导：张　晋（中国中医科学院西苑医院治未病中心主任医师）

　　在暑热的天气里，湿与热越来越旺盛，当人体不能耐受的时候，热和湿就成了威胁人体健康的邪气。这时，"防暑"和"祛湿"就提上了日程。大家都知道，炎热的天气不应该吃属性寒凉的食物，这时因为天气炎热，易感暑热湿邪，影响脾胃的消化和吸收功能，如果在此时再吃生冷食物、常饮冷饮，就会损害脾胃。另外，上了年纪的人消化道功能多有减退，对冷饮的耐受性也比常人更低，更不应吃冷饮，以免引起消化功能紊乱。那脾胃虚弱的人，或上了年纪的人，在暑热天气里应该吃点什么、喝点什么呢？

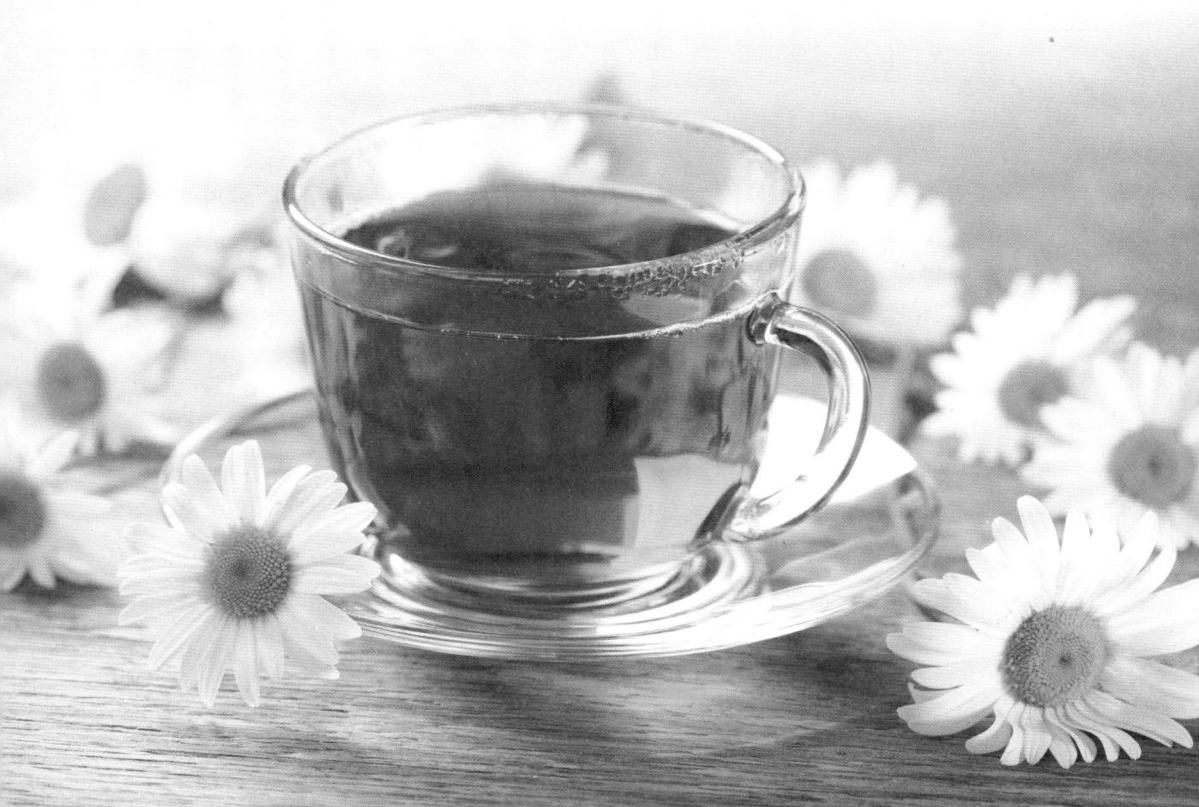

暑热天气应该选吃一些善于祛湿清热的食物，可以喝下这道不伤胃的凉茶，以加强抵抗力。有人可能会问，脾胃虚弱不应该喝热茶吗？为什么是凉茶呢？这正是此道凉茶的珍贵之处。

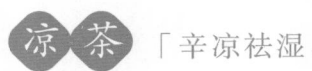 「辛凉祛湿、辛温散寒」

❀茶材：
金银花 3 克、菊花（白菊）3 克、栀子 3 克、甘草 6 克、夏枯草 2 克、薄荷叶 2 克、紫苏叶 6 克。

❀做法：
将所有茶材包裹入茶袋，煮开即可。

❀专家提醒：
饮用量可咨询医生或根据自身脾胃状态而定。

营养解析

这道茶不伤肠胃，是因为减少了栀子的量，增加了辛凉的薄荷叶和辛温的紫苏叶。尤其是紫苏叶，性味辛、温，入肺、脾经，有很好的和胃、暖中及止呕作用。如果是脾胃虚寒，那茶方中属性甘寒的金银花和栀子用量就少一些。

◈ 延展阅读 ◈

据古籍记载，叶子正反面全部为绿色的被称为白苏，正面为绿色背面为紫色的被称为紫苏。它们是同一种物种，在古代被称为荏苒。相传，西晋时期著名文学家，也是历史上著名的美男子潘安，因妻子不幸去世而创作了三首《悼亡诗》。其中有这么一句"荏苒冬春谢，寒暑忽流易"。因为荏苒是一年生草本植物，生命只有一年，一个春冬，所以潘安在这里用其指代时光流逝。后来，人们就用荏苒来形容时光易逝。

梨皮杏水：清热润肺两不误

营养指导：左小霞（中国人民解放军总医院第八医学中心营养科科室主任）

　　小暑后，人体内火会随着温度的上升而上升，肺部功能衰退。因此，务必要注重夏季的补肺润肺。巧用润肺水果就是一个好办法，在瓜果飘香的夏天，水果怎么吃才更健康呢？

　　说到肺和水果的关系，我们脑海中首先浮现的就是梨。梨含有大量的糖分、水分和维生素，不仅可以促进肠胃消化，同时具有止咳化痰的作用，确实是润肺的好

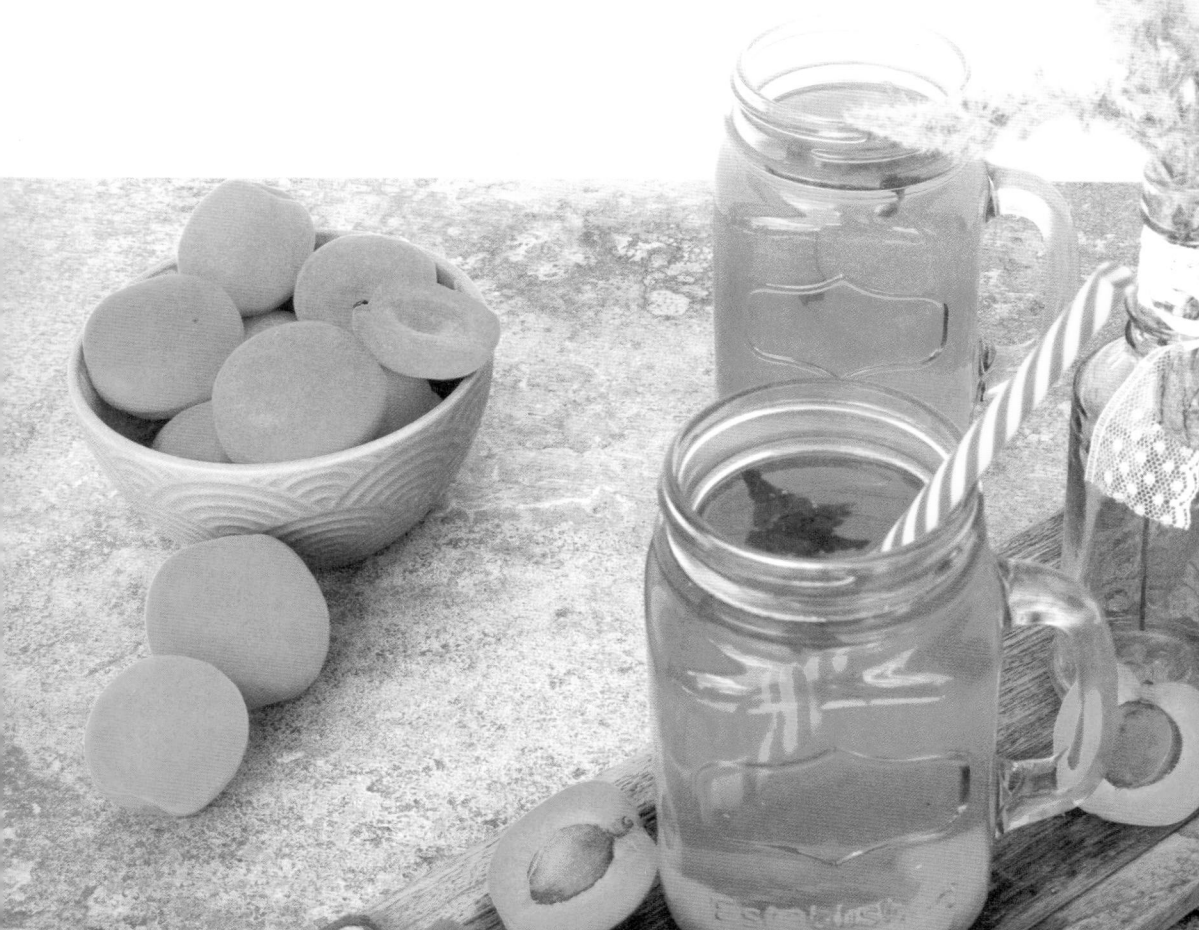

选择。其实，梨除了梨肉，梨皮的营养也极其丰富。梨皮自古就有入药的记载，不少医学典籍中对梨皮的功效有详细的介绍，《四川中药志》记载其"性凉，味甘涩，无毒""清暑热，止烦渴，生津，收敛"；《本草再新》认为，梨皮能"清心降火，滋肾益阴，生津止渴，除烦去温"。

可见从中医角度来说，梨皮具有一定的清热解毒、滋肺降火的功效，而且它的膳食纤维丰富，可以促进肠道蠕动，降低体内胆固醇含量，非常适合血脂偏高的人群食用。

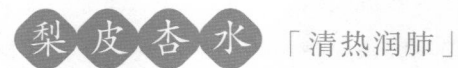

梨 皮 杏 水 「清热润肺」

✿茶材：

杏 100 克、梨皮 50 克。

✿做法：

杏洗净去核、切块；梨削皮、切块。两者一起煮水饮用。

营养解析

梨皮自古就是入药的药材，且可以药食两用。作为夏季主要的时令水果，杏性平和，味甘、酸，生吃可以润肺止渴，干果亦有解热止渴、止咳平喘、润肠通的作用，和梨皮相搭，非常合适。

◇ 延展阅读 ◇

杏是我国北方历史悠久的水果。"杏"这个字最早出现于商朝的甲骨文上，确切可查的最早记载是在春秋时期，《管子》《庄子》中也均有记载。到汉朝时，杏出现在私人庄园的种植里；到了唐朝，杏开始用组合的方式搭配别的水果，以干果的形式出现。文字可考的是唐代妇科圣手昝殷撰写的《食医心鉴》。

夏天加速流失的钙可以用豆包来补

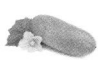

营养指导：李 缨（首都医科大学宣武医院营养科主任医师）
厨　　师：夏 天（中国烹饪大师）

　　古人说："斗指丙为大暑，斯时天气甚烈于小暑，故名曰大暑。"烈日炎炎，稍微活动便大汗淋漓。在这一年中最热的时节，火热之气化成阳邪，入侵人体，腠理便会打开，汗液分泌增多，出汗过多、体液减少的现象即为伤津。流汗过多，使得身体中的钙更容易流失，因此，在大暑时节要更加重视在饮食中补钙，补充流失的营养。

　　在富含钙质的诸多食材中，准确找到适合此时节食用，并且老少皆宜的食材，不是一件容易的事。自古至今，人们对此探索不断。

　　最初，我国古代豆类总称为菽，后来专指大豆。因为菽的外形像肾，古人认为它可以补精髓，属收藏，食用养人。而豆类之中，以黑豆最为养人。多吃豆类食物有益健康，选对食材和方法，有利于钙质的吸收。下面这道不用擀皮和面的粘豆包正能满足此需求。

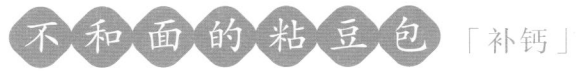

不和面的粘豆包「补钙」

❀食材：

黑豆 100 克、红腰豆 100 克、花豆 50 克、芸豆 50 克、面粉 30 克、糯米粉 50 克、陈皮 10 克、枸杞 15 颗、食用油少许、蜂蜜 3 克。

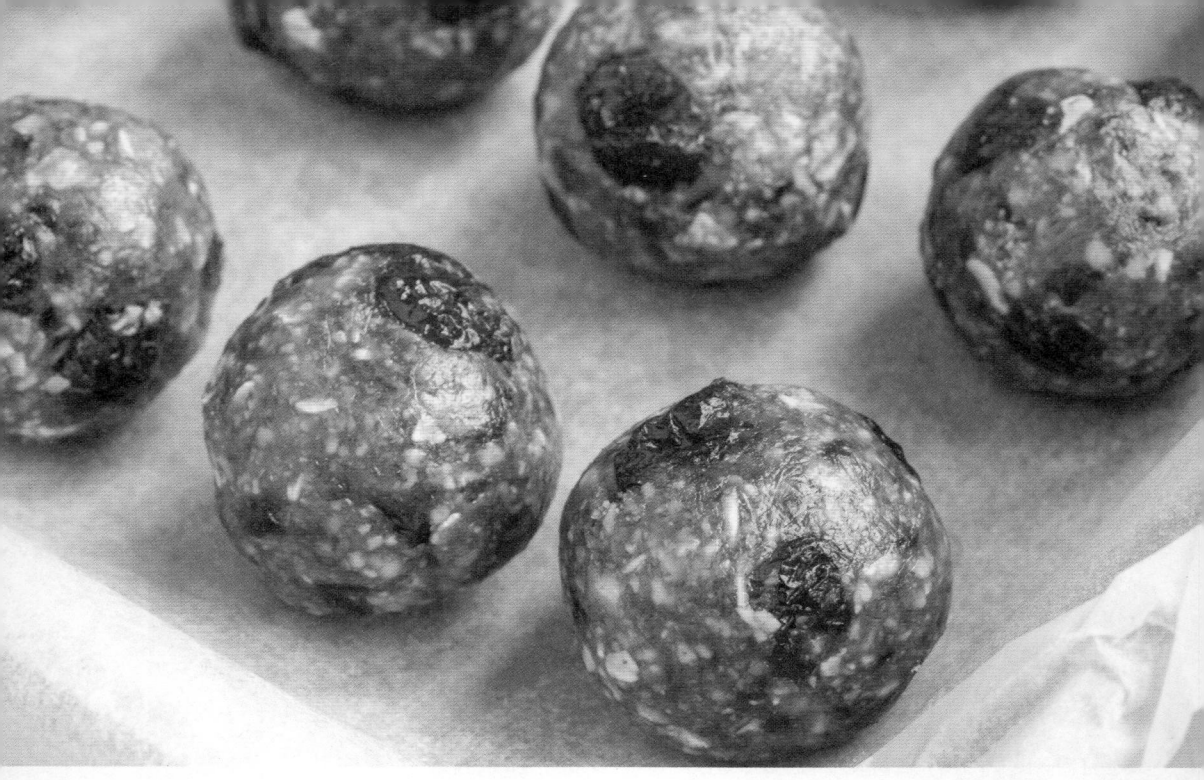

⊕做法:

1. 各种豆子洗干净后,提前冷水浸泡一晚(至少泡够 4 小时)备用;陈皮洗净剁碎备用。

2. 豆子上锅蒸 1 小时,取出晾晾,用手碾压成泥。

3. 碗中放少量食用油,再放入适量面粉,加入陈皮碎、蜂蜜和枸杞搅拌均匀,捏成团子。

4. 团子上蘸少许水,放入糯米粉中摇匀,使团子表层均匀沾上薄薄一层糯米粉。

5. 上锅蒸 5 分钟即可。

名厨叮嘱

怎么做粘豆包不硌牙?

豆子经过一夜冷水浸泡后,轻轻用手一碾就呈现出粉沙状态即可,但豆子整体要保持形态完整。如此做出来的粘豆包不会硌牙。

100

营养解析

　　每 100 克黑豆中钙的含量为 224 毫克；每 100 克芸豆中钙的含量为 349 毫克；每 100 克花豆中钙的含量为 221 毫克。三者共同搭配，补钙效果突出，且口感软易消化，非常适合老年人夏季食用。红腰豆含高纤维素，不含脂肪，能辅助降低胆固醇及控制血糖，也很适宜老年人。

　　专家提醒，豆子含有 B 族维生素，这是水溶性维生素，所以泡过豆子的水不要倒掉，可以用于焖饭。

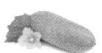

◇ 美食趣闻 ◇

　　传说清代康熙皇帝围猎途径一座山，看到山气势不凡，一问得知叫西龙头，立命在其山脖颈处开辟一条大道，还将西龙头改名为"甘沟口"。随后，在当地大摆宴席，宴席的主食便是粘豆包。吃惯宫廷御宴的康熙皇帝对小山沟的风味小吃很是喜欢，大加赞赏。从此，满汉全席随配主食必有紫苏叶粘豆包。

解暑化湿：藿香烫锅虾

营养指导：张　虹（首都医科大学附属北京中医医院耳鼻喉科主任医师）
厨　　师：刘　军（中国烹饪大师）

中医讲"千寒易去，一湿难除"。到了夏季伏天，气温高、雨天多，有的地方还会有大雾，导致居住环境变得很潮湿。沿海地区的人更是常年被湿气折磨。人生活在这样的环境下，正气面临巨大挑战，必须实现 24 小时防御。

这种情况下，像老年人或者体质本身偏弱的人，身体不舒服的反应更为明显。湿气侵袭皮肤，开始出现脸上或者背上长痘痘；湿气入积于内脏，化为内湿，便会出现大便溏稀的情况。所以，伏天里不仅需要解暑，更需要解决化湿的问题。可以通过饮食进行调理，日常生活中有一些食物具有祛湿作用，比如藿香。

藿香被称为"暑湿时令要药"，解暑又化湿。伏天里可以使用新鲜的藿香叶入菜，养生效果显著。

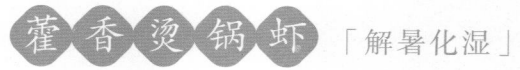 藿香烫锅虾「解暑化湿」

🍴食材：

大虾 20 只、洋葱 100 克、鲜藿香叶 8 片、葱 5 克、生姜 5 片、生抽 1 小勺、料酒 3 小勺、盐 2 克、白糖 2 克、食用油少许。

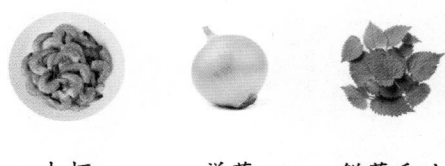

大虾　　　　洋葱　　　鲜藿香叶

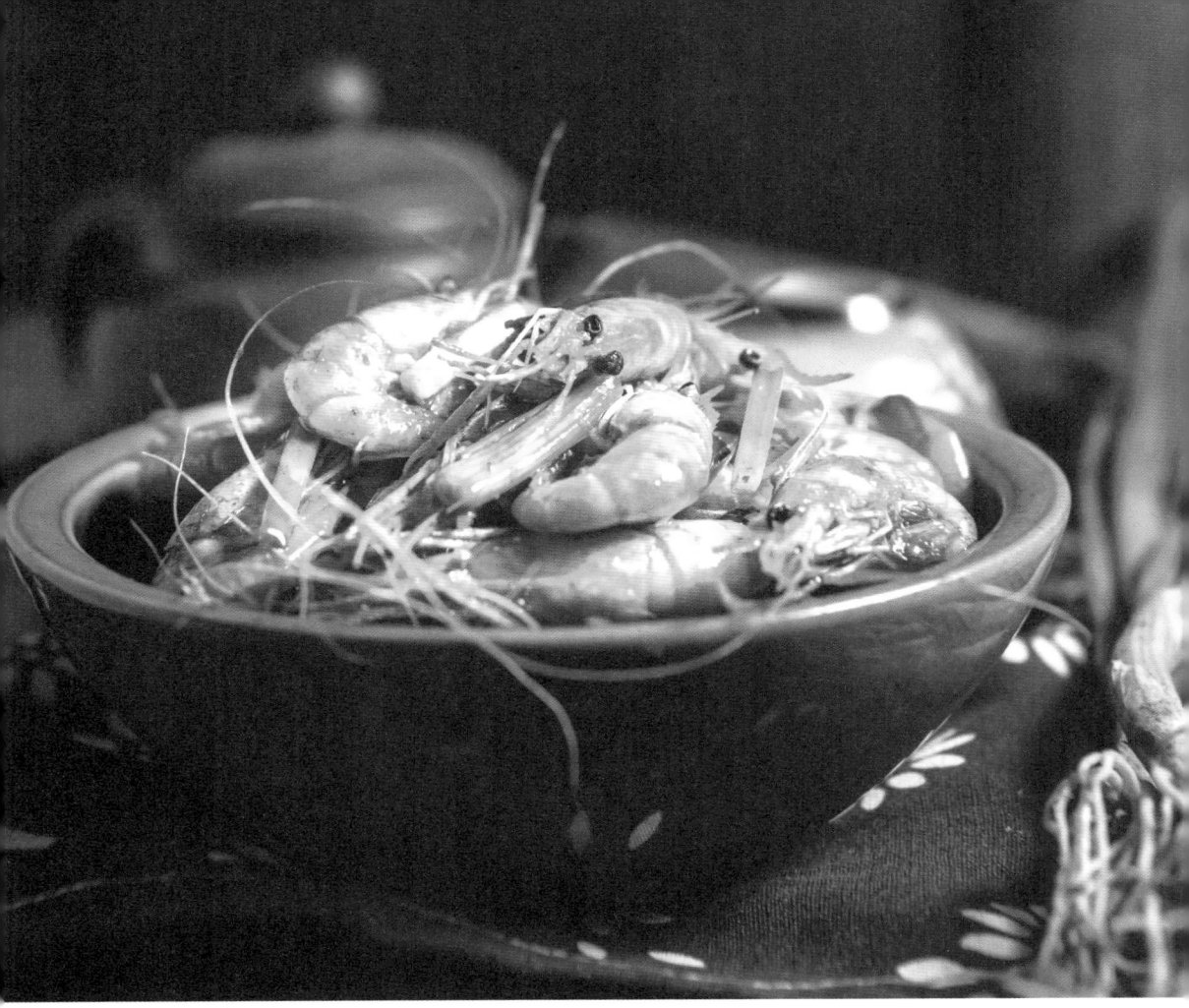

⚘ 做法：

1. 洋葱去皮洗净，切成三角片备用；鲜藿香叶洗净备用；葱切末备用；生姜切末备用。

2. 将大虾洗净，挑出背部虾线，或开背取虾线，腹部虾筋不用处理。

3. 砂锅烧热，下少量油，葱末、生姜末、洋葱片下锅，煸炒出香味，将鲜藿香叶平铺在上面。

4. 将大虾平铺在藿香叶上面，先浇入 1 小勺料酒，盖上锅盖后，再沿锅盖浇 1 小勺料酒，焖制 1 分钟。

5. 将剩余料酒、生抽、盐、白糖调和均匀后，浇入砂锅中，再焖制 10 秒即可。

如何巧妙去虾线?

从虾头往下数第二节虾背的位置,用牙签扎入虾肉,挑出虾线。如果线太细,挑断了,也不要担心,从第三节位置重新扎入,挑出剩余的即可。

注意:虾脚,也就是虾腹部附近那条黑线,并不是虾的消化道,而是虾筋,不影响食用,可以不剔除。

营养解析

此菜中的藿香叶属于暑湿时令药材,不管是对内湿还是外湿,都有不错的效果。如果在家里种植,还可以驱蚊虫,功效很多;洋葱具有一定的利水渗湿、祛痰散结的功效,可以有效地增强人体的免疫力。两者相搭,解暑、祛湿、健体。

◇ **美食趣闻** ◇

明代高濂在养生专著《遵生八笺》里,除了记录各类食疗方外,还记载有不少香方。古人祛湿邪时多选择薰香。和药食同源相似,古人认为香与药同源,"阴成形,阳化气",香是属阳的,而且阳气特别足,所以薰香可以调理身体。每天在家里薰香,那些肉眼看不见的积湿积邪就被祛除得差不多,在这种环境下便不容易生病。

三伏天得暑热，可喝三梗茶

营养指导：张　晋（中国中医科学院西苑医院治未病中心主任医师）

喝茶是我们中国人几千年流传下来的习惯。茶在古代，就像是现在的流行饮料一般。

北宋诗人梅尧臣在酷暑时节喜欢在寺庙避暑，曾写下《中伏日陪二通判妙觉寺避暑》一诗：

> 绀宇迎凉日，方床御绤衣。
>
> 清谈停玉麈，雅曲弄金徽。
>
> 高树秋声早，长廊暑气微。
>
> 不须河朔饮，煮茗自忘归。

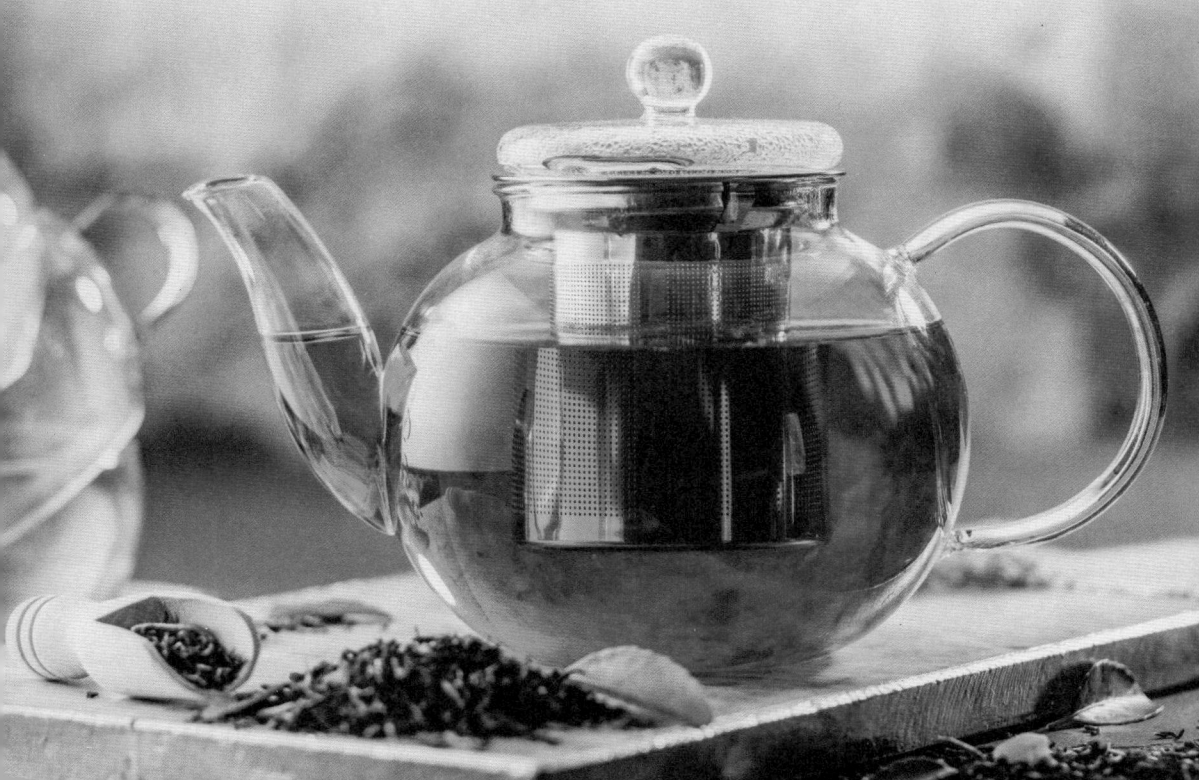

诗中描写禅房幽静、草木丛深的同时，还表达了诗人自己因为喝茶纳凉时过于惬意而忘记了回家的时间。可见，纳凉品茗早已是文人雅士的夏季休闲养生标配。

民间有"夏饮绿，冬饮红"的说法。其实，不同季节喝不同的茶，有不同的讲究。针对暑热难耐时节，下面这道经典的代茶饮被称为茶界"三伏贴"，也是各大医案中治疗暑热病的经典配方。伏天里来一杯，既祛湿，又解暑。

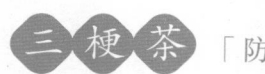 三梗茶 「防暑祛湿」

☙ **茶材：**
荷梗 3 克、藿梗 3 克、苏梗 3 克。

☙ **做法：**
开水冲泡饮用。

营养解析

此茶茶材是三种药材的梗，记载于清代宫廷医学档案《清宫医案》中。荷梗（荷叶梗）有清暑解热的作用，可以治疗伏暑；藿梗（藿香的茎）偏于和中化湿；苏梗（紫苏梗）可以缓解暑热时的外感风邪。其中，藿梗和苏梗是辛温之品，荷梗是辛凉之品。

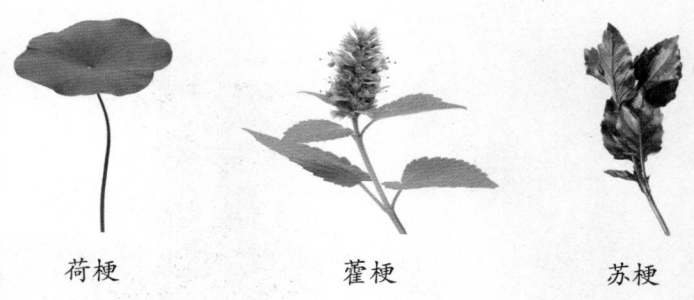

荷梗　　　　　藿梗　　　　　苏梗

◈ 延展阅读 ◈

宋朝的汴京是当时世界上少有的国际化大都市。汴京盛夏时节的街边冷饮有多丰富呢？来听听这些冷饮的名字：荔枝膏、江茶、杨梅渴水、香糖渴水、木瓜渴水、五味渴水、紫苏饮、香薷饮、梅花酒、皂儿水、漉梨浆、姜蜜水、绿豆水、椰子水、甘蔗汁、乳糖真雪、金橘团、甘豆汤……种类繁多到一本书都难以写尽。

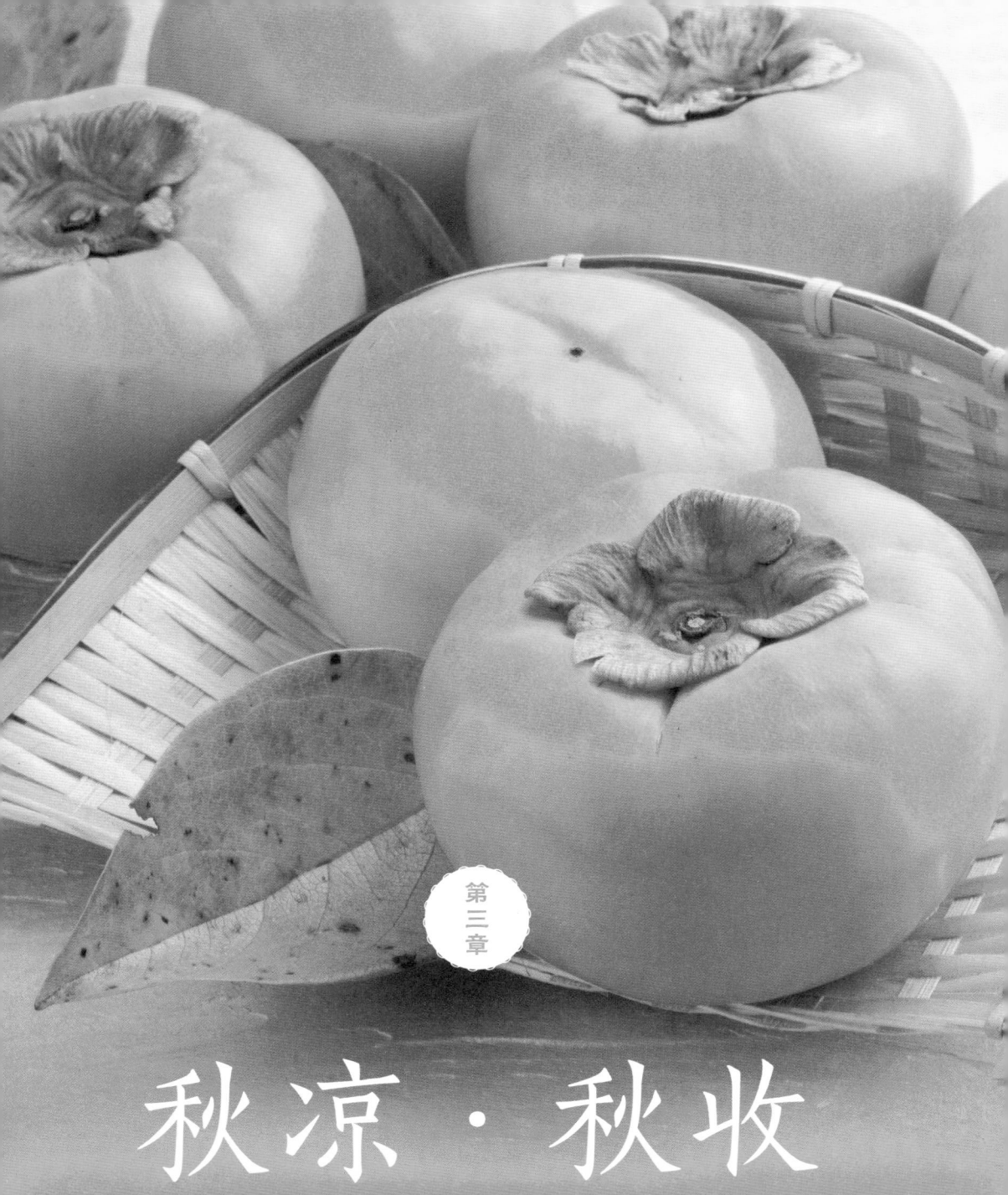

第三章

秋凉·秋收

雨越来越少了
万物开始从繁茂趋向萧索
该成熟的作物都张开了"笑脸"
人体却开始在清爽和躁动间踌躇

初秋饮食，健脾消食很重要

营养指导：张　晋（中国中医科学院西苑医院治未病中心主任医师）
厨　　师：陈吉春（高级烹饪大师）

　　初秋时节空气干燥，早晚微凉，中午干热。很多人会觉得吃饭没胃口，吃什么都不香了。秋季的饮食习惯也要随季节和气候变化来调节，初秋饮食应以养胃健脾、润燥养肺为主。脾是喜燥恶湿的，不喜欢潮湿的环境，而立秋时节夏季的暑湿气还在，没有完全消失，所以此时更要保持饮食清淡，才可以使人的气机通畅。

　　那么吃什么才能既有食欲，又养胃健脾呢？这道爆香土豆下饭菜，使用养胃食材搭配出美味的口感，很下饭，每一口都是幸福的味道。

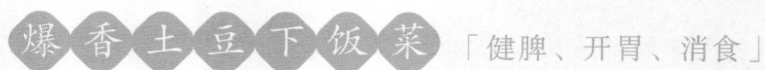

爆 香 土 豆 下 饭 菜 「健脾、开胃、消食」

食材：

土豆 80 克、牛肉馅 300 克、胡萝卜 80 克、西葫芦 80 克、猴头菇 20 克、豆瓣酱 1 小勺、甜面酱 1 小勺、番茄沙司 1 小勺、生抽 1 小勺、白糖 5 克、葱末 10 克、生姜末 10 克、料酒 1 小勺、食用油少许。

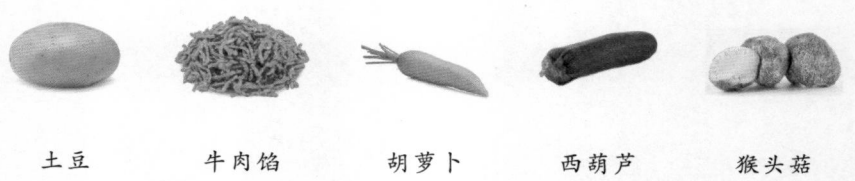

土豆　　　　牛肉馅　　　　胡萝卜　　　　西葫芦　　　　猴头菇

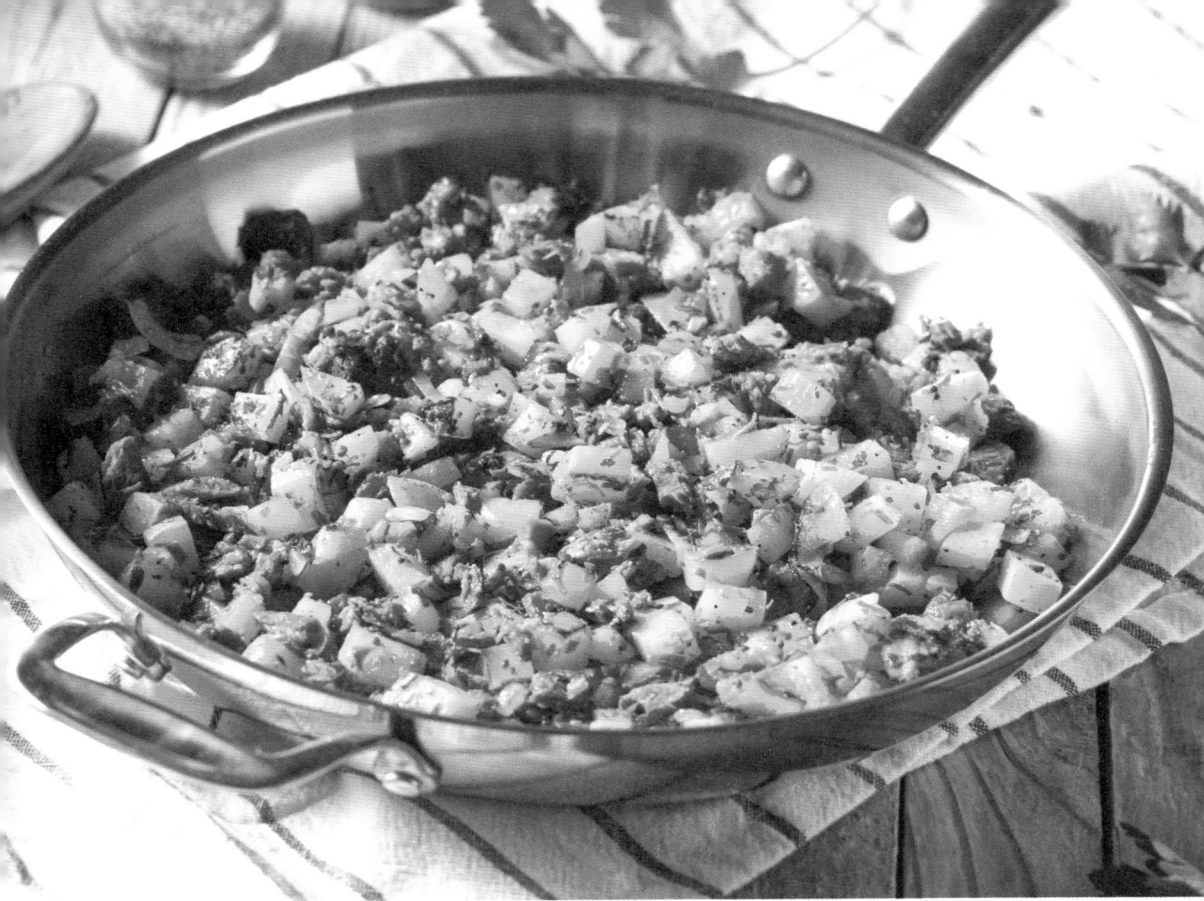

☺做法：

1. 将土豆、胡萝卜洗净去皮切丁；西葫芦、猴头菇洗净切丁备用。

2. 热锅下凉油，下入牛肉馅，开中小火煸至酥香。

3. 下入豆瓣酱、甜面酱和番茄沙司，再放入少许葱末、生姜末和料酒调匀。

4. 加入土豆丁、西葫芦丁、胡萝卜丁翻炒。

5. 炒至七成熟时加生抽和白糖提鲜调味，放入猴头菇丁，再加少量清水，煨一下即可出锅。

名厨叮嘱

下酱调味时，三种酱的先后顺序可以调换吗？

不可以。豆瓣酱先下，要先把生豆瓣的味道炒散，然后再下入甜面酱，使两种酱香融合，最后才放番茄沙司，可以增甜开胃。

中医认为，脾主肌肉。牛肉在健脾的同时还能增加人体肌肉含量；土豆有和胃益气的作用。牛肉加土豆，一个动物、一个植物，功效联合，健脾效果更好。西葫芦是秋季应季蔬菜，能润肺，还可以养阴；豆瓣酱的辛辣之味也可以帮助散湿气；猴头菇味甘，性平，有扶正补虚、健脾养胃的功效。五者相搭，健脾、开胃、消食。

◈ 美食趣闻 ◈

猴头、熊掌、燕窝、鱼翅是古代的"四大名材"。这里的猴头就是猴头菇。猴头菇还是"八大山珍"之一。而"八大山珍"包括：猴头、银耳、羊肚菌、花菇、竹荪、驴窝菌、黄花菜、云香信。

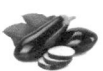

立秋

"秋老虎"来了，可以吃点黑醋

营养指导：张 晋（中国中医科学院西苑医院治未病中心主任医师）
厨 师：陈吉春（高级烹饪大师）

"秋老虎"是什么意思？意思是炎热的天气像老虎一样凶狠霸道。

"秋老虎"天气从立秋开始到秋分结束，是秋季特有的天气情况。此时虽是秋天，却有持续的高温天气，让人感到炎热难受，这种短期的回热就像老虎一样蛮横。此时，更要注意补充水分，避免出现上火或因津液丢失出现其他的身体健康问题。

但是，有些人在这个时候虽然口渴，却不想喝水，也就是中医讲的"口干不欲饮"，这是由于湿气过盛或者瘀血阻滞导致的。下面这道菜品不仅外形别致，而且里面使用了两样善于活血通阳的宝贝，有助于改善瘀血阻滞的问题，是难得的应季美食。

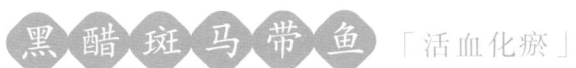

黑 醋 斑 马 带 鱼 「活血化瘀」

🥘 食材：

带鱼 500 克、黑醋 1 小碗、桂枝 10 克、甘草 10 克、料酒 2 小勺、生抽 2 小勺、盐 3 克、葱花 1 克、生姜 3 片、食用油适量。

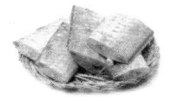 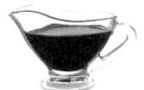 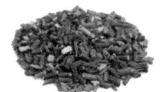 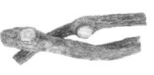

| 带鱼 | 黑醋 | 桂枝 | 甘草 |

111

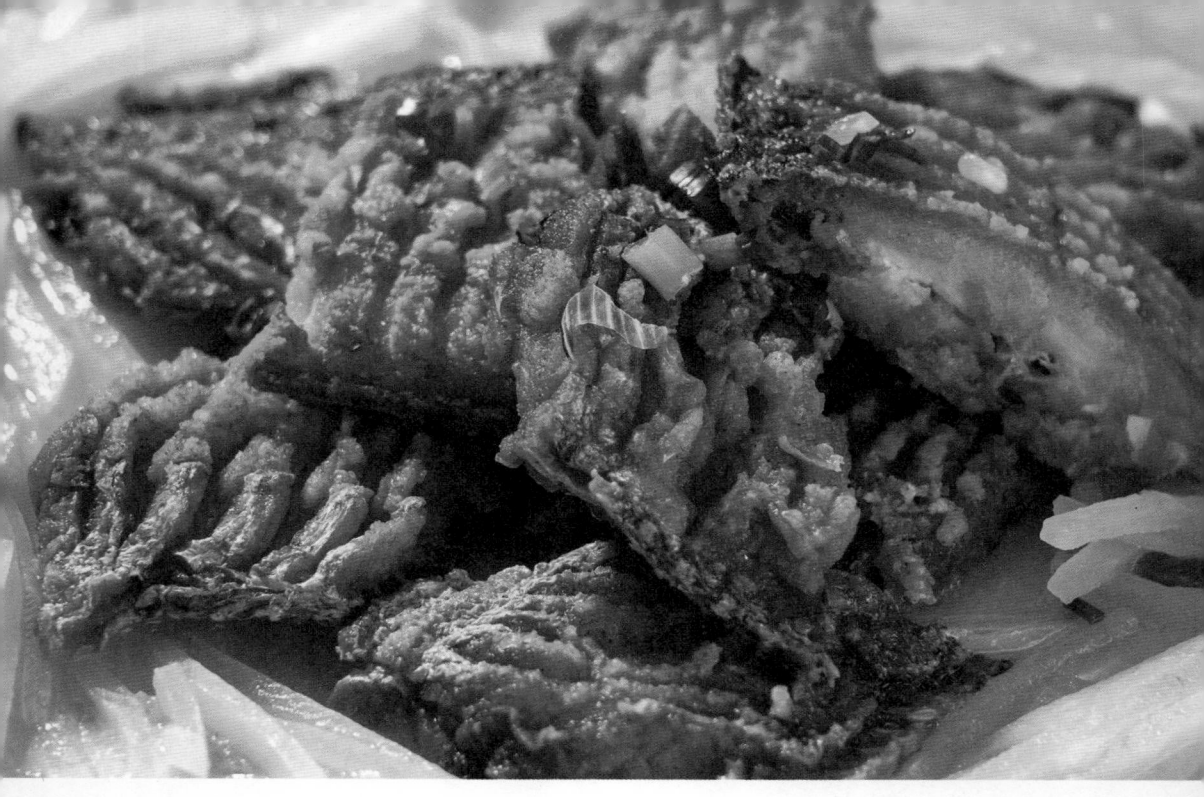

⊛做法：

1. 带鱼洗净切段后，在鱼身上切 1 厘米间隔的划刀备用；桂枝和甘草一起煮水备用。

2. 用料酒、生抽、少量盐、少许葱花、少许生姜片，腌制带鱼 20 分钟。

3. 油锅加热后下带鱼煎，煎至一面金黄后翻面继续煎，至两面金黄后盛出待用。

4. 剩余葱花、生姜片爆锅，下入煎过的带鱼，倒入桂枝甘草水、黑醋一起烧煮，大火收汁，续煮 15 分钟即成。

名厨叮嘱

带鱼上的"斑马纹"是如何显现的？

1. 给鱼身划刀的时候要比较紧密。

2. 带鱼段一定要热油下锅，如果是凉油下锅，鱼皮就会粘锅，不能呈现完整的"斑马纹"了。

营养解析

黑醋是用老陈醋和黑豆一起泡制的，所以称为黑醋。《随息居饮食谱》中记载，黑豆有很好的补肾作用。黑醋味酸、苦，性温，入肝、胃经，有散瘀、止血、解毒之功效；而桂枝是桂树的嫩枝，具有很好的通阳作用，但活血化瘀之力不足，所以搭配黑醋，功效得以加强。

◇ 美食趣闻 ◇

著名古代海洋生物图志《清宫海错图》中有这样的画面：多条带鱼首尾相连。这是因为带鱼没有营救同类的习惯，它们经常会出现以同类为食的情况。如果两条带鱼正在搏斗，突然其中一只被钓走的话，另外一只很可能就会咬住被钓走的带鱼的尾巴，最后一起被钓走。也正因如此，带鱼捕捉成本低，产量也丰富，所以其价格一直很亲民，是性价比极高的鱼类食材。

立秋

皇后御用秋饮茶：金果麦冬饮

营养指导：张　晋（中国中医科学院西苑医院治未病中心主任医师）

立秋以后，病邪常从口鼻侵入，会出现咽部发痒的情况，感觉喉咙里像有很多小毛毛在刺激，这就是秋燥的常见表现。此时，选对茶材，用代茶饮来止咳润燥，效果显著。

其实，茶疗的故事往前可以追溯到神农氏遍尝百草，遇毒饮茶而解。从隋文帝煮茗治头疾，到康乾盛世，数千年来，宫廷茶饮养生良方从未断代。以清代为例，运用代茶饮治病、调理的文献记载很多，且范围广泛，不仅平民深得其道，宫廷皇室亦是如此。

《清宫医案》中就载有乾隆皇帝的生母孝圣宪皇后喝金果麦冬饮的记录。可见，金果麦冬饮深受皇家偏爱，也是秋季时皇后的御用茶方之一。

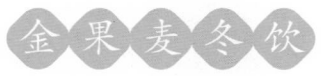 金 果 麦 冬 饮 「滋阴清热、生津润燥」

茶材：
麦冬6克、秋梨1个、冰糖10克。

做法：
1. 秋梨去皮洗净切块。
2. 将所有茶材水煎，代茶饮用。

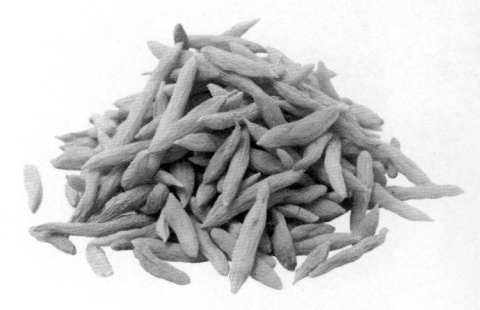

麦冬

　　入秋后，人身生燥，以肺燥最盛。从五行的角度来看，肺属金。秋季又主燥金之气，同气相求，内外感应，所以秋燥之气最易伤及肺腑。因此，滋阴首先就要滋养肺阴。

　　在金果麦冬饮这道古方代茶饮中，麦冬有滋阴、润燥、养肺的作用，还可以清心除烦；而作为"百果之宗"的秋梨，是我国古老的果木之一，其性寒，味甘、酸，有润喉降压、清心润肺、镇咳祛痰、生津止渴的作用。两者相配，功效卓著。

　　元代营养学专著《饮膳正要》有言："秋气燥，宜食麻以润其燥。禁寒饮食、寒衣服。"这也提示我们在秋天还可以适当食用芝麻、糯米、核桃仁、枇杷、秋梨等酸甘、柔润的食物，尽量不要喝寒凉饮品。遵守节气养生原则，才能真正做到滋养肺阴、生津润燥。

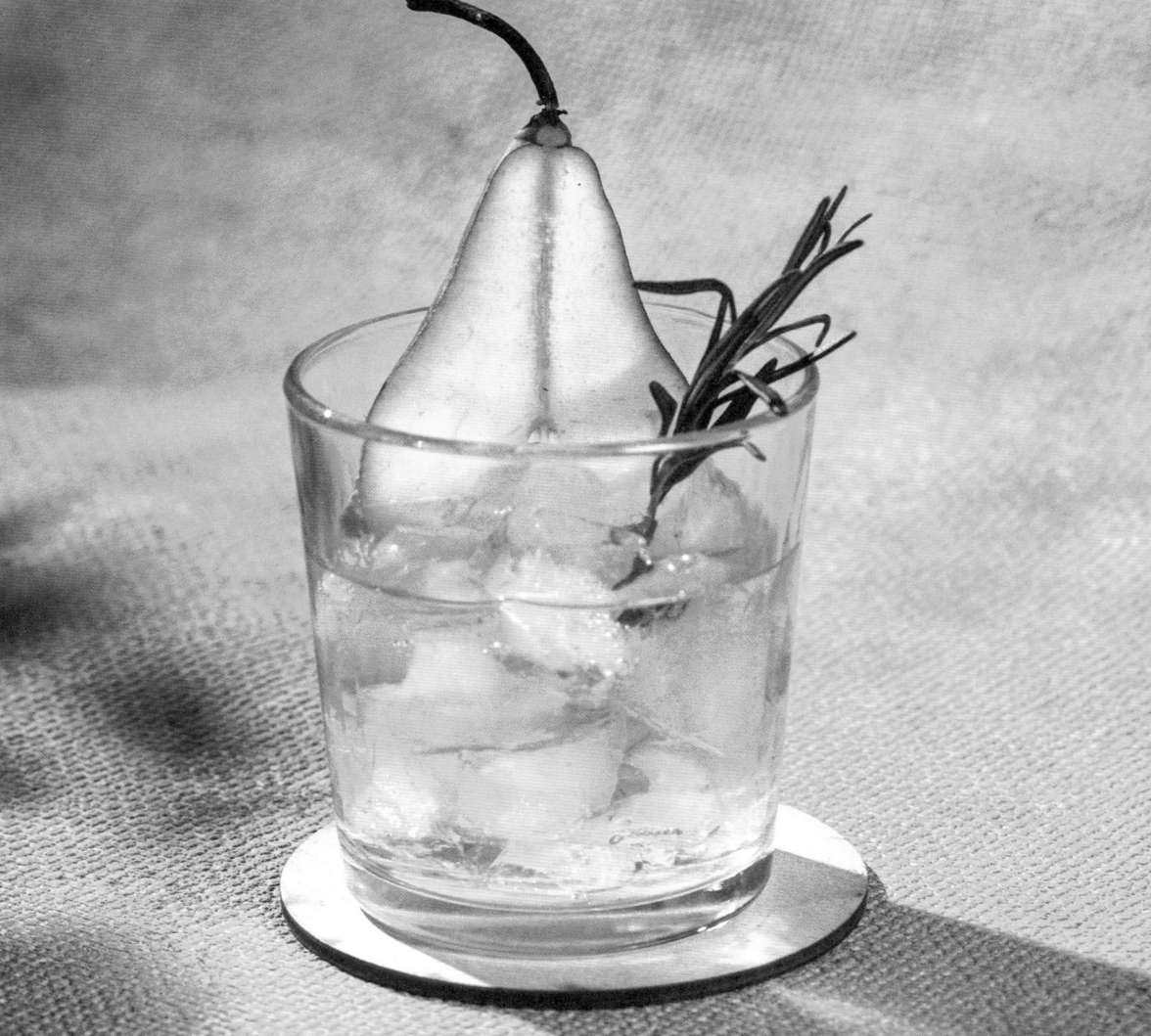

蟹黄豆腐，秋初润燥金搭档

营养指导：张　晋（中国中医科学院西苑医院治未病中心主任医师）
厨　　师：刘　军（中国烹饪大师）

温燥见于初秋，且热气未尽的时候。秋天免不了出现皮肤干燥、口干舌燥的症状，有的时候还会咳嗽不止。养生专著《遵生八笺》中明确指出，秋三月"勿无令极饱，令人壅塞"。

秋季天气转凉，食欲大增，但经过夏季的湿热天气，脾胃内湿之象明显，若强食、饱食，会使已经虚弱的脾胃更加受损，需防止过饱而阻塞气机，影响肺的肃降功能。

这时，具有润燥、消食、和胃三合一效果的养生食材脱颖而出。这种食材既可以烹酒，也可以入菜，比如下面这道加了苏子酒的蟹黄豆腐。

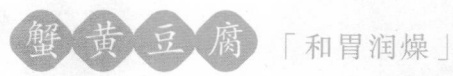

蟹 黄 豆 腐 「和胃润燥」

✿食材：

鸡蛋2个、豆腐500克、生姜5克、虾皮5克、苏子酒1小杯、食用油少许、盐5克、葱花少许。

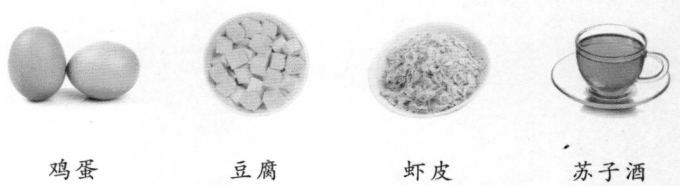

| 鸡蛋 | 豆腐 | 虾皮 | 苏子酒 |

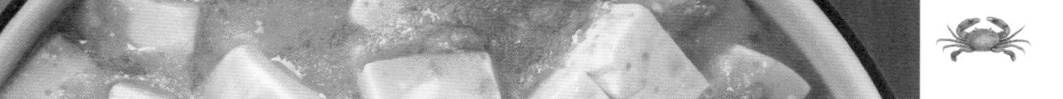

处暑

做法：

1. 豆腐切块，下锅焯水，放入盐以增加韧性；生姜切末备用；鸡蛋煮熟，取鸡蛋黄备用。

2. 起锅热油，爆香生姜末，下入 2 个鸡蛋黄，在小火或者离火状态下炒碎炒散。

3. 放入虾皮，调出蟹黄味，直到鸡蛋黄开始均匀冒泡。

4. 加入少许苏子酒去腥，放入豆腐块炒制，加水煮制，临出锅时再顺着锅边加一次苏子酒，即可准备出锅，撒上葱花。

117

1. 普通鸡蛋黄如何炒出蟹黄的美味？

两次烹酒加虾皮的及时放入，就可以完美呈现美味的蟹黄香味。

2. 苏子酒如何准备？

选整粒的苏子，经过微微烤焙后，再将其捣碎或碾碎，然后泡在清酒里，3天后即可一点点少量取用。此酒可以起到化痰降气、润燥润肺的作用。

营养解析

在《本草纲目》中，记载豆腐有"宽中益气，和脾胃"的功效。此菜中，用来制作苏子酒的苏子具有降气平喘、化痰止咳、润肠通便的功效，可用于治疗咳喘、痰多、肠燥便秘等不适症状。苏子与豆腐相搭，正好可以缓解秋燥带来的不适。

◇ 美食趣闻 ◇

豆腐是我国饮食文化中占有重要位置的食材。宋代以后，文人题咏豆腐的诗词很多，比如苏轼的《又一首答二犹子与王郎见和》："脯青苔，炙青蒲，烂蒸鹅鸭乃瓠壶。煮豆作乳脂为酥，高烧油烛甚蜜酒，贫家百物初何有。"苏东坡喜欢吃豆腐，到了为其倾倒的程度。他在杭州做官时，经常亲自制作美味豆腐，故其制作的豆腐有"东坡豆腐"的雅号。

秋果选对了补气安神，
选错了心烦意乱

营养指导：张　晋（中国中医科学院西苑医院治未病中心主任医师）
厨　　师：何　亮（中国烹饪大师）

　　秋天是个硕果累累的季节，食用秋季应时水果，可以预防因为秋燥而生的病变或减轻病症。

　　所谓应时水果，是指在秋季上市的应季果品，比如桂圆，"中医泰斗"张锡纯称其为"健脾圣药"和"果中神品"。不过，食桂圆颇有讲究，吃对了可以补益气血、安神助眠；吃错了则会上火，心烦意乱，但幸好它的果皮可以清热祛火。下面就来看看以它为主食材的养生菜——小碗发糕。

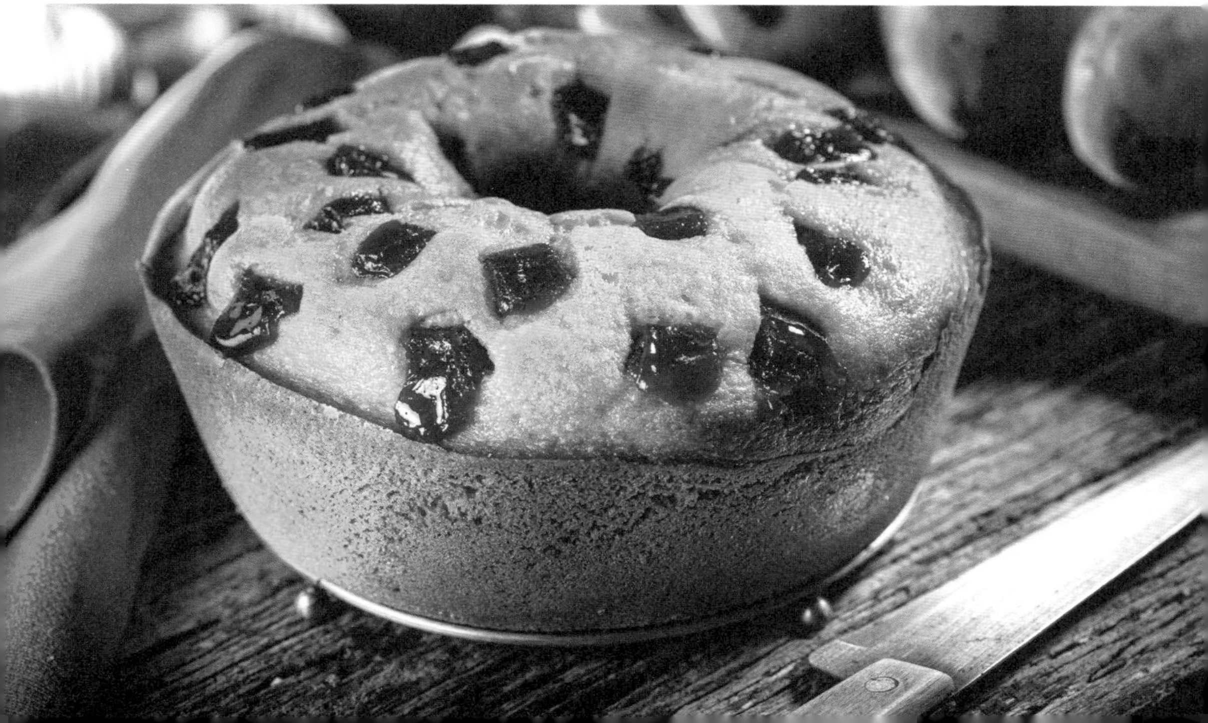

小碗发糕 「补气安神、健脾开胃」

☺ **食材：**

玉米粉 6 勺、面粉 4 勺、泡打粉 3 克、酵母 4 克、白糖 5 克、白醋 1 小勺、红枣 6~8 颗、葡萄干 10 粒、桂圆肉 6~8 颗。

☺ **做法：**

1. 红枣洗净去核，切粒备用。
2. 盆中放玉米粉、面粉、泡打粉、酵母、白糖，用温水搅匀，再放入白醋，调匀成面糊。
3. 将面糊倒入纸杯（注意不要倒满），再放上红枣粒、桂圆肉和葡萄干。
4. 将装好面糊的纸杯放入蒸锅中，大火蒸 13 分钟即可。

名厨叮嘱

怎样确保糕发的程度刚刚好呢？

一定用温水。因为温水（人体体温在 37 ℃左右）是酵母最佳的生长温度，如此它的繁殖速度才最快，温度太凉或太热都不能发好。为了让其更好地发酵，可以再加入一些白醋。这是因为醋的沸点在 40~60 ℃，而在蒸锅内能超过 100 ℃，所以，醋在迅速发酵的过程中可以把发糕顶起来，起到辅助的效果。

营养解析

桂圆肉属于甘温之品，可以宁心安神、补益气血，适合血虚体质人群食用。但如果是心火旺盛的人吃，就会火上加火，让人心烦意乱。这时，可用桂圆壳来泡茶，能消除错食桂圆肉引发的上火。

◇ 美食趣闻 ◇

龙眼是桂圆的别称，是原产于我国南方的果实，栽培历史可追溯到东汉。《后汉书·南匈奴列传》中记载："汉乃遣单于使，令谒者将送……橙、橘、龙眼、荔枝。"北魏农学家贾思勰《齐民要术》中亦云："龙眼，一名'益智'，一名'比目'。"另外，北朝西魏时期的龙眼还被列为重要贡品，被认为是南方的珍异之果，十分难得。

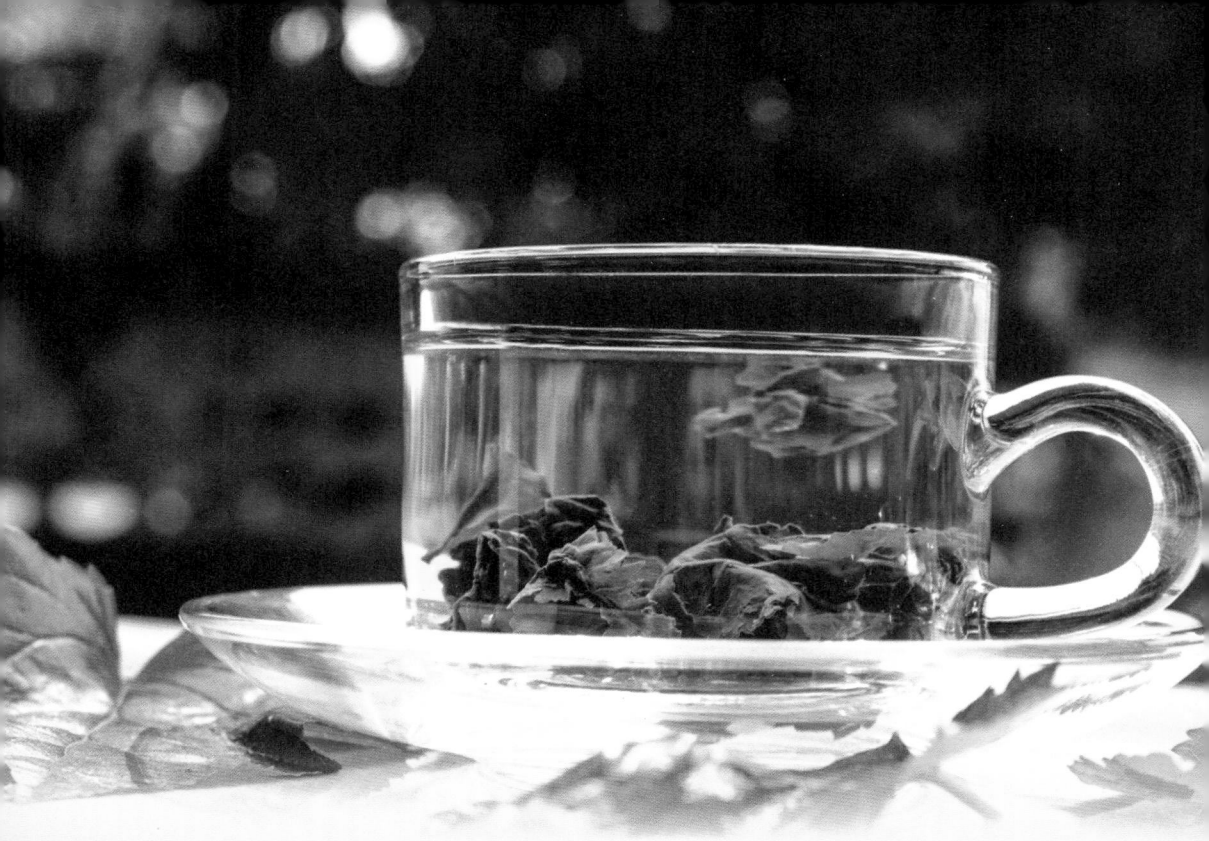

茶饮止秋咳？先分清温燥还是凉燥

营养指导：张　虹（首都医科大学附属北京中医医院耳鼻喉科主任医师）

在人的五脏六腑之中，最为娇弱的就是肺。它不耐寒热，一不小心就会受伤，需要格外呵护。尤其是在"燥气当令"的秋季，养生的重点放在养肺上绝对是明智之举，要疏理肺气，祛除秋燥。

秋季润燥止咳，得先摸清"燥"的脾气。秋燥分两种，即温燥和凉燥。传统上，秋分是区别凉燥和温燥的时间点。秋分之前是温燥，而秋分之后，天气渐冷，便成了凉燥。很多人仅仅注意到温燥，却忽视了同样危险的凉燥。温燥往往会引起发热、风寒、头痛少汗、咳嗽少痰、咽干鼻燥等症状。针对温燥，这道古方桑杏汤作为家庭简易版代茶饮，能帮助降伏秋初温燥。

古方桑杏汤 「清宣燥热、润肺止咳」

⊗**茶方：**

桑叶9克、杏仁9克、沙参12克、贝母9克、淡豆豉6克、山栀皮9克、梨皮6克。

⊗**做法：**

开水煮饮。

⊗**适用：**

此茶对秋季急性支气管炎、百日咳、燥热咳嗽等有显著效果。

营养解析

茶方中的杏仁，具有宣降肺气的功效；沙参具有养阴清热、润肺化痰、益胃生津的功效，对治疗阴虚久咳、燥咳痰少、津伤口渴还有明显作用；桑叶味苦、甘，性寒，归肺、肝经，具有疏散风热、清肺润燥的功效，对风热感冒、肺热咳嗽有效。

◇ 延展阅读 ◇

古方桑杏汤出自中医学四大经典之一的清代吴瑭所作的《温病条辨》。该书在清代众多温病学家成就的基础上，进一步建立了完全独立于伤寒的温病学说体系，创立了三焦辨证纲领，明确了温病分三焦传变，阐述了风温、温毒、暑温、湿温等病证的治疗，条理分明。

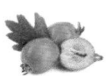

白露到，润燥不能停

营养指导：张　虹（首都医科大学附属北京中医医院耳鼻喉科主任医师）
厨　　师：顾玉亮（中国烹饪大师）

古人说："斗指癸为白露，阴气渐重，凌而为露，故名白露。"

如果说从立秋到处暑是"秋老虎"占了上风，那么，白露过后，身体经受考验的时刻才真正开始。随着雨水的减少，天气会越来越干燥，昼夜温差加大，新病旧疾可能会一起来找麻烦。伤风感冒常见，慢性咽炎等呼吸系统疾病也容易在此时复发，上了年纪的人还要注意血栓突发。这是真正的"多事之秋"。

白露时节起，天高气爽时，养生的重点在于为过冬做好身体储备，守住身体防病底线。而且，因气候仍旧属燥，易耗伤津液，所以肺气还要继续滋润，清肺热、健脾胃的工作不能放松。

最简单的就是可以多吃些能润肺的白色食物，比如豆腐。下面这道以豆腐为主食材的美食，是清代乾隆皇帝第四次南巡，途经山东德州府时遇上的。后来整个南巡历时百余天，这道菜出现了二十多次。它就是有名的厢子豆腐。

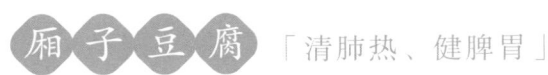 「清肺热、健脾胃」

食材：

豆腐 500 克、猪肉 150 克、鲜木耳 5 克、扇贝 10 克、油菜 5 克、藕 10 克、蘑菇 10 克、胡萝卜 10 克、葱 5 克、生姜 3 克、料酒 2 小勺、鸡蛋 1 个、蚝油 1 小勺、生抽 2 小勺、淀粉少许、食用油少许。

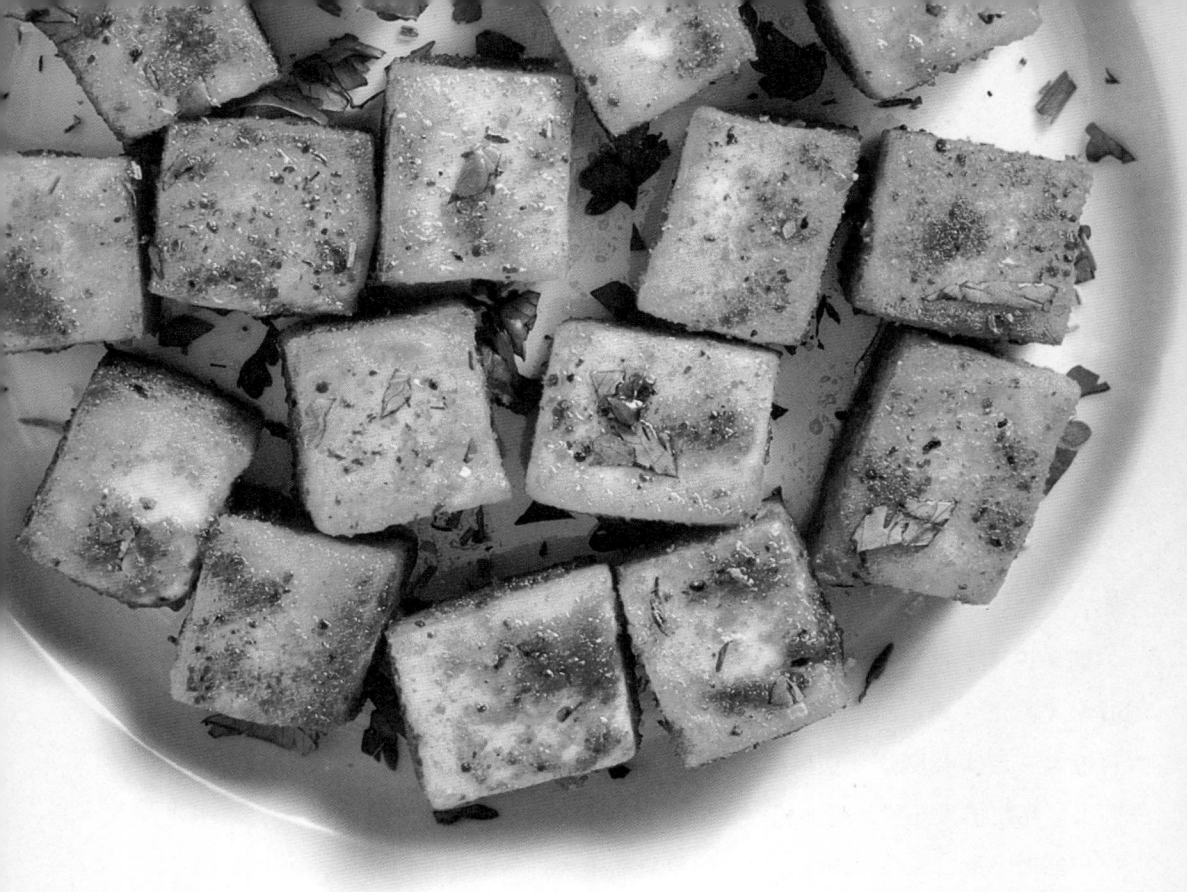

☺做法：

1. 猪肉剁碎备用；鲜木耳、扇贝、油菜、藕、蘑菇、胡萝卜一并洗净切丁或切块备用；葱洗净，切成葱花备用；生姜切末备用。

2. 将鲜木耳丁、蘑菇丁、油菜丁、藕丁、扇贝碎、胡萝卜丁一起放入肉馅内。

3. 将搅打好的肉馅加入料酒、少许生姜末、少许生抽、鸡蛋液调味，再次搅打，加入少许淀粉。

4. 将豆腐煎至四面焦黄后取出。

5. 将豆腐横截面切开呈一个"盖子"的形状，并掏空，里面装入肉馅，在边缘处点一点淀粉。

6. 锅内倒入凉油，煸炒葱花和剩余生姜末，再放入豆腐块煎制。

7. 加入蚝油、剩余生抽、料酒调味，再加50克清水，开大火，盖上锅盖焖烧5分钟后，即可出锅。

124

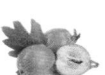

名厨叮嘱

豆腐不炸，如何定形制作成"箱子"？

1. 调馅料时记得加入少许淀粉，有利于馅料定形而不散。

2. 选择卤水豆腐，有很好的韧性而不易散。

3. 在煎制的时候待一面呈金黄色后翻面，使其余各面都均匀受热，呈金黄色。

营养解析

中医认为，豆腐具有清热、润燥、宽肠的作用。对身体疲乏、经常出差、舟车劳顿的人来说，更需要一个好的脾胃才能快速恢复体力，所以豆腐非常适合。这可能也是清代乾隆皇帝南巡时多次食用的一个重要原因。还有，香菇有开胃化痰的作用，加上秋藕这款清肺热的应季食材的助力，再加上滋阴养血的鲜木耳，对提升体力非常有效。

◇ **美食趣闻** ◇

卤水豆腐的制作历史悠久。最为传统的工艺制作过程中，容不下半点不洁。在饮食文化中，卤水豆腐曾代表一种本性高洁的君子风骨。战国时期，圆形石磨被发明出来，豆腐才具备了产生的条件。据文献记载，豆腐的发明者是西汉淮南王刘安，所以，做豆腐制作有"淮南之术"的雅称。

川贝枇杷露，润肺止咳一把好手

营养指导：张　虹（首都医科大学附属北京中医医院耳鼻喉科主任医师）

　　暑气刚刚消失，秋风秋雨便来了。刚刚贴完一轮秋膘的朋友，还没来得及消遣和欣赏这分秋天的爽凉之意，就被秋风作弄得感冒咳嗽了。

　　出声为咳，有痰为嗽。呼吸道容不下任何异物，所以会通过咳嗽排除异物，形成自我保护。入秋之后，很多人咽喉干痒，会出现干咳，咳急了还会干呕，咳起来就止不住。而且，在感冒咳嗽的人群中，以免疫力差的老人与孩子居多。这时，食用或饮用一些善于温润清燥，有止咳化痰功效的食材或茶材最适宜。

　　说到止咳，川贝和枇杷的受欢迎度远超出其他食材。《本草纲目》中也有记载："枇杷叶气薄味厚，阳中之阴。治肺胃之病，大都取其下气之功耳。气下则火降痰顺，

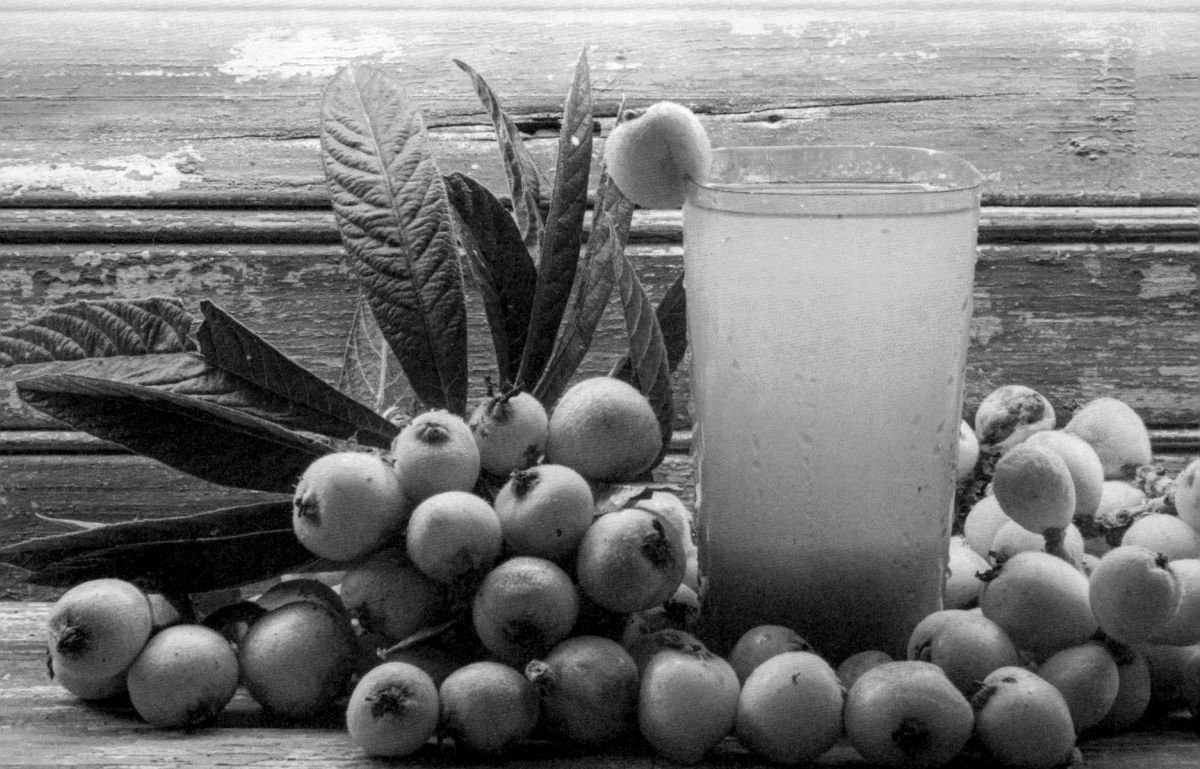

而逆者不逆，呕者不呕，渴者不渴，咳者不咳矣。"这道自制川贝枇杷露就是不错的选择。

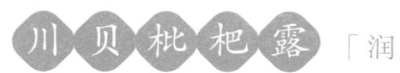 川 贝 枇 杷 露「润肺止咳、清热散结」

茶材：
枇杷果 10 克（或枇杷叶 10 克）、川贝粉 2 克。

做法：
枇杷果加水煮开后，放入川贝粉调匀即可。

专家提醒：
此茶方老少皆宜，但刚患感冒 1~2 天（感冒初期）的人不宜饮用，脾胃虚弱、大便溏稀的人亦不宜饮用。

营养解析

　　川贝具有润肺化痰、清热散结的功效，味苦、甘，性微寒，入肺经，临床常用于燥痰咳嗽、热痰咳嗽。枇杷在中医中以果实和叶子为入药部位，性凉，味甘、酸，有润肺下气和止咳化痰的功效，临床上针对肺热咳喘及吐逆、烦渴等症状，有一定的治疗作用。

枇杷

◈ 延展阅读 ◈

　　枇杷的特别之处在于独备四时之气。春实、夏熟、秋萌、冬花，每个季节都有它难得的药用价值。白居易曾赞美枇杷花"回看桃李都无色，映得芙蓉不是花"；陆游说"杨梅空有树团团，却是枇杷解满盘"；西汉司马相如的《上林赋》中也说"卢橘夏熟，黄甘橙楱，枇杷燃柿，亭奈厚朴"。如此，足见枇杷的独特魅力。

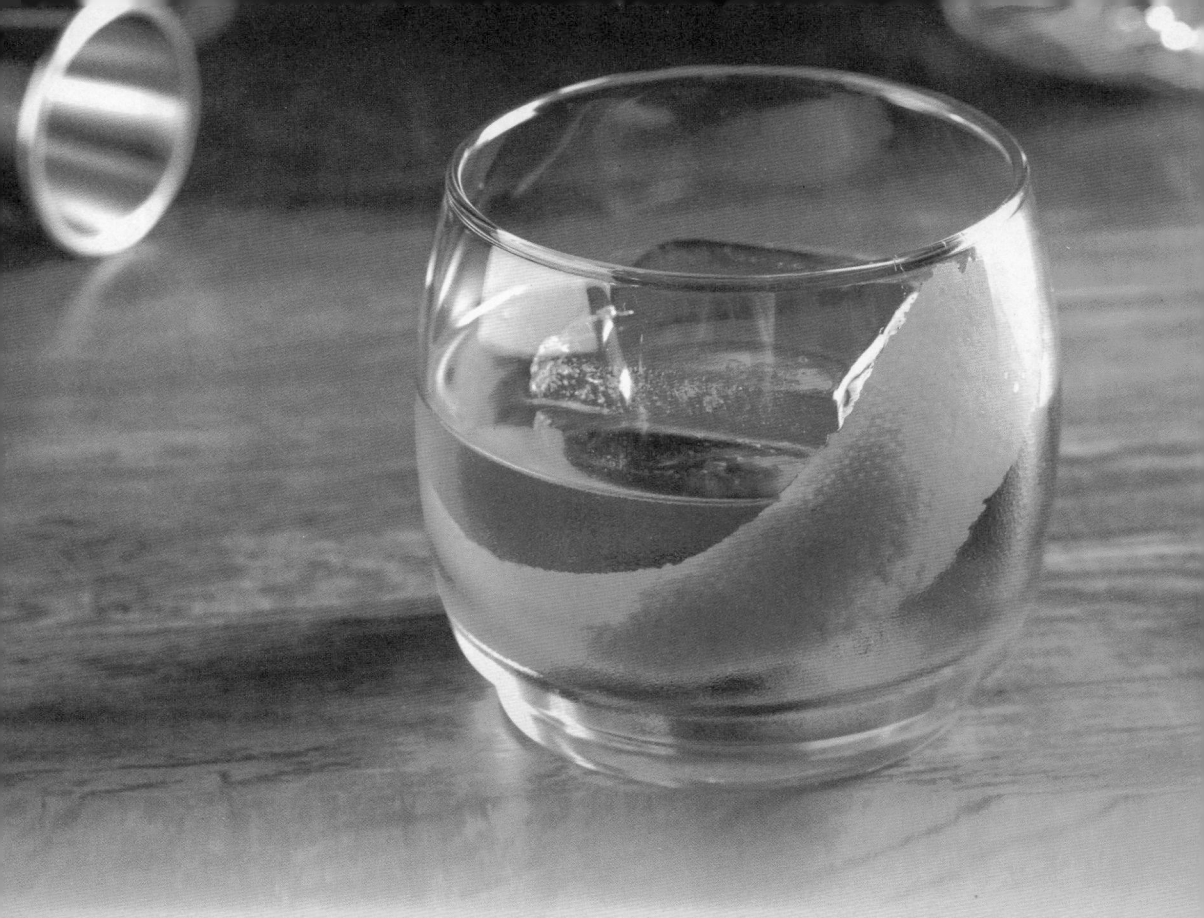

陈皮山楂代茶饮，化痰降脂就喝它

营养指导：张　虹（首都医科大学附属北京中医医院耳鼻喉科主任医师）

　　白露过后，秋意正浓。不少人却在此时出现咽喉不舒服、多痰、咽喉痛等症状，这其中不乏上了年纪且血脂偏高的老年人。多痰，一般与气候因素相关。秋天气温比较低，有时昼夜温差比较大，白天时风会比较强，易出现咽干、咽部黏膜充血的情况，经常会感觉咽喉被东西堵住了。同时，脾虚弱、血脂高也会加重这种不适感。

　　想要满足化痰、降脂、健脾三合一的效果，可以喝对症的代茶饮，这样会有一定的辅助效果。当然，不管使用何种茶饮，都需要注意多喝水、多吃蔬菜水果，充足的水分可以稀释痰液，使之容易排出。下面这道陈皮山楂茶，是营养专家张虹老师力荐的代茶饮。

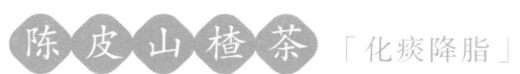

陈皮山楂茶 「化痰降脂」

☙ **茶材：**

干山楂 10 克、陈皮 10 克。

☙ **方法：**

开水冲泡饮用。

☙ **专家提醒：**

此茶方适合痰多且血脂偏高的人群饮用。

营养解析

山楂可生吃或者晒干成干山楂，活血化瘀、消积食的功效强；陈皮主要起到理气的作用。

这两种茶材综合起来，可以气血双通、行积气、理气、健脾胃、宽膈。最重要的是它还可以消食化痰、降脂活血，非常适合中老年人食用。而且，这两种茶材其实有很多吃法，除了可以泡水做代茶饮，如果是应季鲜品，也可以现吃；如果是冬天，也可以晒成干，或用饼铛炮制炒食。

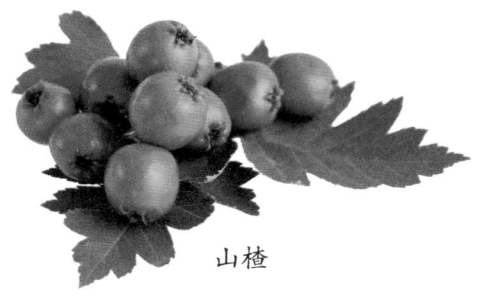

山楂

≪ 延展阅读 ≫

我国古代最早的词典《尔雅》中记载的"朹"（qiú），被认为是我国早期文献记载的山楂古名。山楂在我国古代相当长的时间里只被当作一种野果，登不上大雅之堂。到了唐代，才被当作土特产馈赠宾客。后来，元代朱丹溪、明代李时珍等名医发现了山楂的药用价值，由此，山楂才开始受到越来越多人的喜爱。

仲秋养肺少不了白果

营养指导：张 晋（中国中医科学院西苑医院治未病中心主任医师）
厨 师：刘 龙（中国烹饪大师）

秋分之前是温燥，秋分之后，就成了凉燥。很多人只注意到温燥，却忽视了同样危险的凉燥。秋燥时肺里有热，想吃凉的食物可以理解，但脾阳虚的人，脾的运化功能不好，一遇寒凉就不易消化，容易产生腹泻。

那么，秋分之后的仲秋，应该怎么吃才更健康呢？

中医认为"五色润五脏"，白色食物大多蛋白质含量丰富，可以滋养肺部、行气益气。所以说，秋分之后可以吃点有养生功效的白色食物。百合、银耳、莲藕、白果、鸭肉等都在此列。这其中，有一个外臭里香，很有性格的家伙，它就是秋天常见的银杏的果实——白果。白果专解秋燥，尤其是凉燥。

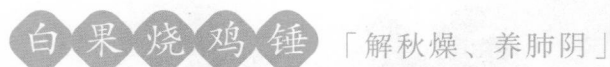

白 果 烧 鸡 锤 「解秋燥、养肺阴」

✿食材：

白果 5 克、鸡腿 4 只、冬笋 10 克、香菇 10 克、洋葱 100 克、盐 3 克、料酒 1 小勺、生抽 2 小勺、老抽 1 小勺、胡椒粉 3 克、白糖 5 克、玉米淀粉 10 克、鸡蛋 1 个、蒜 4~5 瓣、生姜 3~5 片、葱 3 克、蚝油 1 小勺、水淀粉少许。

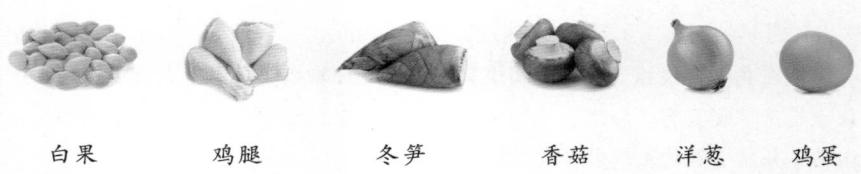

白果　　　鸡腿　　　冬笋　　　香菇　　　洋葱　　　鸡蛋

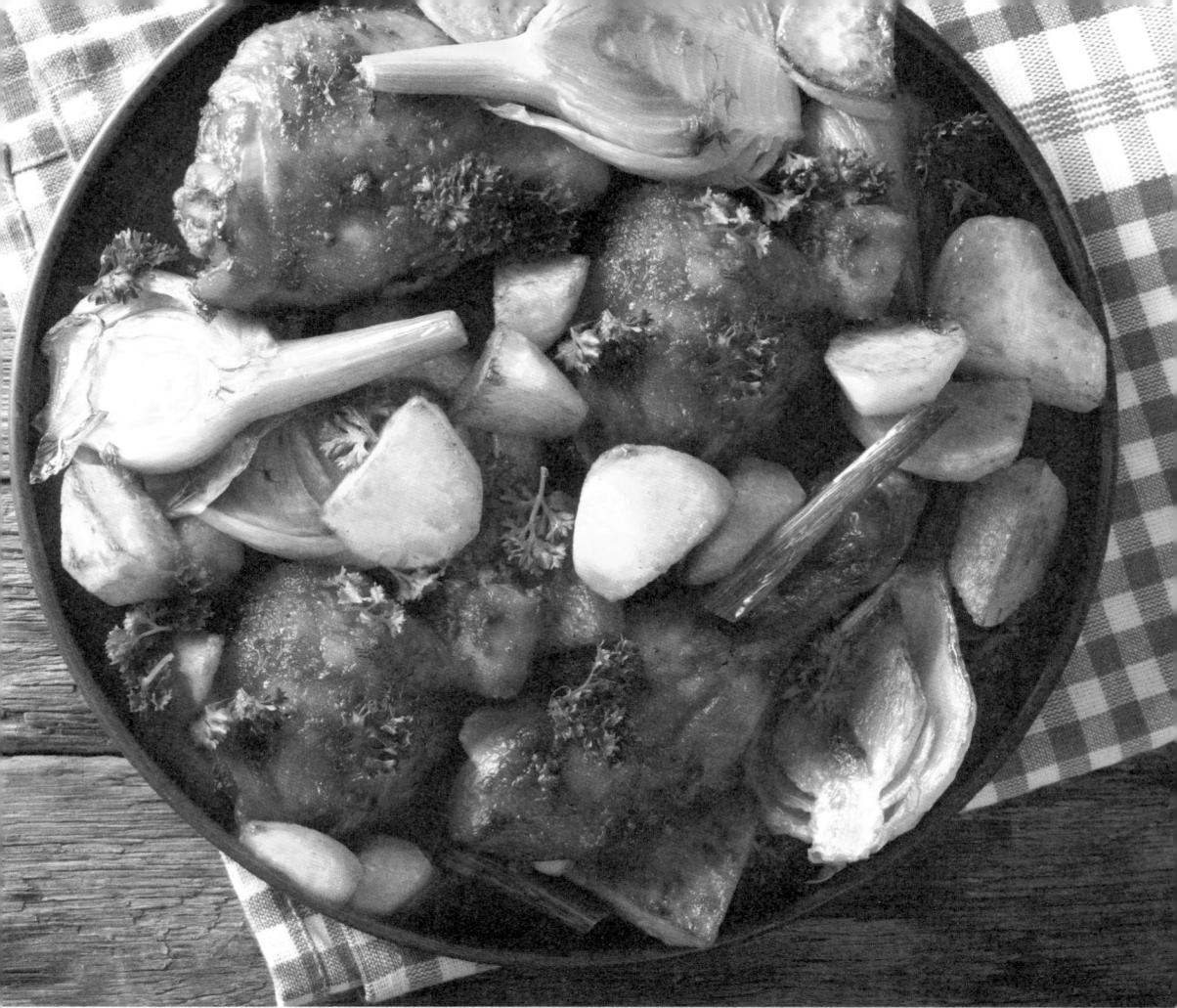

☯ 做法：

1. 鸡腿沿着肉厚的部分一刀切开，然后用刀根尖的部分刮去骨头上的筋膜，斩断鸡腿骨；一边用刀根压住鸡腿骨，另一边用手将鸡腿肉向后翻开至朝外。

2. 鸡腿加入盐、胡椒粉、白糖、料酒、生抽、老抽、蚝油各少许，加少许玉米淀粉，抓匀后再倒入鸡蛋清进行腌制。

3. 白果从中间切开，去皮去心备用；香菇洗净切丁备用；冬笋洗净切丁备用。

4. 鸡腿下油锅煎制至八成熟以锁住汁水，两面都煎至金黄。

5. 另起锅炒香配料（生姜片、蒜和葱），加入处理好的香菇丁、冬笋丁和白果，加清水一起烧煮；放入盐、白糖、胡椒粉、老抽、生抽、蚝油各少许，再放入鸡腿煮10分钟至入味，大火收汁后加水淀粉勾芡。

6.砂锅中热油，将洋葱切成4瓣放入，再放入鸡腿，浇汁即可。

名厨叮嘱

1.鸡腿肉腌制时为什么会用到鸡蛋清？

因为油温到达95 ℃以上时鸡蛋清会凝固，形成保护膜，防止汁水的流失，使鸡腿肉更嫩、更多汁。

2.白果为何要做去心处理？

因为白果心味道苦，且有微毒。

营养解析

白果有润肺、止咳、平喘的作用，营养丰富，且寒热皆宜。不过白果仁小，有毒性，一次不能吃太多，一般不能超过6克，而且要熟吃，持续加热可以去毒。

◈ **美食趣闻** ◈

早在侏罗纪恐龙主宰地球时，银杏就已是地球上最繁盛的植物之一，被认为是活化石般的古老树种，还被誉为"医疗之树"。明代李时珍的《本草纲目》中记载："原生江南，叶似鸭掌，因名鸭脚。宋初始入贡，改呼银杏，因其形似小杏而核色白也，今名白果。"可见，白果不仅品味甘美，还是医食俱佳之品。

"三高"人群秋季巧食肉

营养指导：左小霞（中国人民解放军总医院第八医学中心营养科科室主任）

厨　　师：何　亮（中国烹饪大师）

秋分之后，气温不断下降，人体气血也跟随阳气的收敛而收敛。在这种情况下，原本脑血管有问题的人，其脆弱的脑血管就很可能会被骤升的血压冲破，造成脑出血。预防脑血管疾病的发生，需要调控血压、血脂、血糖，饮食上需要避免高脂肪、高糖、高盐、高嘌呤的食物，但是这就难免会和秋季进补荤菜相冲突。

难道说有心脑血管隐患，动物性食材就都不能吃了吗？其实不然，动物性食材也有"四低"的优等生，比如集低热量、低脂肪、低胆固醇、低嘌呤于一身的滋补佳品——海参。

海参是海鲜，也是嘌呤含量极低的食材，甚至胜过蔬菜瓜果。下面这道肉末茄子烧海参，制作简单易学，不仅下饭，还非常滋补。

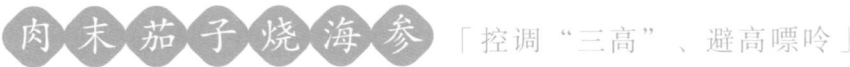

肉末茄子烧海参 「控调"三高"、避高嘌呤」

🍳 食材：

猪肉末 1 小碗、圆茄子 500 克、海参 3 个、葱段 8 克、生姜末 5 克、蒜 8～10 瓣、葱花 3 克、辣椒圈少许、料酒 1 小勺、生抽 1 小勺、蚝油 1 小勺、胡椒粉 2 克、白糖 3 克、大料 3 克、食用油少许。

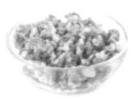
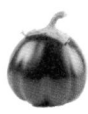
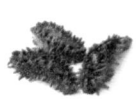

猪肉末　　　　圆茄子　　　　海参

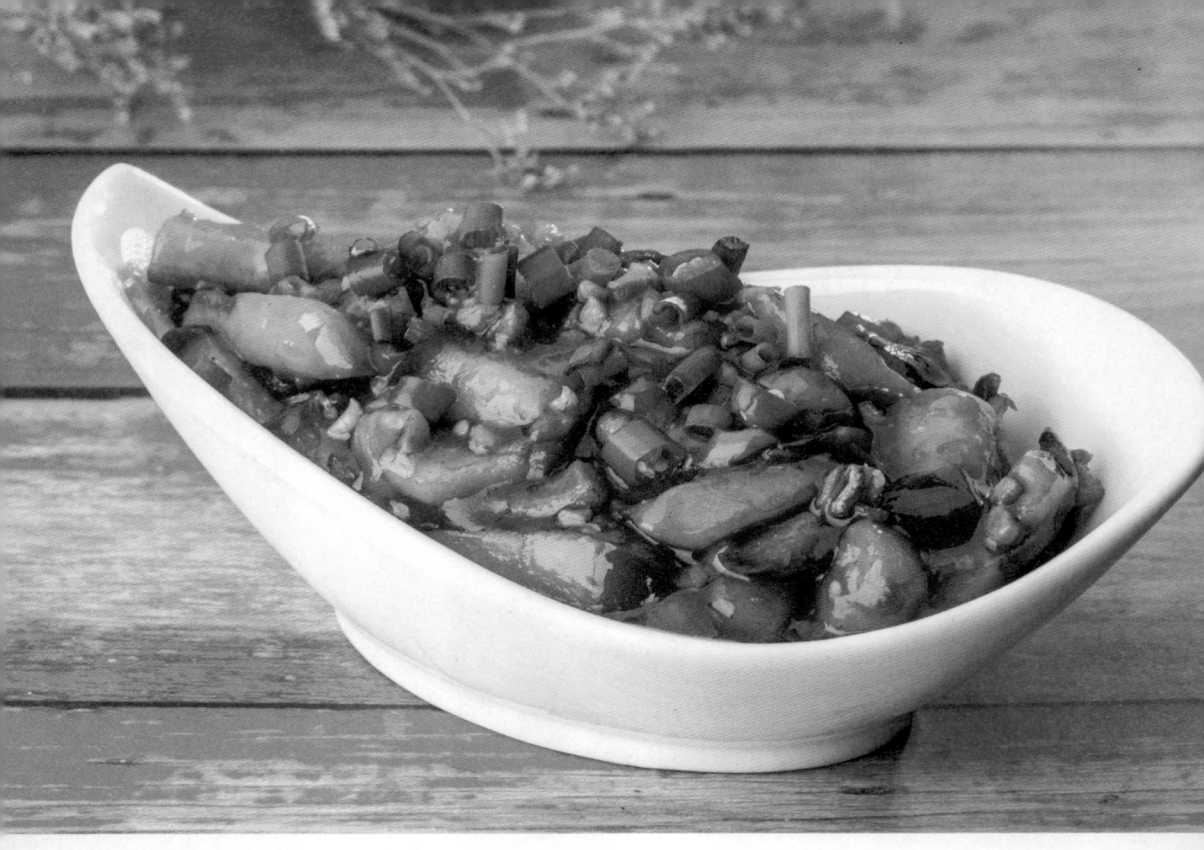

⊛做法：

1. 起锅加少油，放入大料，小火慢慢熬出油，用作料油；茄子去皮洗净，切方丁；海参洗净切丁备用。

2. 用料油炒香葱段、生姜末，煸炒至有些金黄色。

3. 下入猪肉末，炒至变色后加入茄子丁，翻炒均匀后盖上锅盖，改成中火焖制 1 分钟，以加速茄子成熟。

4. 海参丁下入锅中，加入料酒、生抽、蚝油、胡椒粉、白糖调味，加入清水，改大火烧至入味，收汁，撒上葱花、辣椒圈即可。

名厨叮嘱

如何能让茄子快速成熟？

在茄子切成丁入锅之前，往茄子里加水，然后捞出放入锅内。因为茄子含水之后入锅，会迅速产生热量，成熟得更快。

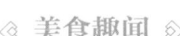

营养解析

一般来说，动物内脏都是高嘌呤食物，常见的牛肉、羊肉属于中等嘌呤食物。而海鲜中含有最低嘌呤含量的就是海参，非常适合"三高"人群食用。而且，海参还善于养血润燥，对于肠燥便秘、肺燥咳嗽、多痰的人很适合，能补肺经，可以很好地止咳化痰，且有通便的功效。

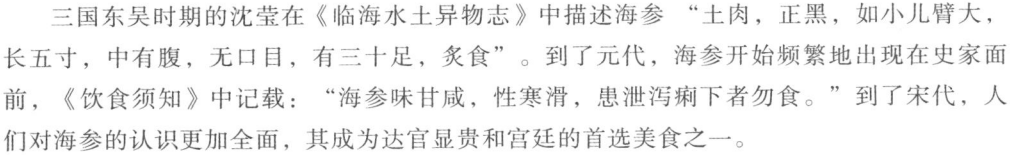

◈ **美食趣闻** ◈

三国东吴时期的沈莹在《临海水土异物志》中描述海参 "土肉，正黑，如小儿臂大，长五寸，中有腹，无口目，有三十足，炙食"。到了元代，海参开始频繁地出现在史家面前，《饮食须知》中记载："海参味甘咸，性寒滑，患泄泻痢下者勿食。"到了宋代，人们对海参的认识更加全面，其成为达官显贵和宫廷的首选美食之一。

秋分

135

古代帝后秋天时喝什么茶

营养指导：张　晋（中国中医科学院西苑医院治未病中心主任医师）

秋季感冒很常见，对症的药物很多，并不难治疗。不过感冒痊愈之后，身体的小问题却很烦人。感冒虽然好了，但咽喉还有隐约不适，有时候能迁延拖拉一个多月都好得不彻底。这时怎么办呢？

据《清宫医案》中记载，咸丰年间，四阿哥外感风寒，出现咳嗽、发热的症状，等症状都好转以后，御医给他开了一个代茶饮的疗方，来缓解他的不适症状。也就是中医所说的针对病后余症的调理，简称"食养尽之"。那么，当时的御医开出的疗方究竟是什么茶呢？

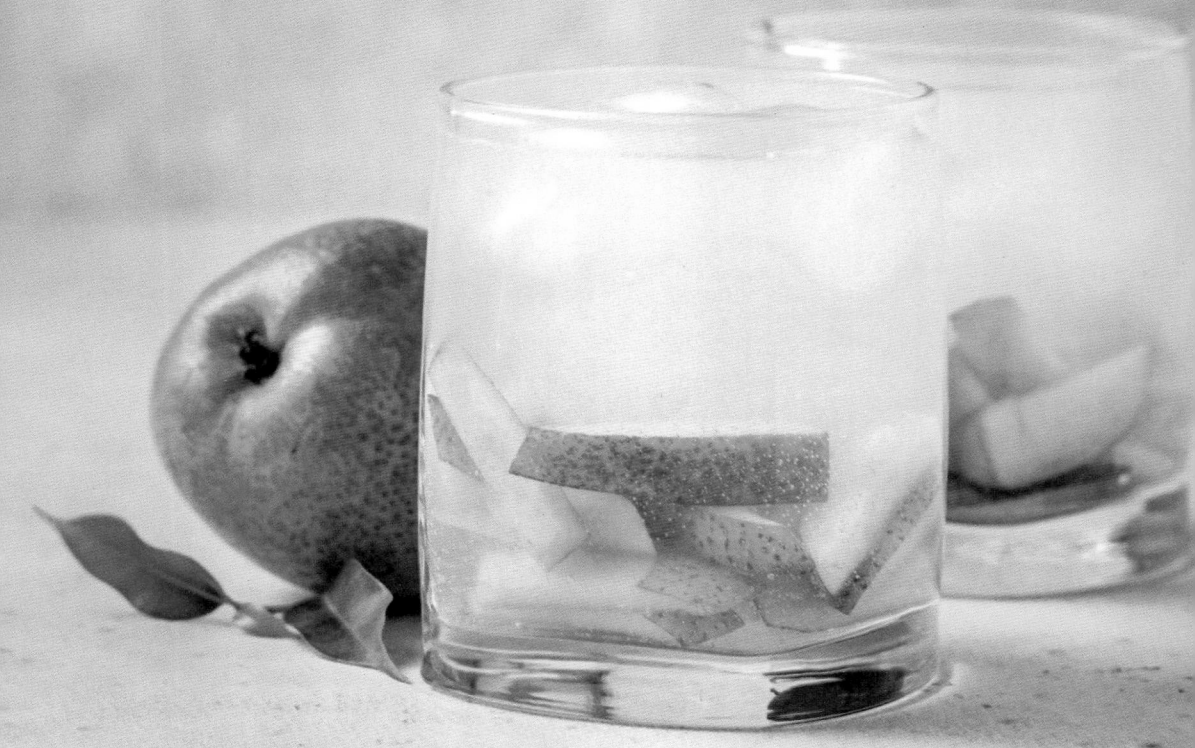

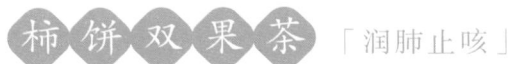

柿饼双果茶 「润肺止咳」

茶材：

柿饼 1 个、秋梨半个。

做法：

1. 柿饼去根后切成小块；秋梨洗净后切成小块。
2. 把柿饼块和秋梨块一同放入水中煮开即可。

营养解析

  《随息居饮食谱》里记载柿饼可以健脾养胃，同时可以滋阴润肺、涩肠止泻，所以，便秘的人不宜食用柿饼。但临床上，也会用其止泻。秋梨善于润肺止燥咳，是秋季非常受欢迎的水果之一。

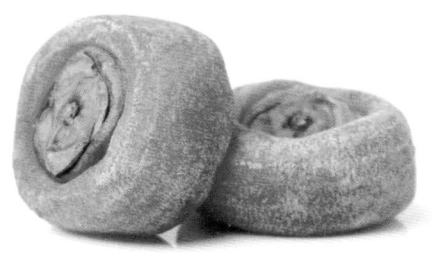

柿饼

◇ 延展阅读 ◇

  传统的柿饼是"晾"出来的：在通风向阳处，挑选颜色已经变黄但果实尚硬朗的柿子，挨个削皮，平铺码放好，晾晒。日晒加手捏，经过 7 天，才能让柿饼成型。

这样做，让秋季的肥肉华丽变身

营养指导：窦 攀（北京大学第一医院临床营养科副主任医师）
厨 师：郝振江（中国烹饪大师、国家名厨编委会荣誉委员）

　　寒露以后，随着气候变化，人体需要摄取营养、滋补身体，维持身体内部的平衡，以抵御不久之后的严冬。北宋文学家苏东坡不仅诗书画三绝，还是个地地道道的美食家，对"贴秋膘"也很是热衷。与其有关且流传甚广的美食就有东坡肉。

　　众所周知，东坡肉是用带皮五花肉为主食材做成的。难道在大快朵颐的时候，苏东坡不担心吃太多肉，对身体不好吗？其实，美食家对饮食是有严格讲究的。

　　肥肉，在很多人眼里和不健康划等号。但根据营养专家研究，经过恰当的烹饪，一定条件下，肥肉里的饱和脂肪酸含量会降低，而对身体有益的不饱和脂肪酸则会增多。看来，苏东坡可能早就明白肉中的健康秘诀了。

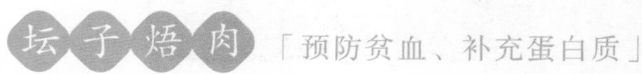

坛子焐肉　「预防贫血、补充蛋白质」

🍴**食材：**

五花肉 500 克、香菇 20 克、醪糟 1 小碗、黄豆酱 1 小勺、料酒 1 小勺、蚝油 1 小勺、葱段 5 克、生姜 4 片、黑豆酱 1 小勺、葱花少许。

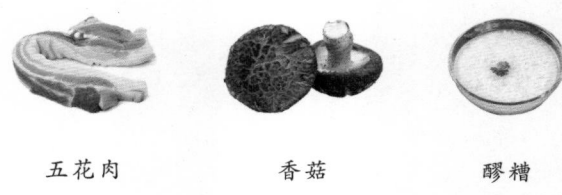

| 五花肉 | 香菇 | 醪糟 |

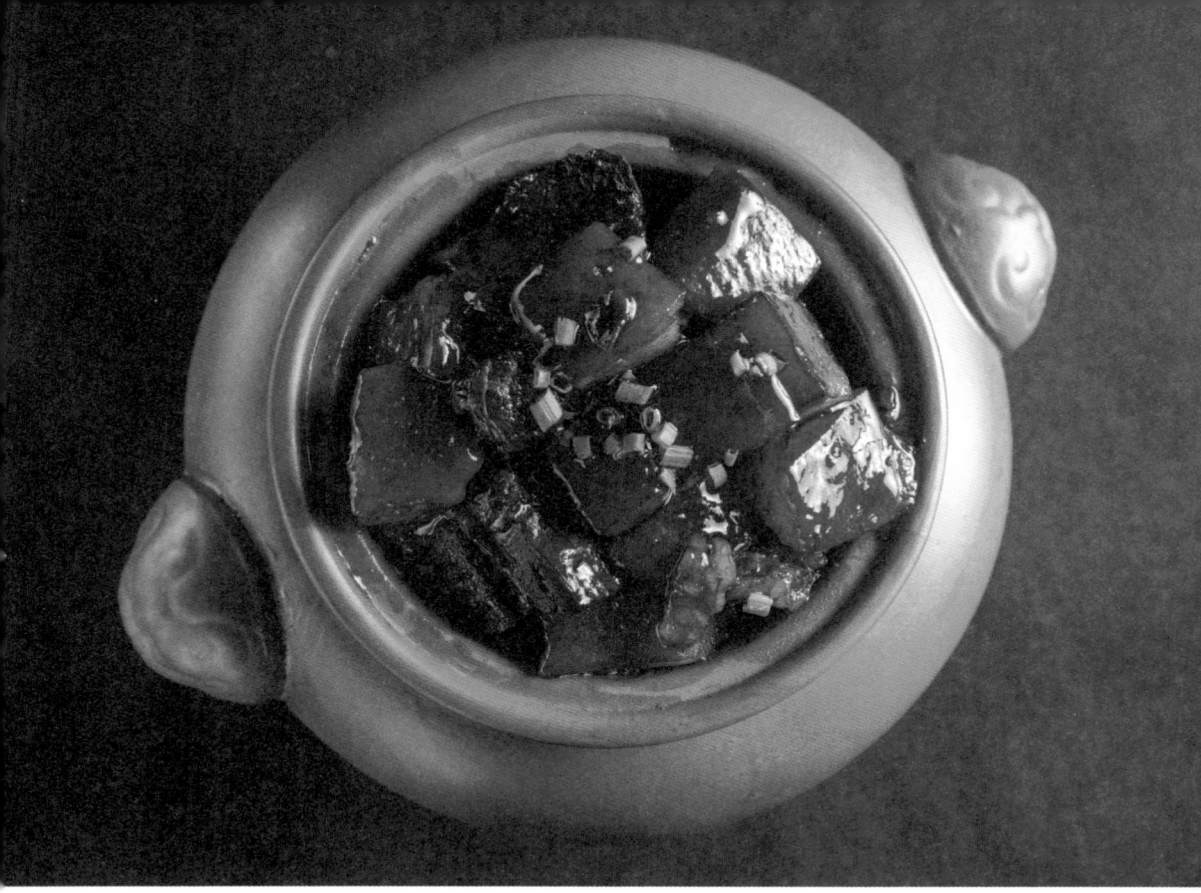

⊗**做法：**

1. 五花肉焯煮后切厚块，下锅煎出油，倒出多余油脂。

2. 锅中放热水，放葱段、生姜片、蚝油、料酒、黄豆酱、黑豆酱、香菇、醪糟煮开。

3. 转倒入坛子，小火焐煮 2.5 小时，撒上葱花即可。

名厨叮嘱

1. 如何做才能使肉中不好的饱和脂肪酸变为好的不饱和脂肪酸？

一是高温，要求温度在 100 ℃以上。

二是小火，持续地小火慢炖。

三是时间够长，至少要焐 2.5 小时。只有到达这么长的时间，其中的饱和脂肪酸含量开始下降，不饱和脂肪酸含量才会开始增加。

2. 为什么要转入坛子里，而不继续使用锅呢？

因为坛子更容易聚拢热气。选对器皿，对肉质口感和烹饪时间有直接影响。

营养解析

五花肉含有丰富的蛋白质和血红素铁，适当食用，可以预防贫血。此菜一开始将五花肉焯水，不仅去掉肉中的一些脂肪，还去掉很多嘌呤，不用担心有诱发高尿酸血症的风险。痛风患者吃这道菜，就不会有那么大负担了。

醪糟可以代替糖色，补充甜味，还可以去腥提鲜。

◈ 美食趣闻 ◈

在古代，五花肉叫什么呢？主要记载古代礼制的著作《礼记》中就记录，祭祀祭品，猪就是其中之一。猪是人类最早开始饲养的家畜之一，且在古代有很多名字，其中一个就是"豕"，还有"家"。不管是豕还是家，都在甲骨文上被发现。可以看得出来，猪在古代的地位并不低。

高营养低能量，健康贴膘新组合

营养指导：李　缨（首都医科大学宣武医院营养科主任医师）
厨　　师：顾玉亮（中国烹饪大师）

"贴秋膘"，肉是首选。不管是荤馅饺子还是炖肉，都是常见的"贴秋膘"方式。但是有一点需要格外注意，营养没补上来，体重倒先长上来的话，肯定不是健康的进补方式。所以，"贴秋膘"不等于简单地"吃肉"，而是要根据自身身体状况来平衡营养饮食。

那么，秋季如何才能健康"贴秋膘"呢？

中医认为，秋天比较燥，肥腻的肉类、油炸食品不宜多吃，防止上火和消化不良，秋补主要还是以平补为主。而且，"贴秋膘"并非对每个人都必要和适用。如果目前体重处于正常范围内，营养状况也不存在不足，并不一定要额外"贴秋膘"，根据身体状况注重日常健康饮食即可。下面这道秋季养生菜——薏香烧酿丸子就是不错的选择。

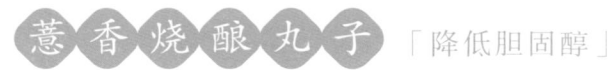

薏香烧酿丸子 「降低胆固醇」

🍀 食材：

大米 300 克、薏苡仁 100 克、猪肉馅 500 克、鲜木耳 20 克、胡萝卜 10 克、青菜心 15 克、香菇 15 克、鹌鹑蛋 10 个、葱花 5 克、豆腐 100 克、鸡蛋 1 个、淀粉 5 克、花椒 10~15 粒、大料 1 个、虾米 3 克、盐 3 克。

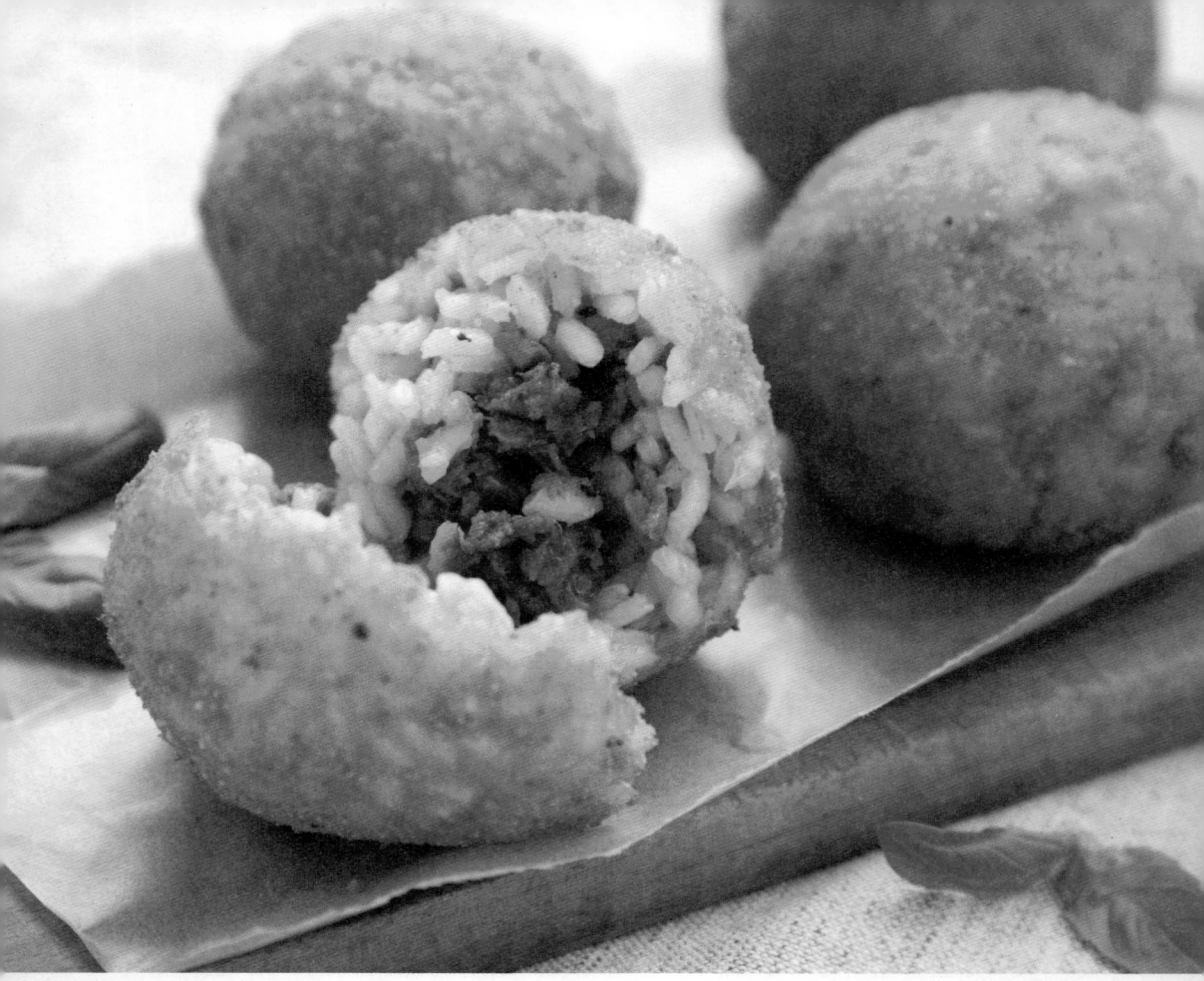

做法：

1. 鲜木耳、胡萝卜、豆腐、香菇、青菜心洗净切丁备用；薏苡仁切碎备用。

2. 将鲜木耳、胡萝卜、豆腐、香菇、青菜心等放入猪肉馅内。

3. 将馅搅打上劲儿，再放入鸡蛋和适量淀粉抓揉，做成丸子。

4. 平底锅内放入大料、花椒、干焙大米和切碎的薏苡仁。

5. 将鹌鹑蛋剥壳，放入团好的丸子中间，并将丸子外皮裹上干焙好的大米和薏苡仁。

6. 将丸子上锅蒸制 5 分钟。

7. 炒锅内加入葱花、虾米、盐等，加入一些水，开始烧制丸子的汤汁。

8. 将蒸好的丸子放入汤汁内，大火焖烧 5 分钟，即可勾芡出锅。

名厨叮嘱

1. 丸子不炸制，如何定形？

首先注意，肉和菜的比例是 2∶1。

其次，关键在于淀粉入馅，在馅料搅拌得差不多的时候放入 3 勺淀粉。

2. 鹌鹑蛋快速剥壳的小窍门是什么？

先把鹌鹑蛋的蛋壳在桌面均匀压碎，再从有尖头的一端揪破一个小口，打开自来水，在流动水的冲力辅助下旋转剥离鹌鹑蛋，很快，水就会灌洗掉完整的蛋壳。

营养解析

这道菜中的植物蛋白和动物蛋白相结合，营养均衡。

鹌鹑蛋含有丰富的维生素 A，而且胆固醇含量比鸡蛋要低，加入馅料中，口感更佳；薏苡仁属于粗杂粮，可以降低胆固醇，控血脂效果极好，还可以健脾祛湿。

◈ 美食趣闻 ◈

相传，薏苡仁原产于我国和东南亚各地，公元754年，它被列为宫廷膳食之一。据《后汉书·马援列传》记载，东汉大将军马援官至伏波将军，因在交趾作战时，南方山林湿热蒸郁，瘴气横行，于是他经常食用薏苡仁，不仅能轻身省欲，而且能战胜瘴疟之气，助其屡立战功。

经典姜母茶，深秋暖胃方

营养指导：张　晋（中国中医科学院西苑医院治未病中心主任医师）

　　很多人都有这样的体验，一到深秋，肠胃就犯毛病，为什么会这样呢？这和季节特性有密切关系。在中医理论中，秋季进入"阳消阴长"的阶段，白天逐渐缩短，人体的阳气逐渐收敛，身体更易受外邪侵袭，或是吃了寒凉属性的瓜果等，就会出现肠胃不适。所以，秋季养胃很有必要。接下来给大家推荐药食两用的姜母。

　　何为姜母？姜是秋果，收获之后，其中一部分作生姜来用；另一部分会作为来年姜的种子，在此基础上长出第二年的姜，这个姜就是姜母。姜母是立秋之后收获的姜，外皮粗糙，肉质硬，纤维多，热性足，不论是入茶还是入药，对常见的春秋季感冒都有一定疗效。经典姜母茶就是其中的优秀代表。

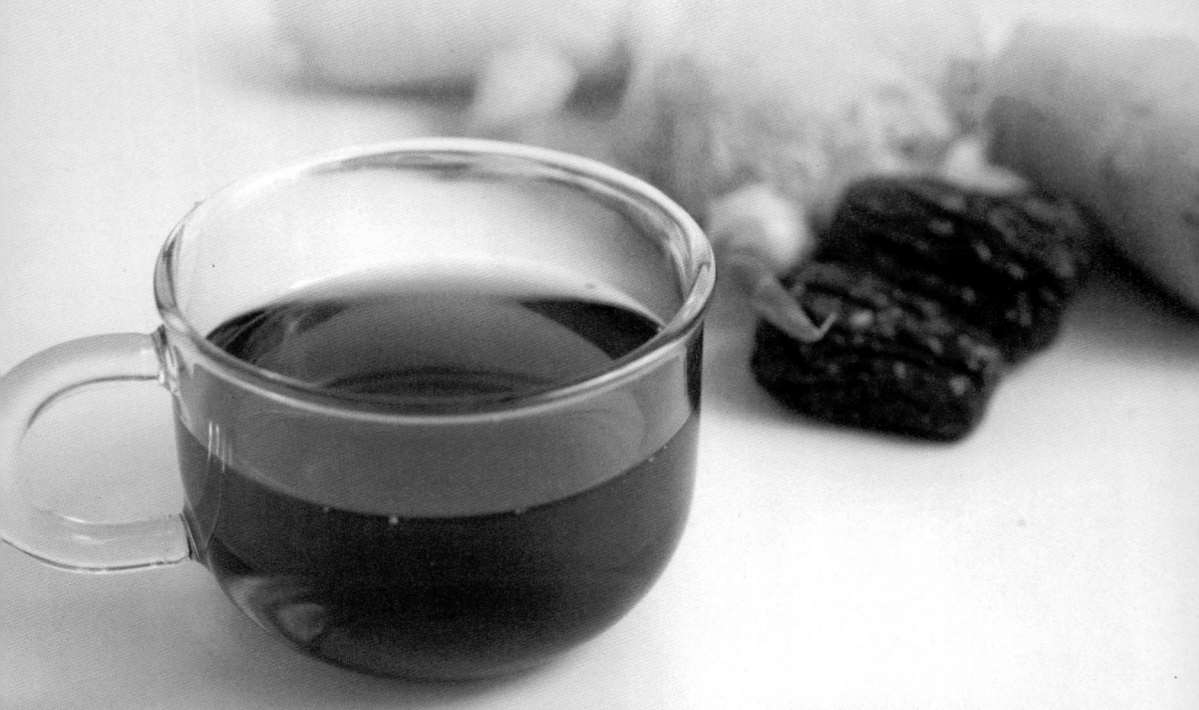

经典姜母茶 「暖胃、温中、散寒」

❀ 茶材：

老姜母 3~6 克、冰糖 5~10 克、红枣 2 颗。

❀ 做法：

1. 把红枣洗净去核，切丝备用；老姜母切片备用。

2. 把处理好的老姜母片和红枣丝、冰糖一起煮开。

❀ 适宜人群：

适合脾胃虚寒，喝冷饮就会胃疼，胃气上逆、恶心、打嗝的人饮用。风热感冒的人不宜饮用。

❀ 专家提醒：

在家自制的时候可以控制糖的用量，甚至可以不放糖。

营养解析

老姜母可预防感冒、暖身祛寒；红枣富含蛋白质、脂肪、糖类和多种维生素，入药历史悠久，在《神农本草经》中就有记载，其性温，味甘，归脾、胃、心经，具有补中益气、养血安神的功效，属补虚药，至今仍是重要的滋补品。

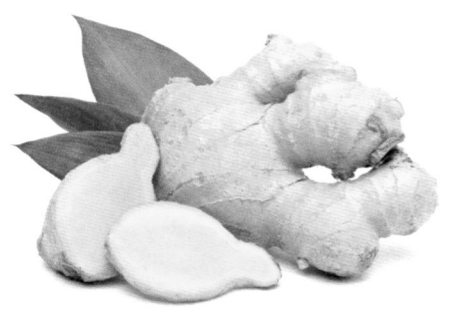

老姜母

◈ 延展阅读 ◈

饭僧

（唐）王建

别屋炊香饭，薰辛不入家。

温泉调葛面，净手摘藤花。

蒲鲊除青叶，芹菹带紫芽。

愿师常伴食，消气有姜茶。

诗中姜茶的制法：茶叶一小撮，加几片去皮的生姜水煎。有暖胃和中、促进消化、温肺止咳的功效。

秋天的忧郁由薄荷来解

营养指导：沈　晨（首都医科大学附属北京中医院消化科副主任医师）
厨　　师：郝振江（中国烹饪大师、国家名厨编委会荣誉委员）

　　秋高气爽的天气能使人内心平静，但与此同时，秋天花木凋零，凄凉的环境容易使人产生忧郁情绪。长期心情抑郁，会对身体、生活和工作都有不良影响。从身体健康方面来说，抑郁首先会伤肝。"抑郁伤肝"也是中医养生的观点之一。那么，如何在这时候保持神志安宁，减缓秋季肃杀之气对人体的影响呢？

　　食用有疏肝解郁、清热健脾功效的食材是正合时宜的，比如薄荷。薄荷有特别好的解郁功效，但是冬天吃薄荷总感觉凉凉的。下面这道薄荷牛肉，将薄荷和牛肉搭配在一起，既可以清上焦火，又可以温补脾胃。

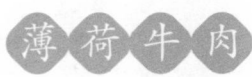
薄 荷 牛 肉 「疏肝解郁、温补脾胃」

食材：

薄荷 20 克、牛腱子肉 350 克、山楂 10 克、葱段 3 克、生姜 3 克、青柠檬 5 克、生抽 1 小勺、香醋 2 小勺、白糖 3 克、盐 3 克、葱 5 克、蒜 5 瓣、小米椒 3 克、矿泉水 2 小勺、葱花 3 克。

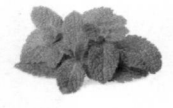
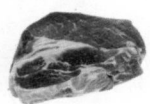
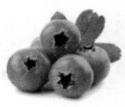
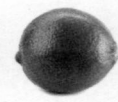

薄荷　　　　　牛腱子肉　　　　山楂　　　　青柠檬

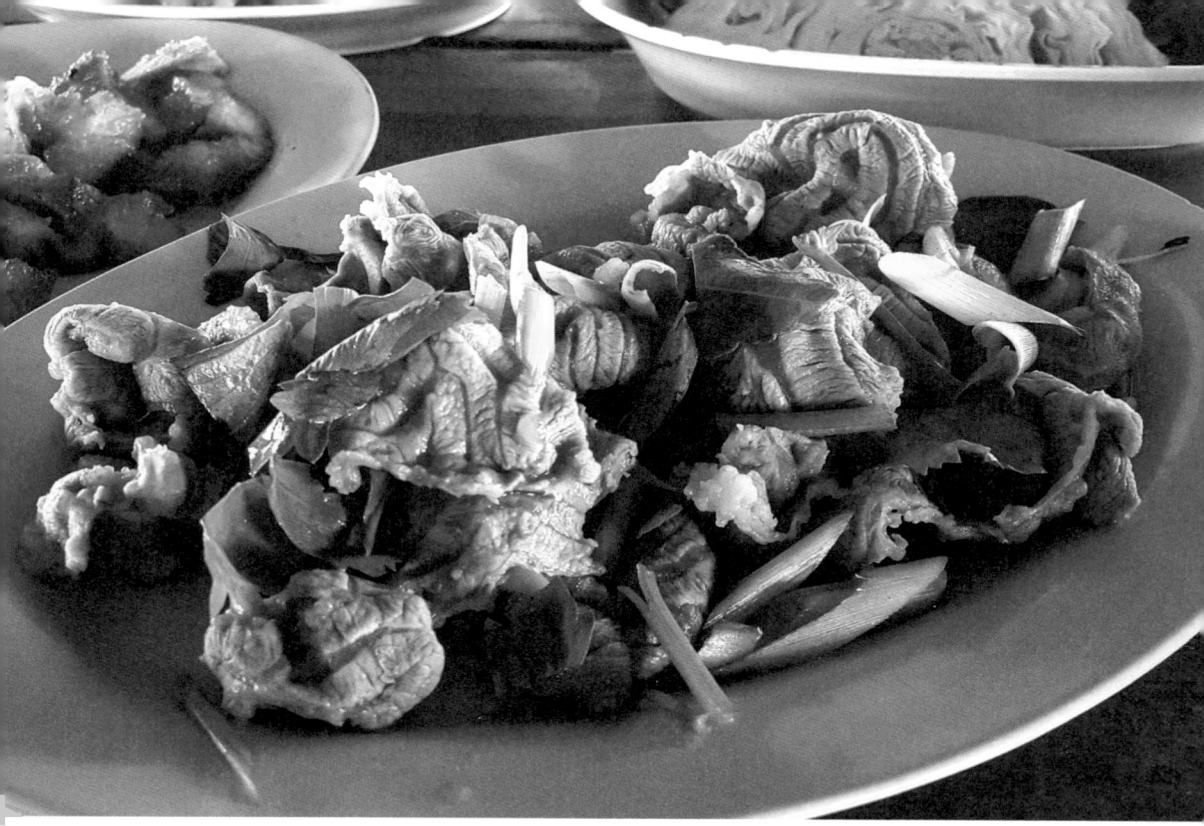

做法：

1. 在水中放入葱段、生姜、山楂煮牛腱子肉，大火煮至开锅，转中火再炖卤 2.5 小时。

2. 将卤好的牛腱子肉切片，和新鲜的薄荷一起放入盘中待用。

3. 碗中依次放入生抽、香醋、白糖、盐，再放入葱花、切好的蒜蓉、矿泉水、切制的小米椒碎，最后加入青柠檬碎，成蘸料。

4. 将煮好的牛肉汤浇在卷好的薄荷牛肉上，配合蘸料食用即可。

名厨叮嘱

牛腱子肉如何能更酥软，让老人吃起来也没压力？

牛腱子肉一定要提前卤制。卤牛肉时加入山楂，可以使牛腱子肉更加酥烂，吃起来不塞牙。

营养解析

据《本草新编》记载："薄荷不特善解风邪，尤善解忧郁。用香附以解郁，不若用薄荷解郁更神也。"而且，薄荷的清热功效能清除上焦火；而牛肉走中焦，能温补脾胃。两者搭配，既可以上解咽喉火热，又能下温脾胃，缓解不适。

◇ 美食趣闻 ◇

传说薄荷的原名出自希腊神话：冥王哈迪斯爱上美丽的精灵曼茜，冥王的妻子佩瑟芬妮十分嫉妒。为了使冥王忘记曼茜，佩瑟芬妮将她变成一株不起眼的小草，长在路边任人踩踏。可是内心坚强的曼茜变成小草后，身上却拥有了一股令人舒服的清凉迷人的芬芳，越是被摧折踩踏就越浓烈。虽然变成小草，她却被越来越多的人所喜爱。后来人们把这种草叫作薄荷。

秋末减脂的最后机会：绞股蓝茶

营养指导：张　晋（中国中医科学院西苑医院治未病中心主任医师）

　　秋天食欲增加，汗液减少，能量代谢相对稳定，脂肪就会在这个时候逐渐积聚。如果遇上节日，荤腥美食琳琅满目，让人大快朵颐，节后就很可能出现腹胀、积食、没食欲、体重上涨等情况。这也是很多人进入秋冬季后就会逐渐发胖的原因。当然，这里面也包括上了年纪的老人。因为身体素质等各种原因，让老人减肥并不现实，但控脂是可以做到的。

　　减脂不仅要多运动，还要多注意饮食。有一种酷似茶叶的有减脂效果的小叶子，

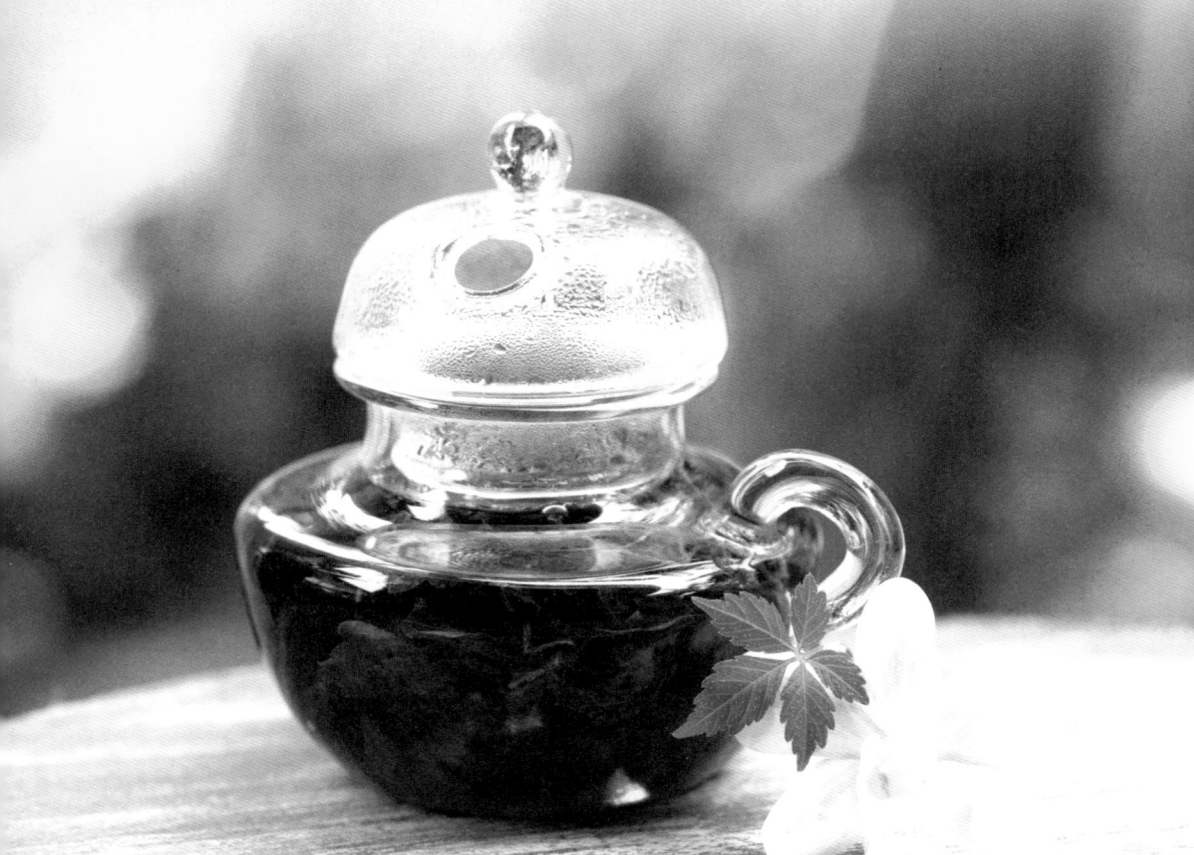

名为绞股蓝，它味甘、苦，性微寒，归肺、脾、肾经，被称为"神仙草"。秋季喝一点它制作的代茶饮，能很好地解决积食、胃部不适、肥胖等问题。

 绞股蓝茶「减脂、消食、清胃热」

☘茶材：

绞股蓝 10 克。

☘做法：

开水冲泡饮用。

营养解析

绞股蓝为苦寒之品，在吃过多油腻食物而出现胃热、积食等问题时，更适合饮用。绞股蓝还有很好的降血脂功效。但如果自己的体质是虚寒的，那可以在此茶基础上加少许紫苏叶，可以暖胃。如果有内热产生，出现舌苔黄腻的话，也可以饮用绞股蓝茶来清解胃热。

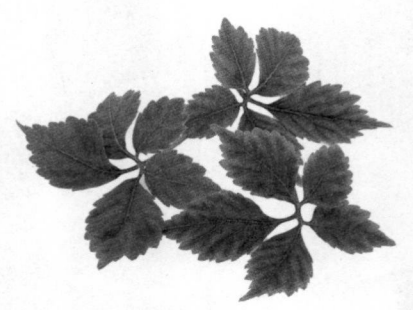

绞股蓝

◇ 延展阅读 ◇

初唐时期，对女子的审美还是以精瘦为美，从唐画《步辇图》和《阆苑女仙图》中就可看出，女子多细柳扶风之态。初唐女子为了保持身材，流行喝一种"孙思邈牌减肥茶"，人手一杯，谁喝了都说好。我国唐代名医孙思邈的《千金方》中有记载："采三株桃花，阴干，末之，空心饮服方寸匕，日三，并细腰身。"

风寒凉燥型感冒，喝杏苏散

营养指导：张　晋（中国中医科学院西苑医院治未病中心主任医师）

霜降，是秋季的最后一个节气。在这个特别的时节，有一种特别的感冒就是风寒凉燥引发的感冒。感冒风寒，再遇上燥邪，主要表现不仅包含口干、鼻干、皮肤干等燥的特征，也常会出现恶寒怕冷、舌苔发白、多白痰等不适症状。若是出现这些症状，基本可以确定患上风寒凉燥型感冒。

感冒后，加上外来的凉燥之邪，使肺气闭郁。肺气宣降失常以后，津液就不能正常地布散，进而出现多痰。应对这种情况，除了对症治疗，调节饮食也很重要。

下面这道杏苏散是古方杏苏散的基本版，也是治疗外感凉燥的良方，非常值得一试。

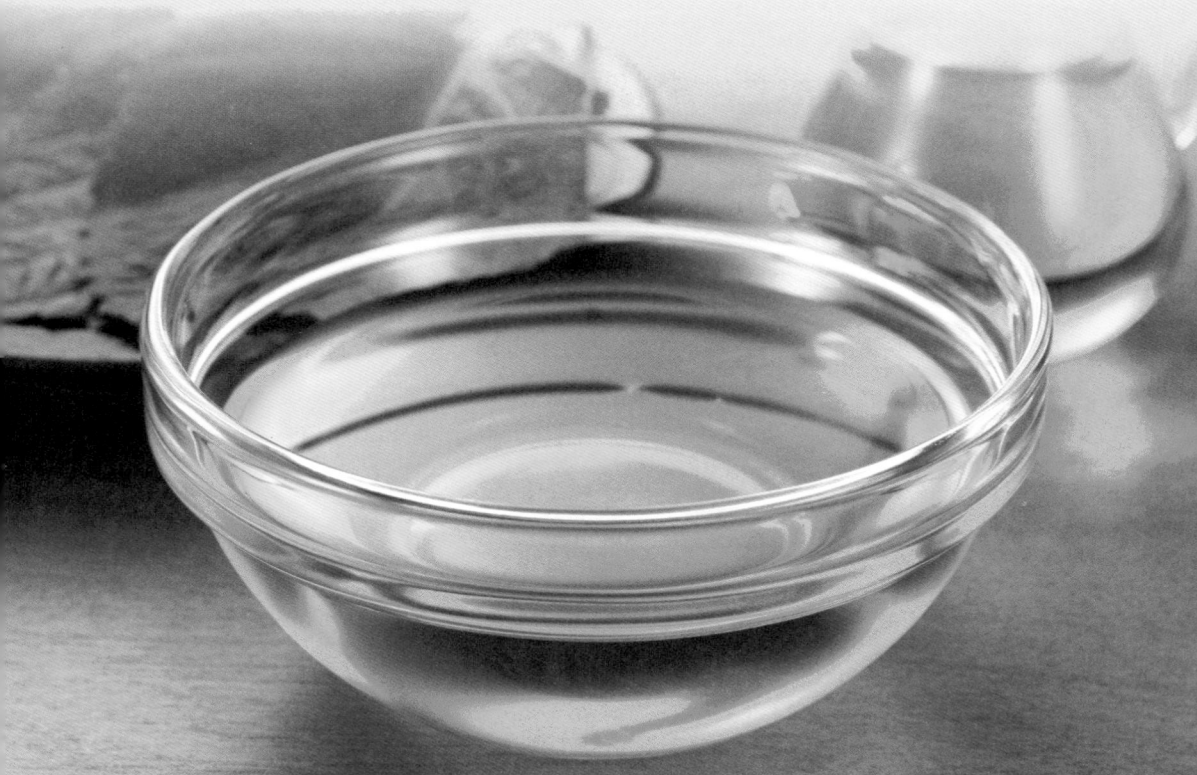

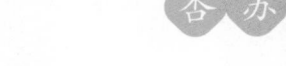

杏苏散 「温润辛散、清泄燥热」

❀**茶材：**

杏仁 6 克、鲜紫苏叶 10 克。

❀**做法：**

开水冲泡饮用即可。

营养解析

紫苏叶是一种温性的中药，味辛，能有效祛除风寒；杏仁也是辛温的，有发散风寒、解除凉燥之邪的作用。

此茶方记录在清代吴瑭的《温病条辨》中，适用于外感风寒又遇燥邪时的感冒。

这里提醒大家，杏仁有很多种，注意区分。药用一般是苦杏仁（北杏仁），食用一般是甜杏仁（南杏仁）。北杏仁善于平喘止咳，南杏仁善于润肺化痰。

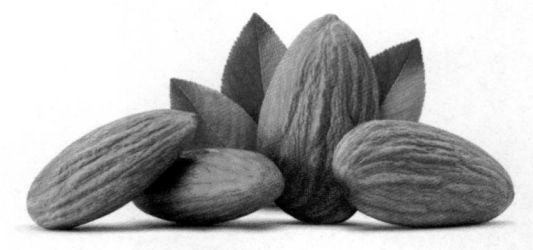

杏仁

◈ 延展阅读 ◈

《温病条辨》为何被称为清代温病学说的标志性著作呢？该书虽然由清代吴瑭所著，但其基础是建立在清代众多温病学家成就之上的，所以意义非凡。而且，该书建立了完全独立于伤寒的温病学说体系，创立了三焦辨证纲领，并拟订了层次分明的温病治法方药体系，是颇具创新意识的医学专著。

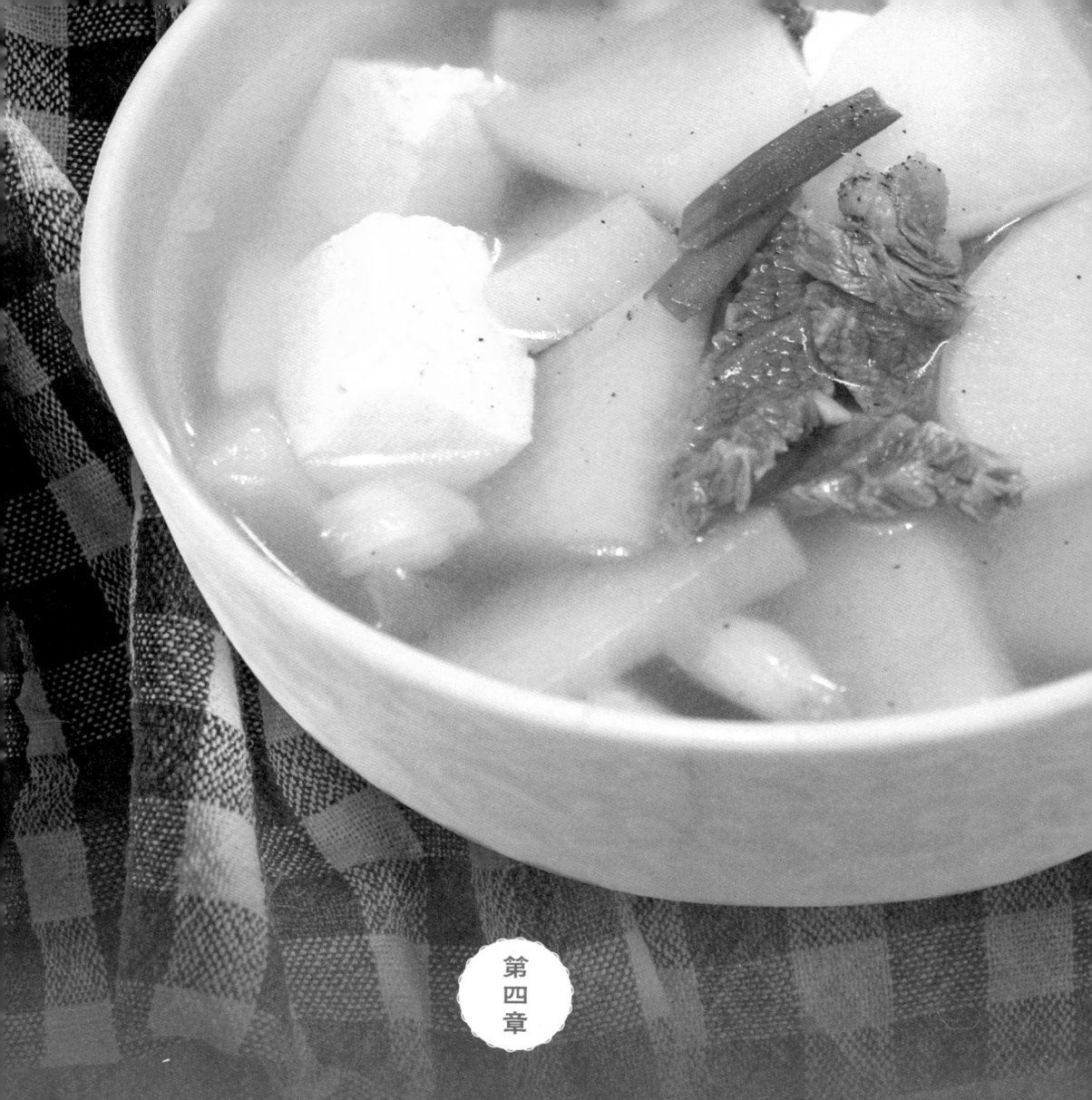

第四章

冬寒·冬藏

天地不通，闭而成冬
百花无影，万瓦着霜
藏阳气，拼严寒
是时候给身体添把"火"了

立冬，吃顿梅花饺子犒劳脾胃

营养指导：张　晋（中国中医科学院西苑医院治未病中心主任医师）
厨　　师：夏　天（中国烹饪大师）

　　立冬是秋冬之交，"交子之时"，这时吃饺子有"顺从天意"的含义。

　　这个时节，人体的生理功能处于抑制的、低耗能的状态，利于进补。此时进补，能把精华物质储存在体内，提升免疫力，起到防病健体的作用。

　　当然，冬令进补是有章法、有选择的。"虚者补之，寒者温之"是初冬养生的基本原则。用温性的药材、食材能帮助体内阳气升起，改善怕冷、畏寒等现象，尤其适合阳虚、气虚体质的人以及上了年纪的老年人。鸡肉和倭瓜这类食材有很好的温补脾胃的作用，就非常适宜。

　　用鸡肉和倭瓜做馅，包制外形漂亮的梅花饺子，色、香、味俱全，又有养生意义。到底该如何制作呢？

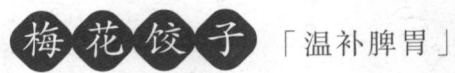

梅花饺子「温补脾胃」

🍳**食材：**

鸡肉 300 克、倭瓜 300 克、香菇 10 朵、南瓜汁 100 毫升、面粉 300 克、蚝油 5 克。

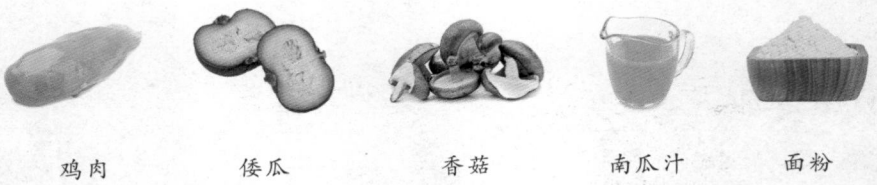

| 鸡肉 | 倭瓜 | 香菇 | 南瓜汁 | 面粉 |

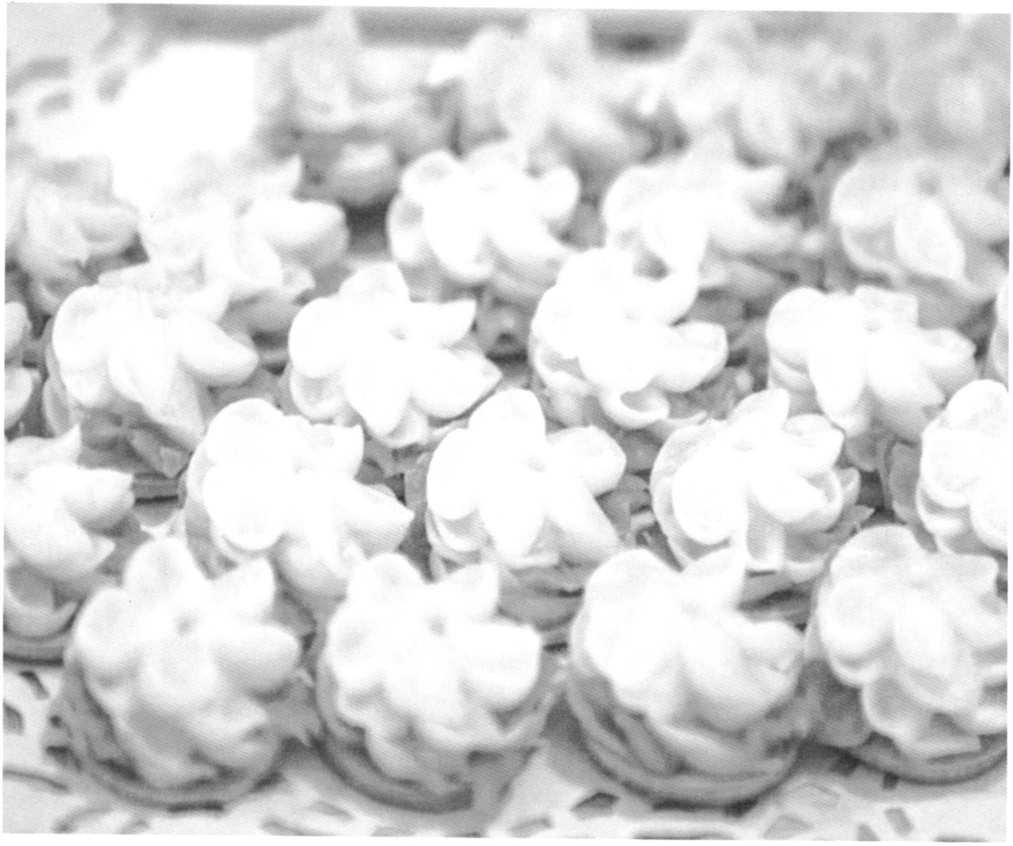

☯做法:

1.倭瓜洗净去皮切丝,加盐焯水备用;香菇洗净切碎备用;鸡肉剁成末备用。

2.用鸡肉末、倭瓜丝、香菇碎调制馅料,加入适量蚝油搅拌均匀,制成馅料。

3.用倭瓜汁和面,一份烫面和一份凉水面混合,然后擀成饺子皮即可。

4.将圆形的饺子皮通过折叠边缘变成五边形,将折叠的边缘朝下,用平整的一面包馅料。

5.包好馅料,对折每一条五边形的边,将五个角捏住,再翻出刚才折下去的边缘,即形成梅花花瓣。

6.上锅蒸20分钟即可。

名厨叮嘱

1. 蒸饺怎么做才好吃?

关键在于"二面"。一份烫面和一份凉水面混合在一起,制作的饺子皮更好吃。

2. 倭瓜和南瓜是一样的吗?

不太一样。在《滇南本草》中记载南瓜有补脾的作用,越成熟的,补益效果越好;倭瓜是外来品种,并不是南瓜。但二者有相似的地方,倭瓜和南瓜一样,都是较老的、成熟的好,且倭瓜也有一定的补脾作用。

营养解析

中医认为,鸡肉有温中益气、补虚填精、健脾胃、活血脉、强筋骨的功效,对营养不良、畏寒怕冷、乏力疲劳等症状有很好的食疗效果。同样是温补,立冬时节吃鸡肉比羊肉合适;深冬的话吃羊肉比鸡肉合适。

倭瓜味甜适口,味甘,性温,擅长补中益气,能有效防治糖尿病和高血压,还能延缓衰老。

◈ **美食趣闻** ◈

倭,在汉语中是矮的意思。倭的直径大于高度,稳定,短粗,不像其他常见的瓜那般细长,所以称为倭瓜。倭瓜起源于美洲,曾一度作为贫苦群众的粮食,但现在成为非常好的健康食品,受到人们前所未有的喜爱和重视。

古人的初冬食单：琥珀萝卜

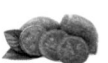

营养指导：李 缨（首都医科大学宣武医院营养科主任医师）
厨　　师：顾玉亮（中国烹饪大师）

　　入冬后，万物凋敝，蔬菜种类迅速减少。在古代，冬季蔬菜供应不足的情况更为明显，在很长一段时间里，都是一道难题。对于过冬的养生饮食，古人首先想到是如何延长蔬菜保质期，防止腐烂，于是有了"腌菜"，而腌萝卜和腌白菜最为常见。先秦周王室还设有职位来专门负责腌制食品。

　　腌菜再方便，但终究不够新鲜，于是古人又想出"反季节蔬菜"的办法。《汉书·循吏传》记载："太官园种冬生葱韭菜茹，覆以屋庑。"这说明，当时皇家蔬菜特供基地里已经有足够供冬天选用的各类蔬菜。只不过，只有皇族贵胄才可能吃得到。

　　后来，随着贮藏方式的增多、供应规模的扩大，白萝卜在冬天的做法再也不只有腌制了。与纪晓岚齐名的清代诗人袁枚，著有养生食谱《随园食单》，其中记录了300余道菜品，与白萝卜相关的只有2道，却是白萝卜制法的极致。下面这道琥珀萝卜就是其中之一。

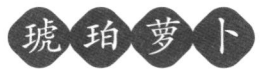「提高免疫力、降血脂、稳血压」

卐**食材：**

白萝卜100克、熟猪油10克、虾米5克、生抽2小勺、蚝油1小勺、盐5克、白糖3克、葱段3克、葱丝3克、生姜4片、胡椒粉3克。

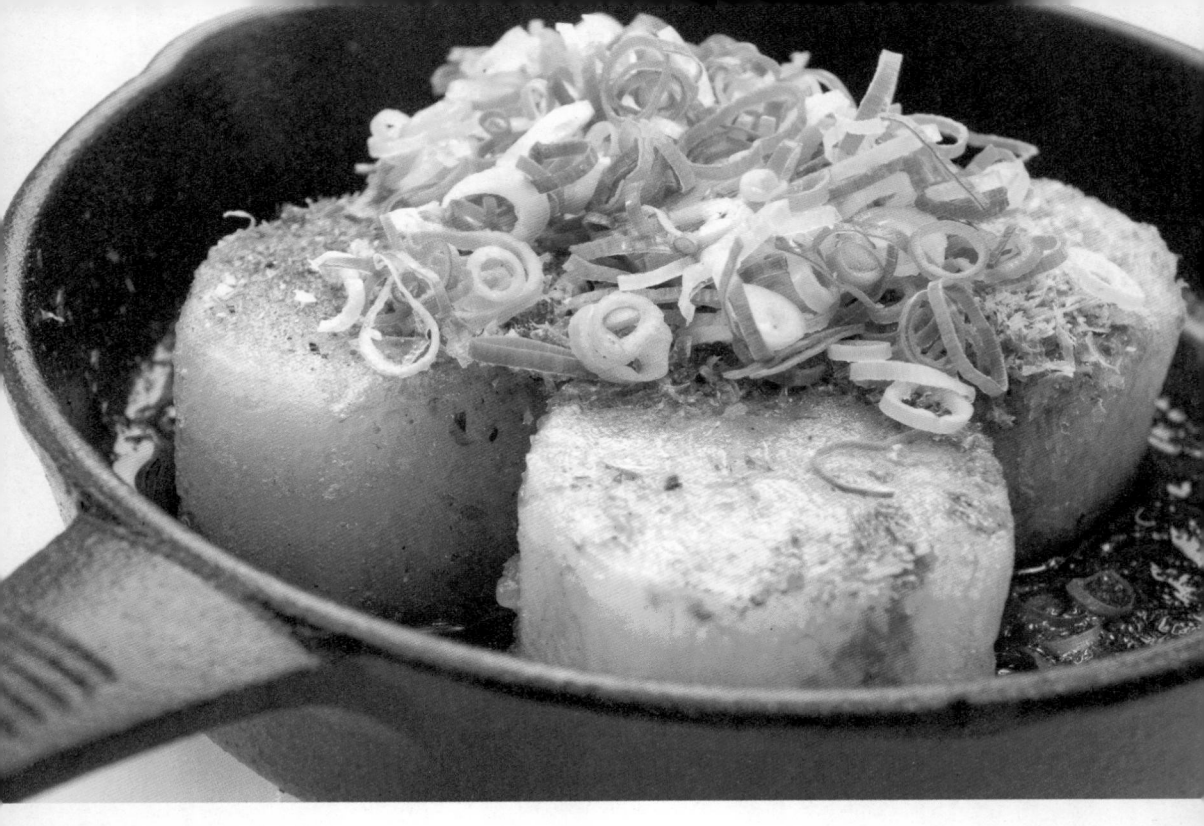

☺做法：

1. 白萝卜切块，去皮，取圆柱形萝卜芯。

2. 砂锅烧热，下入白萝卜焯水，加入少量盐，水开后续煮6~7分钟。

3. 放入熟猪油、虾米，加入生抽、蚝油、剩余盐、白糖、胡椒粉调味。

4. 倒入清水，放入炸过的葱段、生姜片，开锅之后，盖上锅盖，转小火慢炖30分钟，出锅，撒上葱丝点缀。

名厨叮嘱

1. 白萝卜为什么要焯水？

焯水有两个作用：一是可以去掉白萝卜的异味；二是可以让白萝卜初步呈现半透明色。

2. 怎样做白萝卜才能变成琥珀色？

熟猪油的加入，就是让白萝卜变成琥珀色的关键。

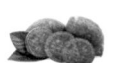

营养解析

白萝卜看似普通，其实富含维生素C。适量地食用白萝卜，还可以预防感冒，增强机体免疫力。另外，因为白萝卜中含有能诱导人体产生干扰素的多种微量元素，长期食用，有助于降低血脂、稳定血压。

猪油里含有30%~40%的单不饱和脂肪酸。只要没有血脂、动脉硬化的病史，都可以放心适量食用猪油。

◈ 延展阅读 ◈

水晶萝卜的制作方法：白萝卜皮加盐腌制去水，加入小米椒碎、生姜片、蒜片、白醋、清水各适量，放入泡菜坛中密封24~72小时即可，口感极佳。

补充肺气过好冬：浮小麦百合茶

营养指导：赵瑞华（中国中医科学院广安门医院妇科主任）

　　肺脏娇弱，到了冬季，很容易受到外界环境、气候变化的影响。天气越发干燥，人体内的水分也加速消耗，很容易出现口干舌燥、咳嗽痰多等症状。而老年人的肺部最容易被感染，因此，此时要特别重视肺部养生。

　　如果把人体比作一部精密的仪器，那么气就是推动这部仪器运转起来的动力。肺部养生的重点在于补气，因为气的运行一旦失衡，出现气虚，体内养分的输布也会失去平衡。

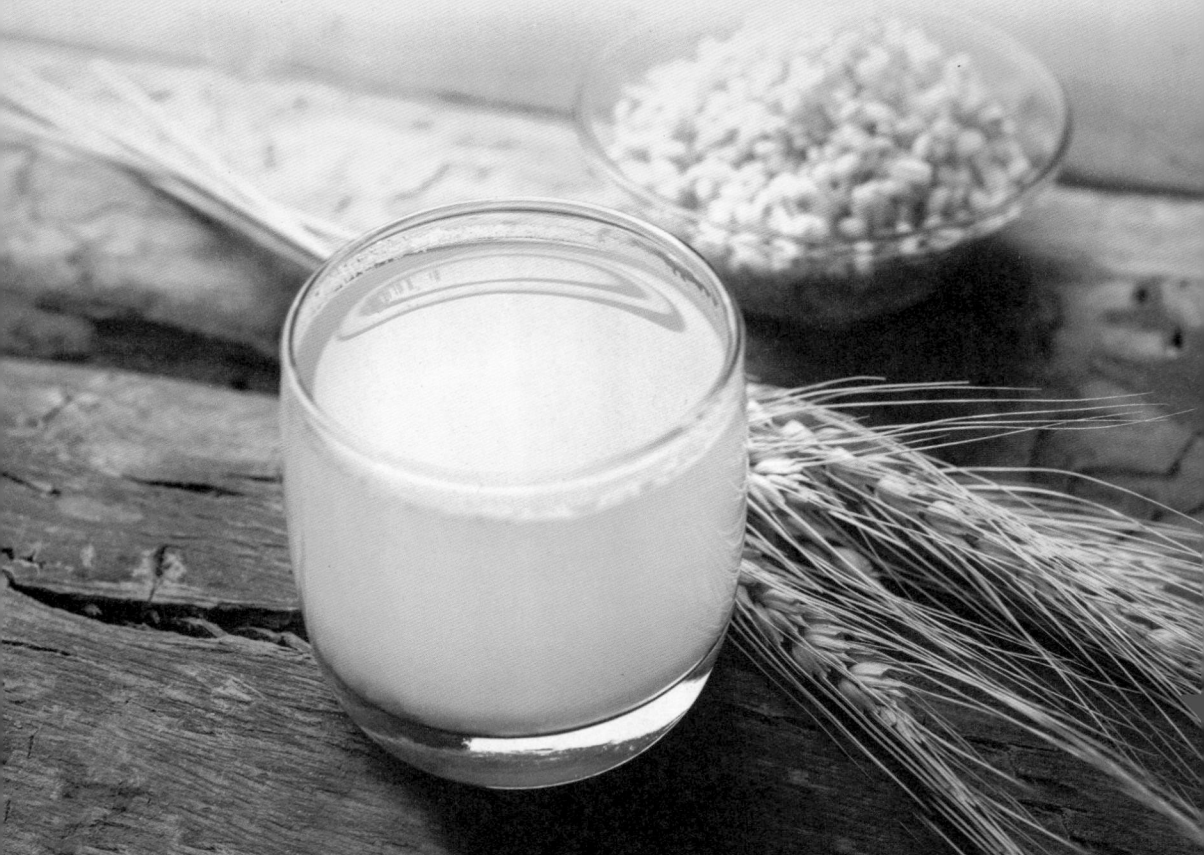

气虚的人进入冬天后，周身乏力、少言、头晕、自汗、易感冒、没有食欲等症状明显加重。这个时候推荐应季的养肺食材，肺气虚的人可以喝浮小麦百合茶来调理，以滋润过冬。

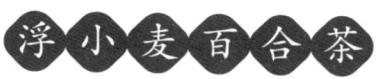 浮小麦百合茶「补肺气、安心神」

☻**茶材：**

浮小麦 20 克、鲜百合 10 克（一人一天的量）。

☻**做法：**

将茶材洗净后，用 80 ℃的热水冲泡饮用，其中的百合可以吃掉。

营养解析

浮小麦味甘、性凉，能敛虚汗，并有益气、养心、除热的作用，凡阳虚自汗、阴虚盗汗者均可应用；百合入肺、心、胃经，可以养阴润肺、清心安神，是药食同源的养生佳品，被誉为"润肺第一补"。秋冬换季时节，肺容易受到外邪侵害，补足肺气能帮助我们抵御病菌入侵。

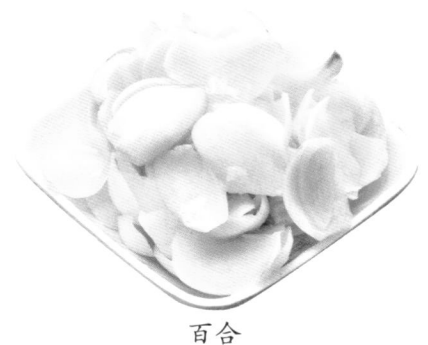

百合

◈ **延展阅读** ◈

传说，古代曾有许多妇女和儿童被海盗囚禁在孤岛上，饥饿的人们发现一种像蒜头一样的草根，煮后非常好吃，还能帮助恢复气力。这种既可食用，又可润肺止咳的花，其鳞茎状的根层层叠叠，好像由许多张叶片组合而成，后来人们就给它取名为"百合"，象征吉祥如意。

小雪节气，天地闭藏，藏住阳气最重要

营养指导：张　虹（首都医科大学附属北京中医医院耳鼻喉科主任医师）

厨　　师：李　冬（中国烹饪大师、米其林一星餐厅主厨）

　　小雪到了，古人的感受是这样的。西汉哲学家董仲舒的《春秋繁露》中记载："小雪而物咸成，大寒而物毕藏，天地之功终矣。"从小雪开始，天地会闭藏两个月，一年的获得也会在这个时候收入仓库。同时，我们的身体也会逐渐进入养藏时期。冬之气，藏之气，小雪如何"养藏"阳气呢？

　　小雪前后，饮食方面宜吃有温补益肾、滋阴润燥功效的食物。想要温补益肾，又要滋阴润燥，则少不了猪耳和扁豆。

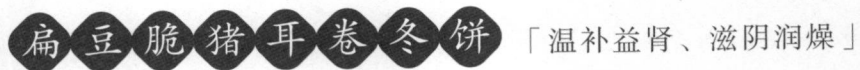

扁豆脆猪耳卷冬饼 「温补益肾、滋阴润燥」

食材：

卤猪耳（熟）200 克、扁豆 100 克、春饼 300 克、酸萝卜 30 克、美人椒 10 克、葱末 5 克、生姜 3 片、蒜 4 瓣、老抽 1 小勺、熟松子仁 5 克、辣鲜露 1 小勺、盐 5 克、白糖 3 克、香油 3 克、食用油少许。

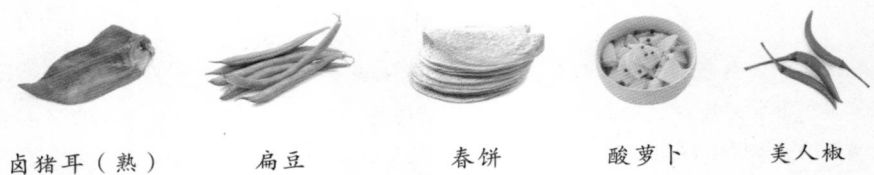

| 卤猪耳（熟） | 扁豆 | 春饼 | 酸萝卜 | 美人椒 |

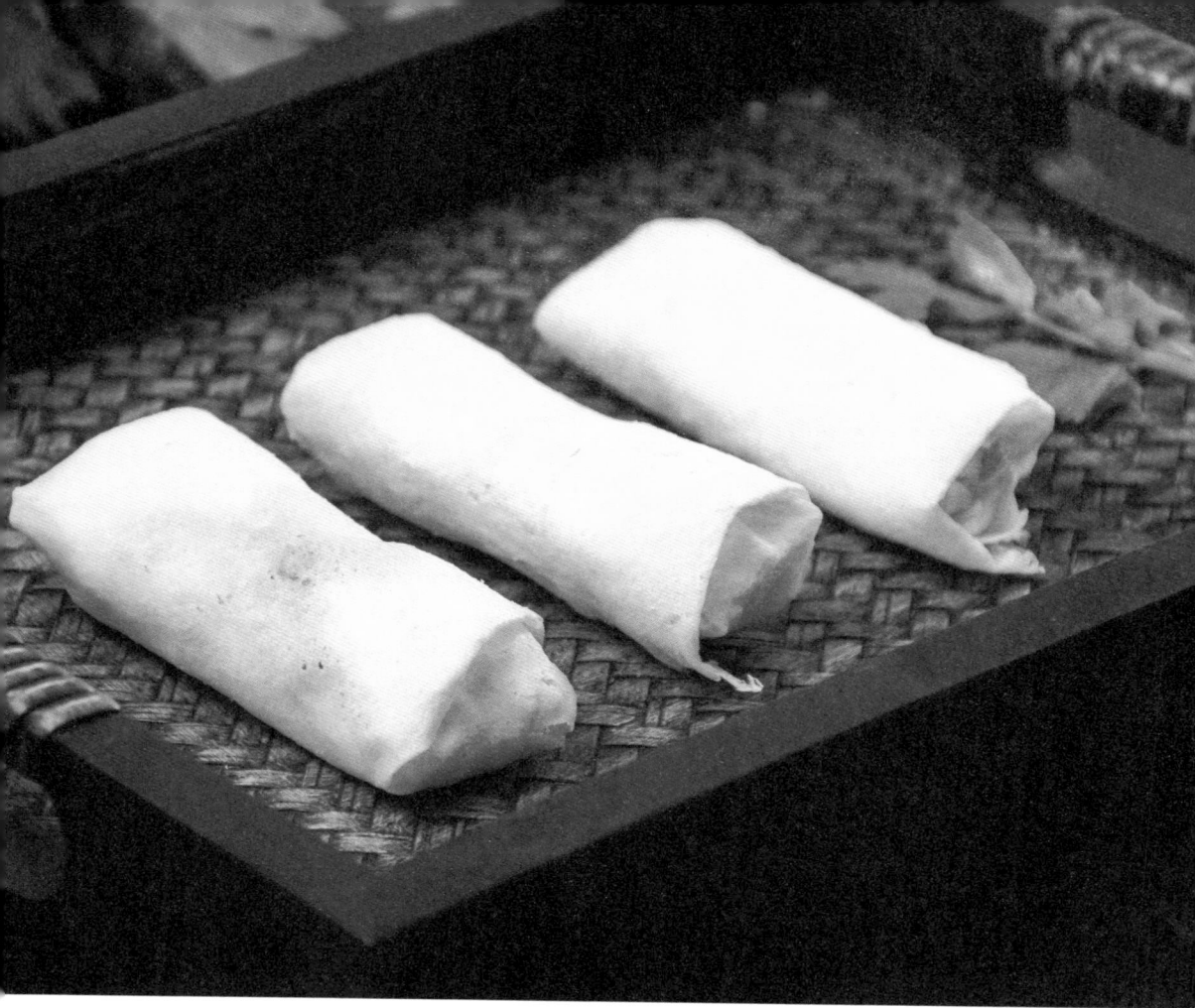

做法：

1. 卤猪耳（或者直接购买卤好的熟猪耳）切丁备用。

2. 水中放少许盐，开锅下扁豆焯水，至色彩鲜绿后捞出备用。

3. 扁豆下油锅煸炒（油温不要太高），再下入猪耳朵丁翻炒。

4. 下入葱末、生姜片、切好的蒜片和酸萝卜一起翻炒，继续放少许盐、白糖，以及适量老抽、辣鲜露调味，出锅前滴点香油。

5. 盛出后，撒上熟松子仁，用春饼包裹食用即可。

名厨叮嘱

1. 蔬菜焯水的正确方法是什么？

清水入锅，开大火，放入少量盐，注意一定要等水开后再放入菜；如果水不开就放菜的话，焯水后菜会发黑，失去好看的色泽。

2. 煸炒扁豆的时候怎样算是煸好了呢？

下锅的时候，扁豆的表面是光滑的，当表面开始起皱的时候说明煸好了。

营养解析

猪耳皮质丰盛，脂肪量极低，滋阴效果好，是进补的好食材；扁豆是平性的食材，具有健脾化湿、利尿消肿的功效，对身体出现的肾结石以及保护肾功能有一定功效，不少百岁老人都有食用扁豆的习惯；白萝卜有很高的药用价值，可以帮助我们清热生津、消食化积。

◈ **美食趣闻** ◈

清人梁绍壬在《两般秋雨庵随笔·市井食单》中说："猪耳朵名曰'俏冤家'，猪大肠名曰'佛扒墙'，皆苏人市井食单名也。"可见，当时"俏冤家"之称在江苏一代的市井菜单上广为流行。清代大街小巷都叫熏猪耳为"俏冤家"，却不知所取何意。

手脚冰凉怎么办？熬一盅金玉羹

营养指导：张　晋（中国中医科学院西苑医院治未病中心主任医师）
厨　　师：夏　天（中国烹饪大师）

小雪时节，气温逐渐降低，一般人只要适当增加衣物，就可以保暖。但有的人，尤其是一部分老年人，哪怕身上穿着保暖衣裤甚至羽绒服，还是会被冻得瑟瑟发抖，就连在睡觉的时候，手脚也格外冰凉。

为什么会手脚冰凉呢？一方面是因为天气严寒，人体血液循环缓慢，比较怕冷；另一方面是因为自身肾脏虚弱，肾阳不足，就会畏寒、四肢冰凉。这种情况下，应食冬季羊汤。羊汤可以暖身温阳又补肾，是冬天里的进补佳品。

清代康熙皇帝曾留下这样的诗句："荷气参差远益清，兰亭曲水亦虚名。八珍旨酒前贤戒，空设流觞金玉羹。"诗句中的"金玉羹"，是用羊汤打底，煨煮"一金（栗子）一玉（山药）"两种食材，可以达到很好的暖身、健脾、补肾的效果。此菜出自宋代美食专著《山家清供》。

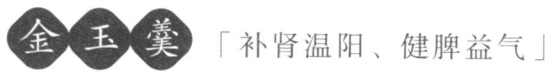

金玉羹「补肾温阳、健脾益气」

❀**食材：**

羊汤 300 毫升、板栗 50 克、山药 100 克。

❀**做法：**

1. 羊汤提前熬制好备用；板栗去皮捣碎备用；山药去皮洗净，切块备用。
2. 把这三种原料放在一起，加适量水熬汤，开中小火煨熟。

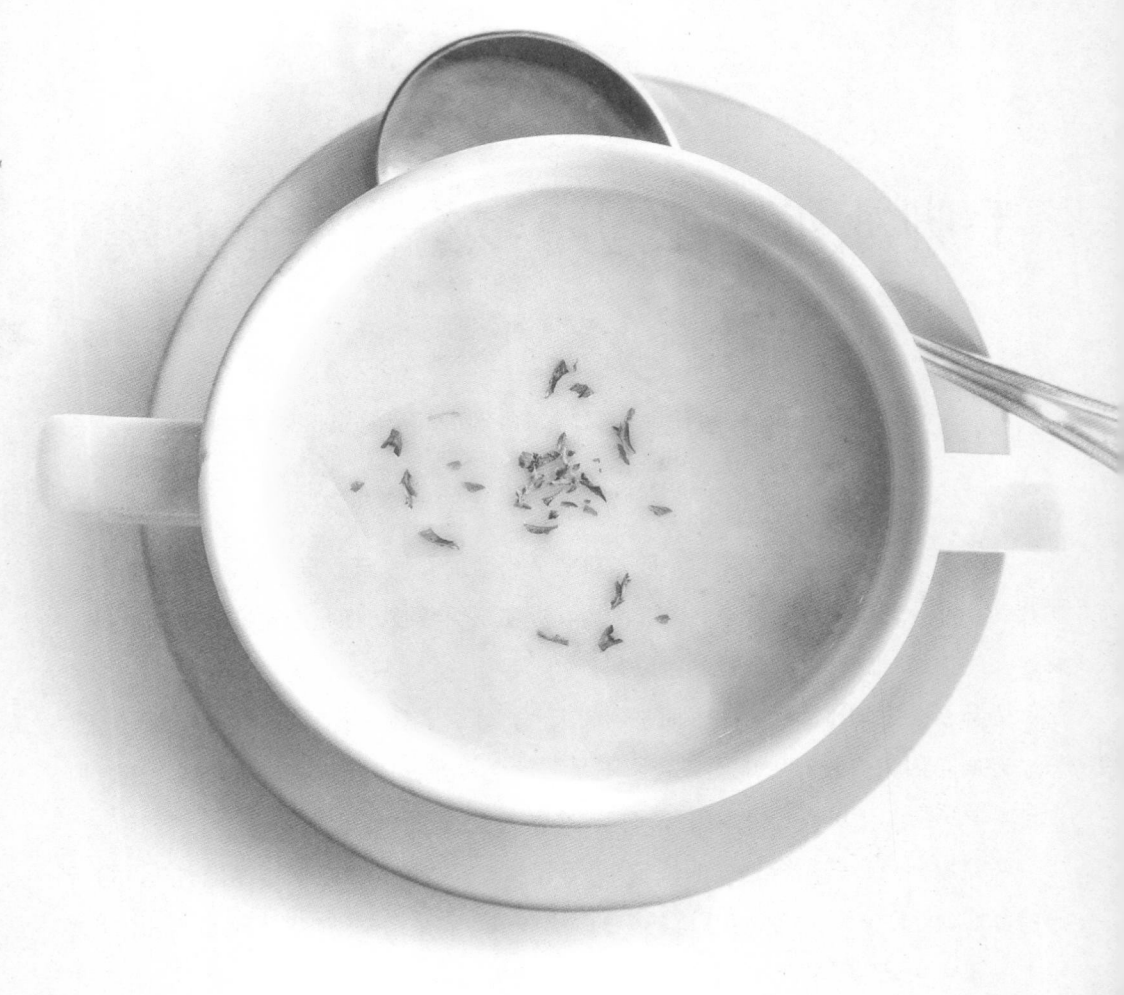

名厨叮嘱

地道的羊汤如何熬制？

地道的羊汤是先熬羊骨，熬至汤色呈乳白色后，再放入羊肉，一直熬到羊肉完全成熟，且刚刚有一点酥化的状态就可以了。

营养解析

羊肉本身就有温阳补肾的作用，羊汤可以散寒止痛。

板栗色黄如金，山药色白如玉，这便是其中的"金玉"所在。中医认为，板栗能补脾健胃、补肾强筋、活血止血，对肾虚有良好的疗效，故板栗又称为"肾之果"。

山药是道家修炼者的心爱之物，很多神仙故事都与其有关。而道家人常用的食物"神仙粥"，其主要食材就是山药。山药可以疗五劳七伤、滋精固肾、健脾补虚。另外，多汗、反复感冒的气虚患者，在秋季适当增加山药的摄入量，对进补也有奇效。

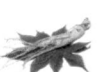

◇ 美食趣闻 ◇

大约一万年前，人类驯化了山羊，九千年前又驯化了绵羊。在夏代文化遗址中发现了羊骨架，证明当时的人已经开始饲养和食用羊肉。在食物匮乏的古代，养羊是为了填饱肚子。汉字中膳、馐、羹等与饮食文化相关的字，其结构中都有"羊"字，由此可见，在古代，羊作为一种美食在人们心目中有着重要的地位。

冬日窝居，干燥怎么办

营养指导：张　晋（中国中医科学院西苑医院治未病中心主任医师）
厨　　师：夏　天（中国烹饪大师）

天气寒冷，尤其室内外温差很大时，很多老年人都喜欢窝在家里不出门。但北方室内暖气较热，一整天下来，人很容易出现口干舌燥、口唇起泡、口腔溃疡等上火问题。所以，在冬季天冷的时候，不要总是待在室内，要偶尔出走一走，呼吸新鲜空气。如果待在家里，要适当开窗通风。室内比较干燥的话，要打开加湿器，增加空气湿度，并且多喝水，这样才能确保身体内水分充足。

冬天是阴气旺盛的时候，我们应该顺应天时来滋阴。想要达到持续有效的效果，就要靠对症的食物来调养。一般来说，越是营养丰富的食材，越能滋阴。下面这道排骨吹筋饼，就是十分适合冬季滋阴的美味佳肴。

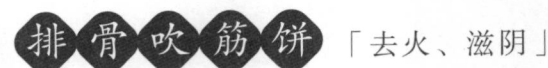

排 骨 吹 筋 饼「去火、滋阴」

食材：

排骨 600 克、玉指笋 200 克、高筋面粉 300 克、豆芽 100 克、白糖 10 克、盐少许、大料 1 个、桂皮 1 片、白芷 2 片、葱 5 克、生姜 5 克、食用油少许。

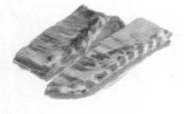
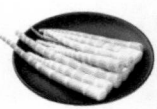
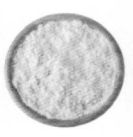
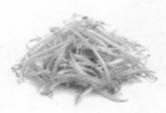

| 排骨 | 玉指笋 | 高筋面粉 | 豆芽 |

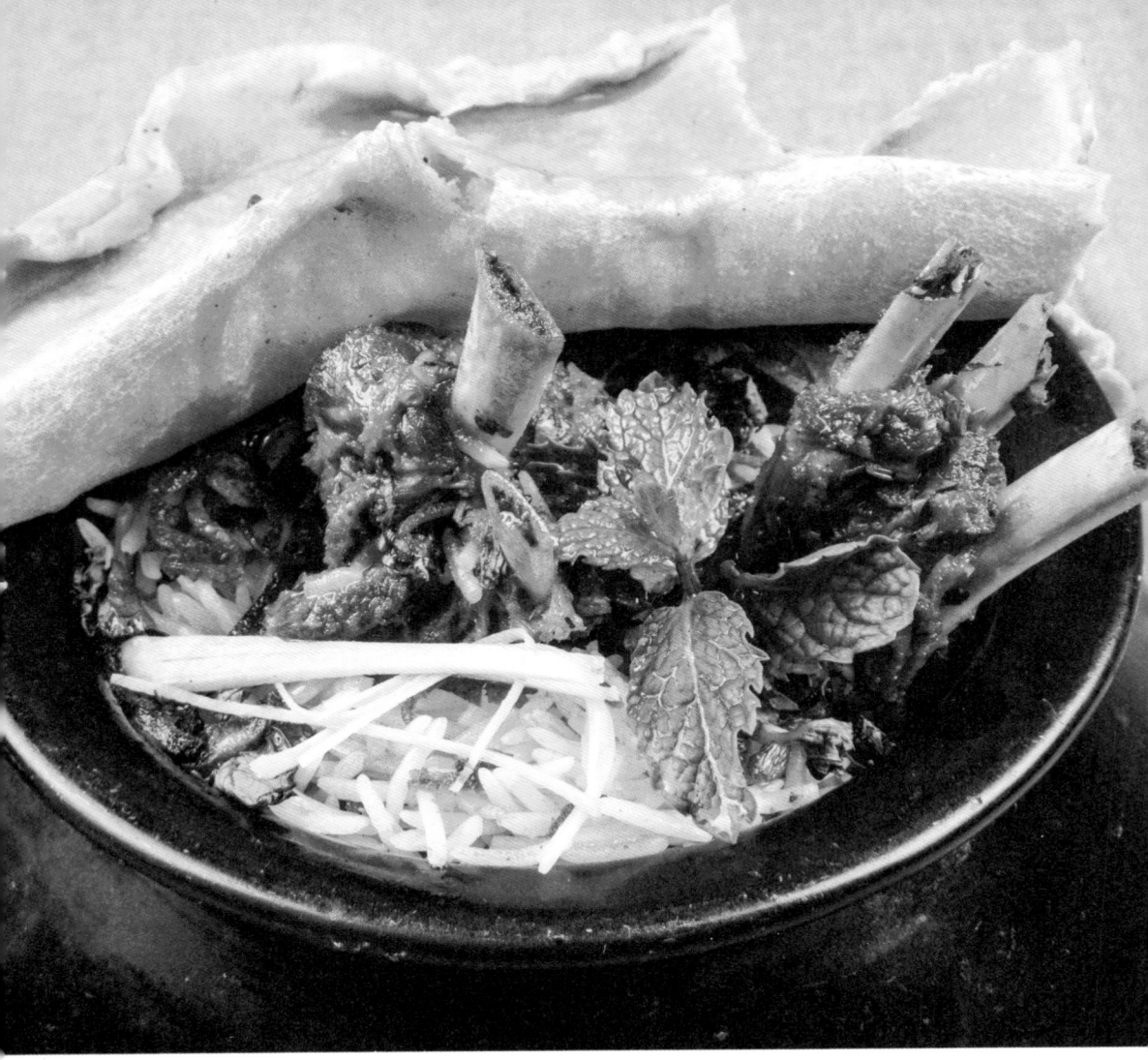

⬭做法：

1. 将排骨、玉指笋洗净切成小段备用；葱切碎，生姜切末备用。

2. 起锅开火，放少量油，放入排骨段下锅煸制，加适量白糖拌匀。

3. 当排骨逐步上色后，放入适量葱、生姜继续煸制。

4. 锅中依次放入桂皮、大料、白芷，再放入玉指笋，加入热水炖制。

5. 和面，醒发好，制作成饼状备用（操作见下文）。

6. 当锅内的排骨炖煮到25分钟左右的时候，放入豆芽，然后将面饼直接下锅，让其像盖子一样盖住下面的排骨，改小火，盖上锅盖蒸煮。

7. 面饼成为筋饼后，捞出改刀，与排骨段一起食用即可。

名厨叮嘱

1. 如何才能把糖色炒得恰到好处?

先把排骨在清水中浸泡半小时;然后将排骨放入油锅(平底锅最好),加入适量白糖,翻炒均匀;待看到排骨呈现出红润色泽的时候,说明糖色刚刚好了。

2. 筋饼的制作方法是什么?

高筋面粉加上盐,再加冷水和出面团。醒发一会儿后,面案上抹少量油,把面团切成一个个拳头大小的块,然后用擀面杖擀成圆饼,都擀好后,一层层叠放在一起。这里要注意,在每个饼的表面都要刷一层薄薄的油脂,这样下锅之后,皮与皮之间会出现充气状态,就是"吹筋饼"。

营养解析

排骨含有大量磷酸钙、骨胶原,可提供钙质,还具有养阴润燥、益精补血的功效;云南文山盛产的玉指笋,细嫩爽口,可以洗清散化痰,还能吸收肉的油脂。两者相搭,滋阴、去火效果较好。

◈ 美食趣闻 ◈

《战国策》中记载了这样一个趣事,中山国君主设宴款待群臣时,上了一锅羊汤。但是人多汤少,轮到一个叫司马子期的大夫时,汤就没有了。这位大夫一直非常介意这件事情,最终叛逃到楚国。并且,怂恿楚国出兵攻打中山国。中山国君主最终因一碗羊汤丢了王位。

冬天的火，
需要不上火的参茶来浇灭

营养指导：张　晋（中国中医科学院西苑医院治未病中心主任医师）

　　冬天屋外冰天雪地，屋里热气腾腾，尤其是在东北地区，屋内外温差巨大。在屋里放杯水，过不满一夜就蒸发得不见踪影。室内外温差大，出门穿衣较为厚重，体内热气无法正常排出，便会导致内火上升，出现一系列上火症状。

　　专家提醒，深冬季节去火，要注意用对方法。这时不能直接用牛黄解毒之类的寒凉之品生硬压制，否则反而更容易损伤脾胃，建议用甘寒滋阴的食材来解决。北沙参和麦冬都是很好的选择。

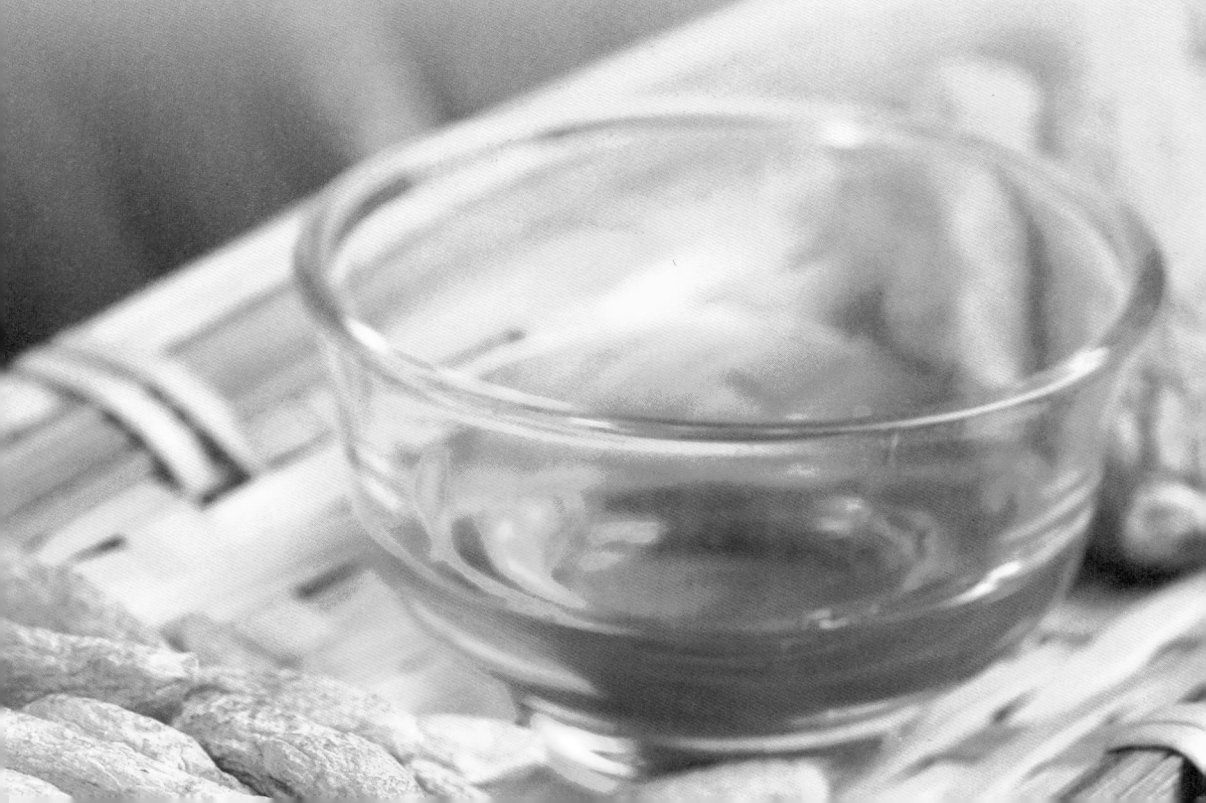

北沙参麦冬饮 「清火、养阴」

☙ **茶材：**

北沙参 6 克、麦冬 6 克、乌梅 2 颗、菊花 3 朵。

☙ **做法：**

开水冲煮饮用。

营养解析

　　北沙参是一种甘凉滋阴的药材，有补气养阴的作用，尤其对肺阴不足引起的口干舌燥、干咳无痰等症状有效；麦冬也属甘寒之品，有清心润燥的作用。

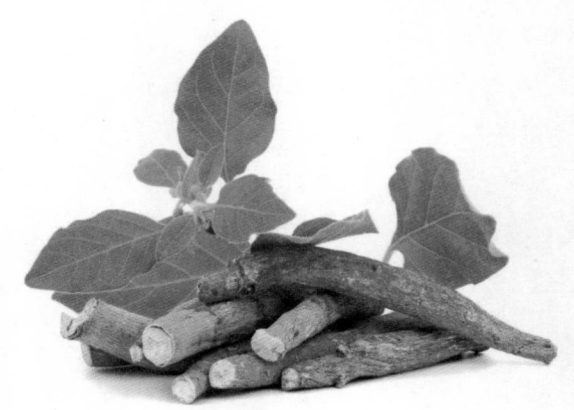

北沙参

❖ **延展阅读** ❖

　　在《山海经》中，麦冬又称"祝馀"。河南禹州有一个关于麦冬的传说：大禹治水成功后，庄稼大丰收，粮食吃不完。大禹就命令百姓把剩余的粮食抛撒到河流、山谷中庆祝，后来河岸旁、山谷中便长出一种草，即麦冬；再后来，人们称此草为"禹余粮"，又因为是庆祝粮食丰收抛撒余粮而生此草，故名"祝馀"。

大雪开始，小心收"藏"精气

营养指导：张 晋（中国中医科学院西苑医院治未病中心主任医师）
厨 师：蒋应荣（国家高级烹饪技师）

《月令七十二候集解》中记载："至此而雪盛也。"大雪节气的天气更冷，降雪的可能性比小雪时更大了。由于此时是阴气最盛的时期，正所谓"盛极而衰"，阳气已有所萌动。

大雪时节的饮食宜进补，气候寒冷的时候，人体的生理功能最弱，趋于封藏、沉静的状态，一方面是机体能量的蓄积；另一方面也是机体对能量营养需求最高的时候。大雪时节，人体的消化吸收功能相对较强，适当进补不仅能提高机体免疫力，还能使营养物质转化的能量最大限度地贮存于体内，有助于体内阳气的生发，为来年开春乃至全年的健康打下良好的物质基础。

大雪节气时进补应顺应自然，注意养阳，以滋补为主，这时可以多食用这道应季养生菜——花雕炖仔鸡。

花 雕 炖 仔 鸡 「活血通络、藏精气」

🐔 **食材：**

仔鸡肉 500 克、花雕酒适量、葱花 5 克、生姜 5 片、大料 2 个、枸杞 5~7 粒、桂皮 1 片、甜面酱 2 小勺、老抽 1 小勺、冰糖 5 克、食用油少许。

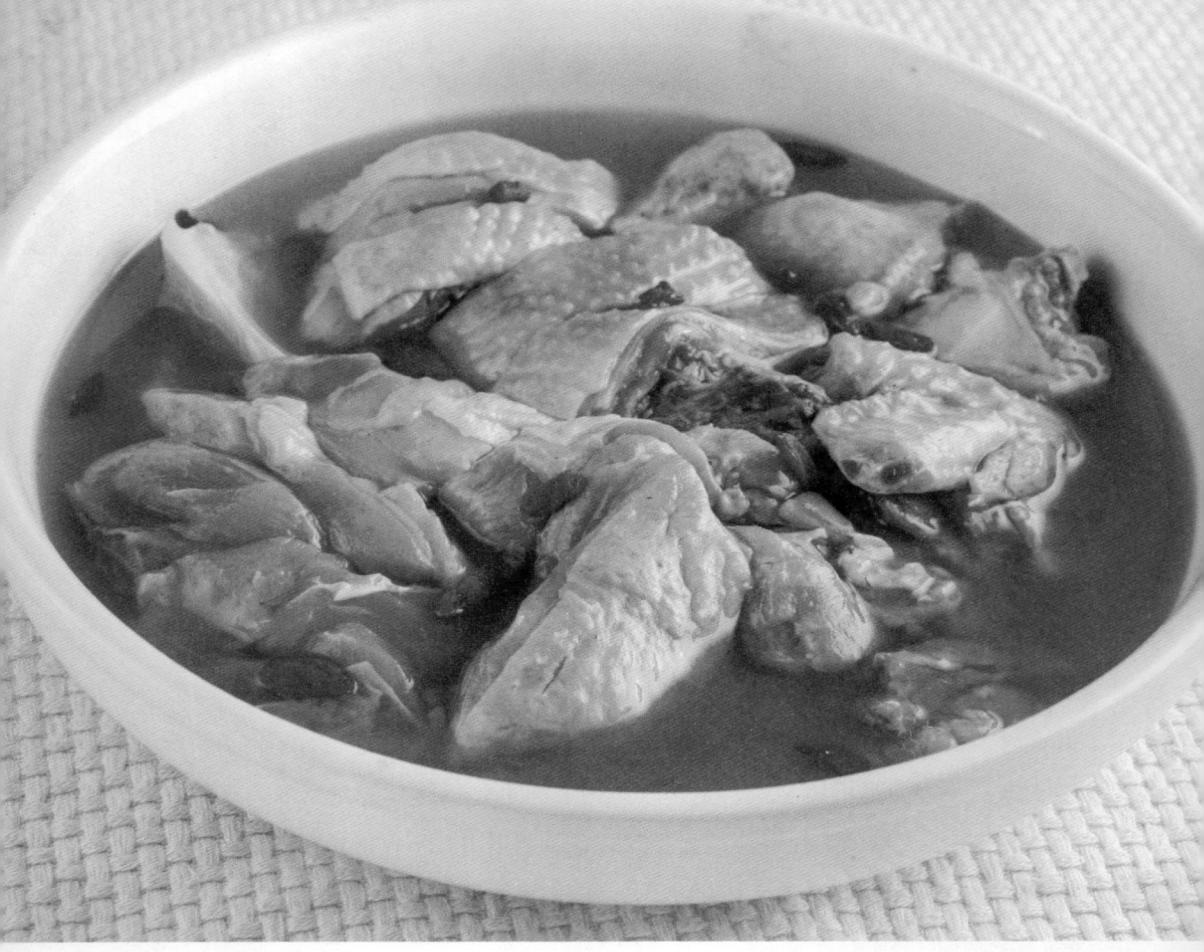

做法：

1. 仔鸡肉提前洗净，切大块备用。

2. 起锅开火下油，将生姜片、葱花、大料下锅煸炒。

3. 将仔鸡肉下锅煸炒，煸去部分水分。

4. 放入熬好的甜面酱和老抽，翻炒中放入冰糖。

5. 倒入花雕酒，基本要浸到仔鸡肉的一半。

6. 开锅后进入正式炖煮阶段，放入桂皮和枸杞，大约炖半小时即可出锅。

名厨叮嘱

1. 如何才能让炖鸡拥有香气十足的锅气？

首先，当鸡肉下锅后开始煸炒，要煸炒到鸡肉表面有些发黄才可以加料。

其次，加料时先放熬制过的甜面酱。

2. 买回家的甜面酱如何熬制？

放少量食用油和清水，小火慢慢熬，熬至甜面酱冒泡就可以了。

营养解析

鸡肉负责"藏"，能将阳气收住而不外散。鸡肉还可以健脾胃、补气，功效相当于中药中的黄芪。固护好胃气，身体里的阳气才能收敛得更好。

花雕酒是黄酒的一类，其活血通络的作用很突出。

桂皮具有活血化瘀的作用，还可以温阳散寒。

◇ **美食趣闻** ◇

鸡在古代的地位很高，一是因为老百姓都是听到鸡打鸣就会起床，开始一天的工作；二是鸡的寓意非常好。古人认为，鸟类通神，而鸡就是"百鸟之王"——凤凰的化身，所以鸡和鸡血具有驱鬼邪、去灾祸的作用，由此便出现用鸡占卜、驱邪和祭祀的习俗。

气虚多汗，可用京酱牛肉丝补气

营养指导：张　晋（中国中医科学院西苑医院治未病中心主任医师）
厨　　师：何　亮（中国烹饪大师）

冬季气温骤降，寒气袭人，但依旧有不少人会出现一动就出汗的问题，身体也比别人更怕冷。尤其是有些老年人手脚冰凉的同时，还有出虚汗的困扰。这往往是气虚导致的，胃表不固而出汗，出汗太多的时候，阳气也就跟着散出去了。

俗话说："冬天进补，开春打虎。"大雪时节的另一层含义是提醒人们要开始进补了。进补的作用是提高人体的免疫功能，促进新陈代谢，使畏寒的现象得到改善，健康过冬。所以，冬令食疗应以保持体内阴阳平衡、藏精御寒为主。

下面这道应季补气美食，有益气、固表、止汗名方——玉屏风散相类似的功效，还曾是清代乾隆皇帝下江南时偏爱的菜品——京酱牛肉丝。

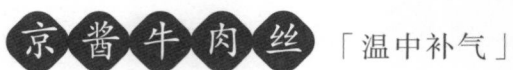 京酱牛肉丝「温中补气」

☺食材：

酱牛肉（熟）300克、豆皮100克、白萝卜15克、水萝卜15克、葱丝5克、料酒2小勺、生姜3片、甜面酱1小勺、白糖5克、盐2克、老抽1小勺、生抽1小勺、食用油少许、香油少许、水淀粉少许。

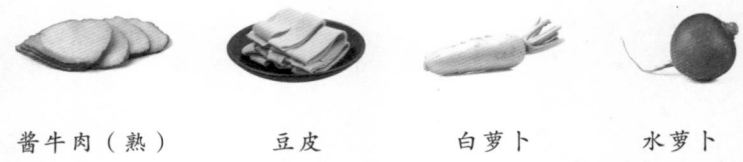

| 酱牛肉（熟） | 豆皮 | 白萝卜 | 水萝卜 |

176

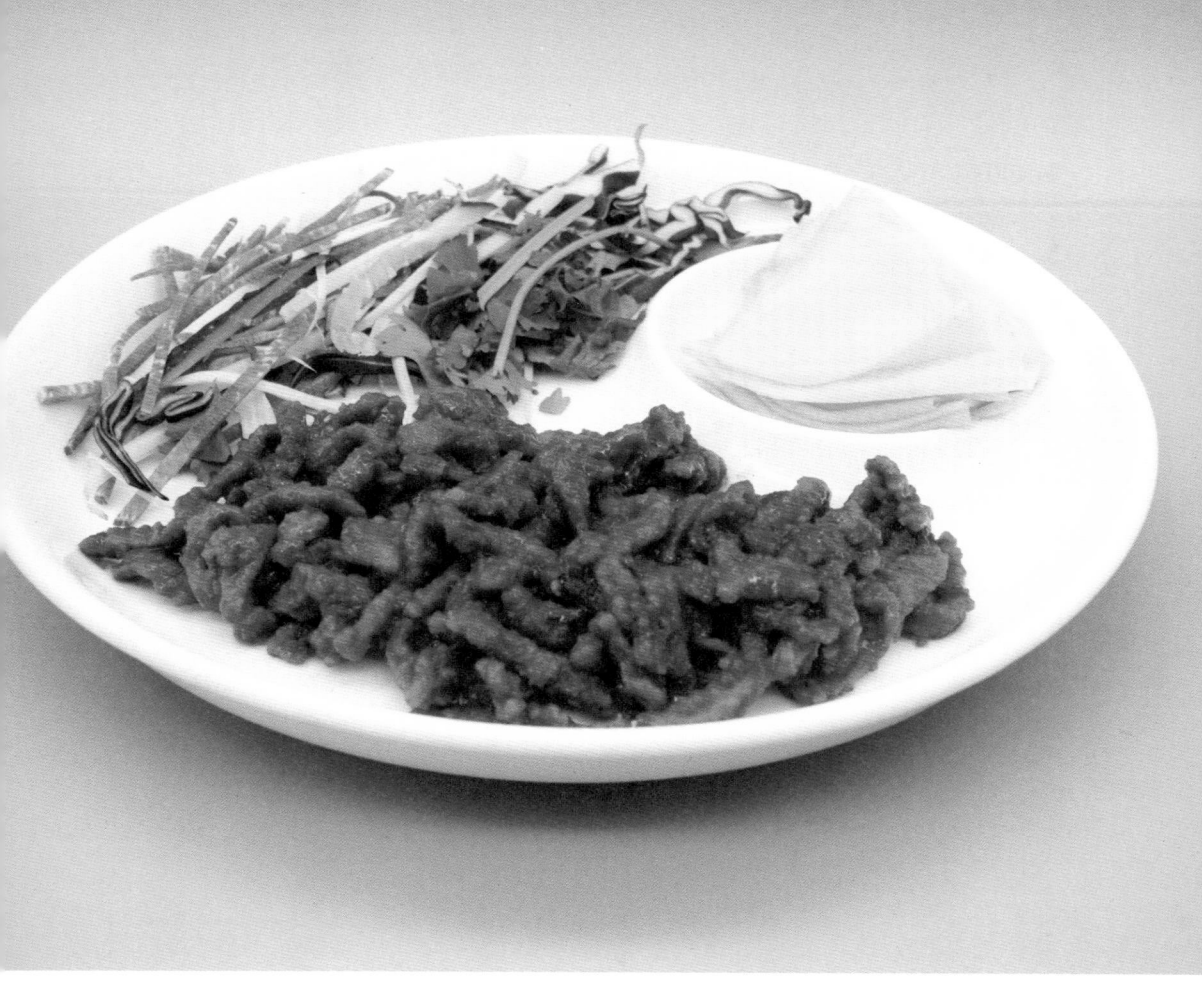

⚘做法：

1. 将酱牛肉切成丝备用；料酒和生姜片提前一起泡制出姜酒备用；白萝卜和水萝卜各洗净、去皮、切丝备用。

2. 在锅内放入食用油、香油、甜面酱等炒制，成酱料。

3. 将姜酒加入酱料中，小火炒香。

4. 加入白糖、盐、老抽、生抽。

5. 将切好的酱牛肉丝放入酱料中，加入清水烧制。

6. 待酱汁充分浸入酱牛肉丝中，勾芡，出锅。

7. 将酱牛肉丝、葱丝、白萝卜丝和水萝卜丝一起放入豆皮中，即可食用。

名厨叮嘱

炒酱的关键在于什么？

炒酱的关键在于食用油和香油的使用比例是 1∶1，且香油必不可少。

营养解析

牛肉有温中补气养胃健脾的作用。与猪肉做成的京酱肉丝相比，牛肉偏温补，更适合这个节气食用，可以提高人体免疫力。

豆皮有清热润肺、止咳消痰、养胃、解毒、止汗等功效。

◈ **延展阅读** ◈

酱牛肉的储存：如果是 3 天内的短期储存，用保鲜膜封好，然后放入冰箱冷藏室即可。如果想较长时间保存的话，将其切好后，放食物防腐剂或熏一下，都可以常温常态保存。

一杯紫苏茶，滋阴润燥很舒服

营养指导：徐荣谦（国家级名老中医）

张　晋（中国中医科学院西苑医院治未病中心主任医师）

　　古语云："小雪封地，大雪封河。"水和地都结成冰，人就更不可以随便发散阳气了。在这个时候，人们容易患上呼吸系统疾病，最容易出现，也是最常见的症状就是咳嗽，尤其以老年人多见。大雪是厚雪封藏万物、阳气归根的时候，此时养生重点在于滋阴潜阳。

　　古人又云："五日为候，三候为气，六气为时，四时为年。"大雪至冬至十五日，是为大雪三候。大雪三候是一年中天地阴气最盛之时，是为阴极。那么在阴气最盛时该怎样养生呢？当然是顺势而滋阴了，用杏仁来滋阴润肺就很不错。

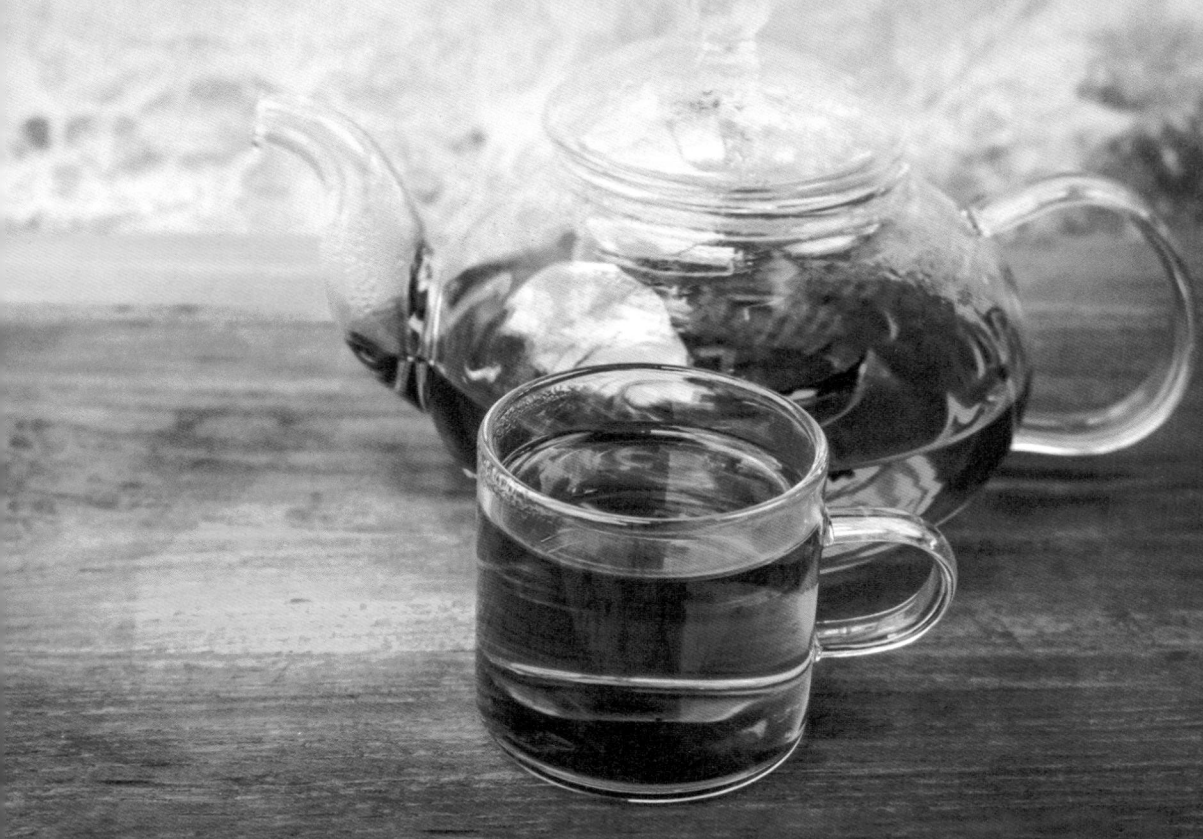

紫苏茶 「润肺止咳、辛温解表」

☺茶材：

紫苏 3 克、杏仁 6 克、红糖 3 克。

☺做法：

开水冲泡饮用。

☺专家提醒：

如果不喜欢甜的，可以少放或者不放红糖。

营养解析

紫苏是药食双用的药食材，而且全身都是宝，苏籽化痰，苏梗理气，苏叶解表发散。所以，当身体有恶寒无汗的症状时，就适合用苏叶。

清代医家黄宫绣在《本草求真》中说："杏仁，既有发散风寒之能，复有下气除喘之力……故凡肺经感受风寒……无不可以调治。"杏仁可以起到很好的止咳效果，还可以润肠通便。另外，杏仁里面含有丰富的纤维素，可以帮助通便排毒，老年的便秘患者食用，会有更好的效果。

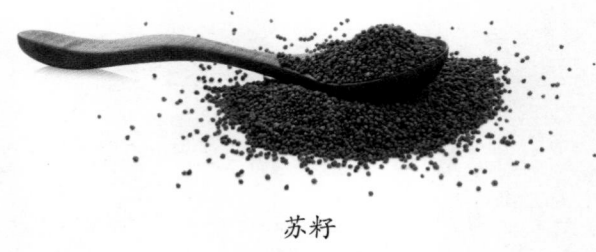

苏籽

◇ 延展阅读 ◇

杏仁被古人赋以"杏金丹""草金丹"之雅号，很多养生学家、美食家以及道家对杏仁颇多研究。唐代陈藏器认为"杏酥法服之润五脏，去痰嗽"，宋代苏颂称其可以"去风虚，除百病"，均以杏仁作为滋补抗老的食疗方。

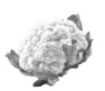

冬至吃饺补肾气，一举两得

营养指导：张　虹（首都医科大学附属北京中医医院耳鼻喉科主任医师）
厨　　师：夏　天（中国烹饪大师）

冬至是全年中最寒冷的一天，也是一年之中阴气最重且阳气刚刚萌芽的时刻。

冬至的到来，表示新的一年就要到了，因此，我们更应好好地调理身体。冬至养生，应该补阳气为主，补肾成了重头戏。而冬至吃饺子，其实也是养生的大好契机。中国人养生讲究天时地利，在冬季补肾这一点上也是如此。

古人认为，"得阳气则生，失阳气而亡"。在这个节气需要补充阳气，温肾健脾，可以预防感冒、心血管疾病等。有一种参，价格亲民，日常容易获得，还能帮助生发阳气，这就是党参。以党参入馅的元宝饺子，不仅寓意来年身康体健，还意味着财源广进。

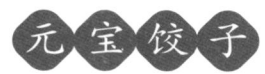 元宝饺子 「温肾健脾、补充阳气」

♨ **食材：**

羊肉馅 300 克、白面粉 250 克、玉米面粉 250 克、党参 50 克、胡萝卜 100 克、红黄椒各 1 个、鲜木耳 5 朵、生抽 1 小勺。

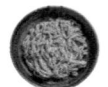 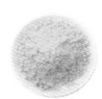  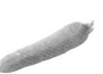   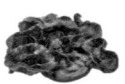

| 羊肉馅 | 白面粉 | 玉米面粉 | 党参 | 胡萝卜 | 红椒 | 黄椒 | 鲜木耳 |

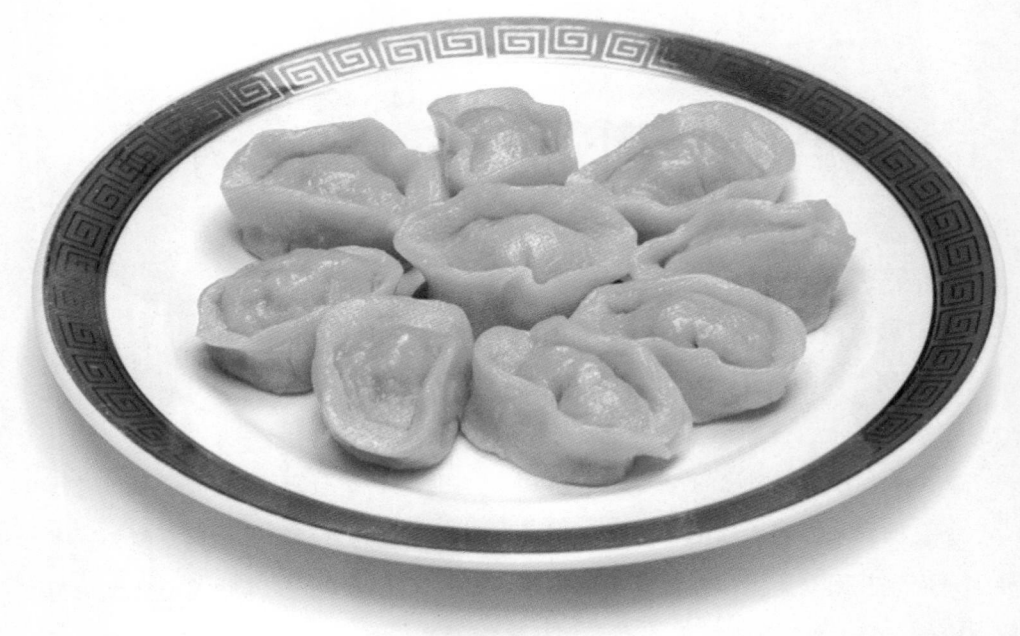

☐做法:

1. 胡萝卜去皮,切成极其细小的丁备用;党参焙干,磨成粉备用;鲜木耳、红椒和黄椒洗净切碎备用。

2. 锅内下油,放入胡萝卜丁煎制;白面粉、玉米面粉、少许党参粉和成面团备用。

3. 羊肉馅中加入生抽调味,再放入一点党参粉,搅拌均匀,将煸制好的胡萝卜丁放进去。

4. 再依次往馅里放入鲜木耳碎、红椒碎和黄椒碎。

5. 包成常规的饺子模样,然后揪住两角,向相反方向捏合成元宝形状,中火下锅煮5分钟即可。

名厨叮嘱

1. 羊肉做馅的时候如何去腥?

将经过开水焯烫的花椒水倒入羊肉馅内,即可快速去除肉馅的腥气。

2. 面粉合面的种类和比例是怎样的?

白面粉：玉米面粉：党参粉使用的比例是 10：10：1。

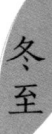
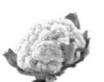

营养解析

羊肉性味甘温，冬季温补最适宜，其产生的热量多，既可以抵御风寒，也可以滋补身体，是最佳的冬令食品之一。而党参味甘，性平，主入脾、肺二经，有与人参类似的补益脾肺之气的作用，还有气血双补之功效，适合气短口渴、内热消渴的患者。羊肉和党参强强联合，温补阳气的效果好。这里选择党参，而不用常见的西洋参，是因为后者偏寒性，冬天使用并不适宜。

◈ 美食趣闻 ◈

相传，张仲景辞官回乡时，看到乡亲们饥寒交迫，很多人的耳朵都冻烂了。于是他便搭起医棚，将羊肉和驱寒药材放在锅里煮，煮熟后捞出来切碎，用面皮包成耳朵样子的"娇耳"，分给乡亲们食用。后来，人们为了纪念张仲景，便在这天照着"娇耳"的样子包成食物，也就是如今的饺子，久而久之，便有了冬至吃饺子的习俗。

冬天痰多气滞怎么办

营养指导：张　虹（首都医科大学附属北京中医医院耳鼻喉科主任医师）

厨　　师：贾月星（中国烹饪大师）

　　冬天是进补的好时节，养生得益，来年身体才能健康无忧。相反，如果饮食进补的过程中不得方法，则很容易内生痰热。饮食失调，脾胃运化首先会有不良反应，气血津液化生也都逐渐发生障碍，出现气滞痰郁、痰热胶结的情况，引发肥胖，最终引发多种心脑血管疾病。

　　下面是营养专家带来的"一丝、一粉、一油"，它们放在一起做的应季养生菜肴，可以清热化痰、理气活血。这些食材不仅功效好，更是三者强强联合，那么这道集美味与功效于一身的三丝爆宽粉，具体是如何制作的呢？

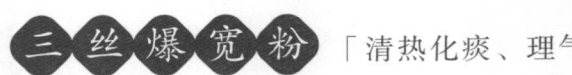

三 丝 爆 宽 粉 「清热化痰、理气活血」

❀食材：

玉米淀粉 100 克、葛根粉 200 克、牛蒡 30 克、尖椒 50 克、胡萝卜 100 克、红花籽油 15 克、葱 3 克、生姜 3 克、生抽 1 小勺、料酒 1 小勺、盐 3 克、白糖 3 克、食用油少许。

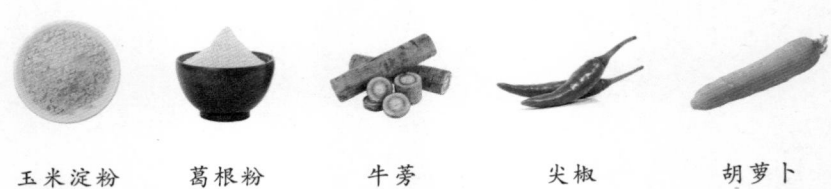

| 玉米淀粉 | 葛根粉 | 牛蒡 | 尖椒 | 胡萝卜 |

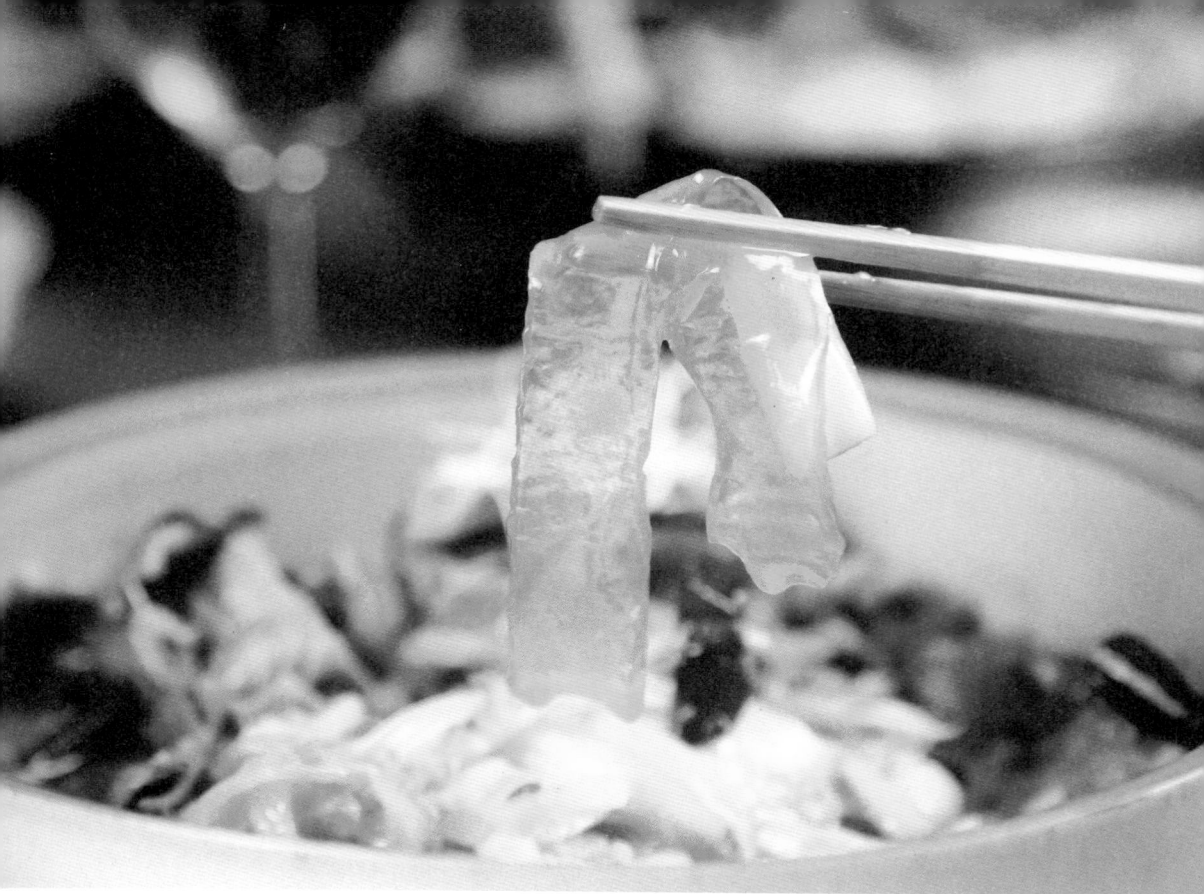

做法:

1. 牛蒡去皮切丝备用;胡萝卜洗净切丝备用;尖椒洗净去瓤,切丝备用。

2. 将葛根粉和玉米淀粉倒入碗中充分搅匀,倒入清水,搅拌均匀成糊状。

3. 平底锅中倒少许油,至三成热的时候,将粉糊倒入平铺,煎至饼面鼓起后翻面,再煎至两面变色后,放入凉水中浸泡10分钟,即成宽粉。

4. 锅中倒入红花籽油,爆香葱、生姜后,将牛蒡丝下锅炒至润色,再放入尖椒丝和胡萝卜丝一起翻炒。

5. 放入盐、白糖、生抽调味,放入浸泡好的宽粉翻炒,烹入料酒,炒至成熟即可。

名厨叮嘱

怎样才能让宽粉弹力爽滑，久放不软？

首先是比例，葛根粉和玉米淀粉的使用比例应该是 2：1。

其次加入清水时，清水和粉的使用比例也是 2：1，这样宽粉才能更好地成形。

营养解析

牛蒡又称东洋参，《药性论》中提及牛蒡可通行十二经脉，能除五脏恶气。《名医别录》中更明确指出，牛蒡可以治疗中风。牛蒡还有清热化痰的作用。

葛根粉有舒筋、理气、活血的作用，根据《神农本草经》中的记载，其味甘，主诸痹，理气活血，治肩背痛，防中风。何为痹？气血阻滞的状态即为痹。

红花籽油有活血化瘀之功效，且滋润食材的能力特别强。

◈ 美食趣闻 ◈

在古代，牛蒡被视为药食两用的传统药食材。唐代孟诜的《食疗本草》中就曾记载，牛蒡"根，作脯食之良"。南宋林洪所著《山家清供》中也记载："牛蒡脯，孟冬后，采根净洗、去皮，煮毋令失之过，捶扁压干……浥一两宿，焙干食之，如肉脯之味。"经过煮制，以各种调味料浸润再焙干的牛蒡，可以吃出肉脯的感觉。明代以后，牛蒡才逐渐淡出餐桌，主作药材。

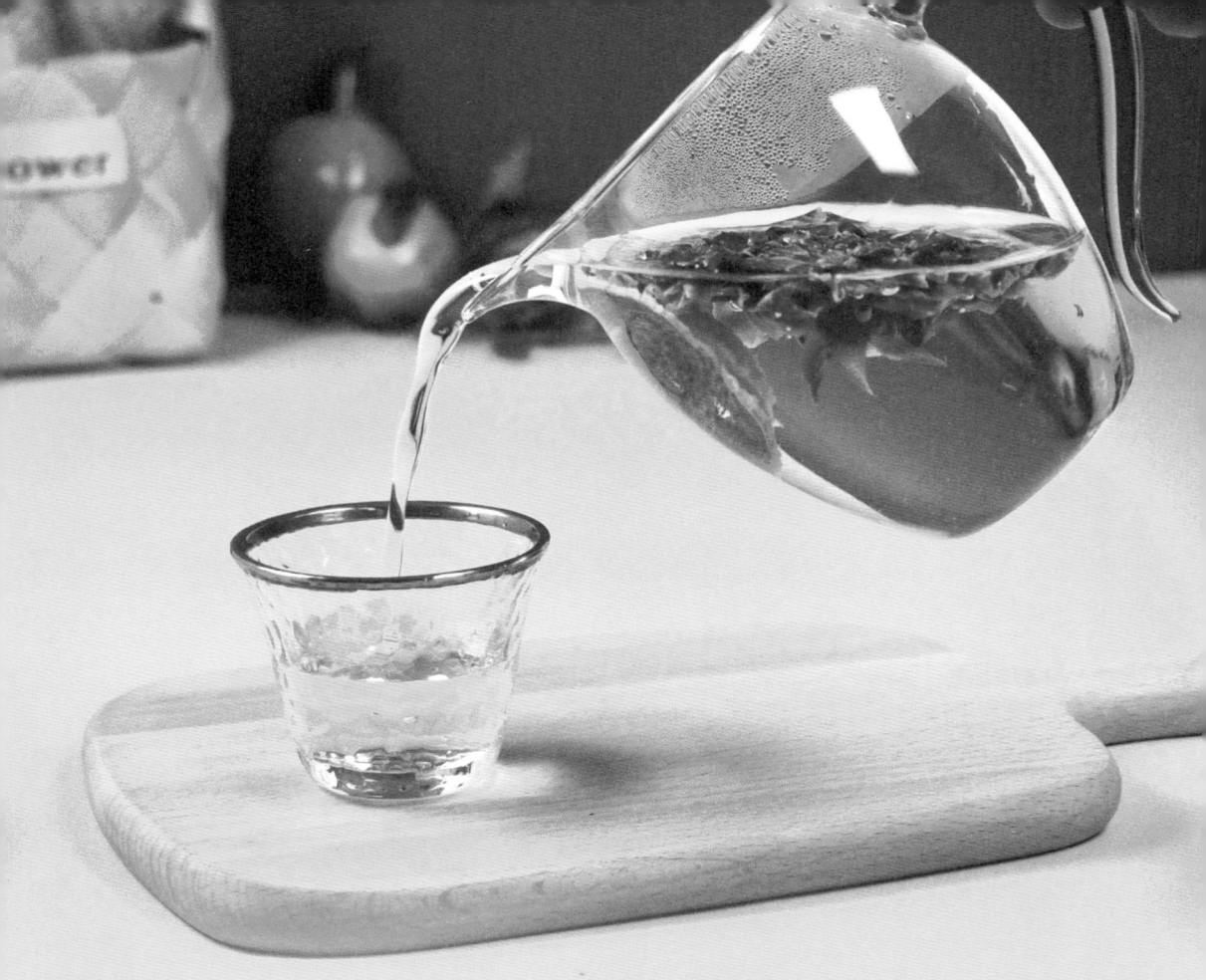

边补边喝，疏肝理气陈皮玫瑰茶

营养指导：张　虹（首都医科大学附属北京中医医院耳鼻喉科主任医师）

　　冬季，火锅逐渐成为人们餐桌上的最爱。不仅因其美味，更因为其食材丰富，符合大家冬季进补的需求。所以，很多人都选择用火锅的方式来进补。偏瘦的人可以吃海鲜火锅，胶原蛋白多；有"三高"且上了年纪的人适合吃菌锅，脂肪含量低，营养搭配均衡；身体虚、手脚冰凉的人适合吃羊肉火锅；但是，肝火旺盛、脾气比较急躁的人不宜多食火锅，否则可能会常出现口干舌燥、口臭、长青春痘、牙龈浮肿疼痛等症状，女性长期肝火旺盛还可能会引发月经不调、乳腺增生等较为疾病。

　　美味当前不能痛快享受，这可怎么办呢？究其根本原因，是肝郁脾虚。下面这道陈皮玫瑰代茶就能很好地解决这个问题，边喝边补，两不耽误。

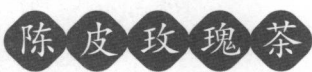 **陈 皮 玫 瑰 茶** 「疏肝解郁、健脾理气」

☯**茶材：**
玫瑰花 6 克、陈皮 6 克。

☯**做法：**
开水冲泡饮用。

营养解析

陈皮性温，味苦、辛，具有理气健脾、燥湿化痰的功效。而玫瑰花是生活中常见的一种植物，气味芳香，含有多种氨基酸、维生素，既能食用，又能入药，其性温，味甘、微苦，有行气解郁、活血散瘀的功效。这两者性味相似，药效不冲突，可以一起泡水，能够健脾理气，适合肝胃气痛、食少呕恶者饮用。

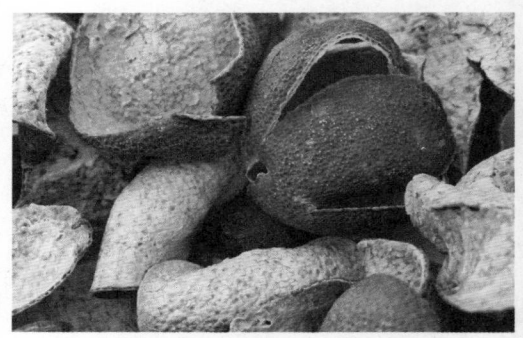
陈皮

◈ **延展阅读** ◈

　　俗话说："一两陈皮一两金，百年陈皮胜黄金。"陈皮真的越老越好吗？李时珍在《本草纲目》中说陈皮"今天下多以广中来者为胜"，清代张璐在《本经逢原》里也说陈皮"苦、辛、温，无毒，产粤东新会，陈久者良"，说明陈皮"陈久者良"的确是事实。

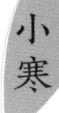

小寒的寒是寒湿吗

营养指导：左小霞（中国人民解放军总医院第八医学中心营养科科室主任）
　　　　沈　晨（首都医科大学附属北京中医医院消化科副主任医师）
　　　　张　虹（首都医科大学附属北京中医医院耳鼻喉科主任医师）
厨　　师：顾玉亮（中国烹饪大师）

　　一年之中，"大寒不冷小寒冷"。此时，重点防的寒就是湿寒。那么，我们身体中的湿气是从哪里来的，为什么小寒时节尤其严重呢？这是因为在小寒时节，地面上来的气是最寒的时候，水遇上低温就会结成冰，人体中的水液代谢也是同理。天越冷，体液就越不通畅，所以在小寒时节，祛湿是重点。此外，脾主运化，包括运化水液。也就是说，脾对水液有吸收、转输和布散的作用。所以，健脾的同时祛湿，就是小寒时节的饮食养生重点。

　　下面这道创意养生菜——烧汁鳕鱼培根卷，将鳕鱼和培根融合在一起，再搭配上生菜，不仅颜色亮丽，营养均衡，还具有非常良好的健脾祛湿功效。

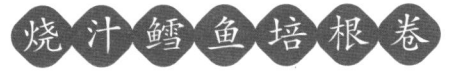「健脾祛湿、营养均衡」

☯食材：

鳕鱼250克、培根50克、薏苡仁10克、生菜5克、淀粉3克，食用油、黑胡椒、白糖、蜂蜜各适量，蚝油、海鲜酱、腐乳汁各1小勺，生抽2小勺。

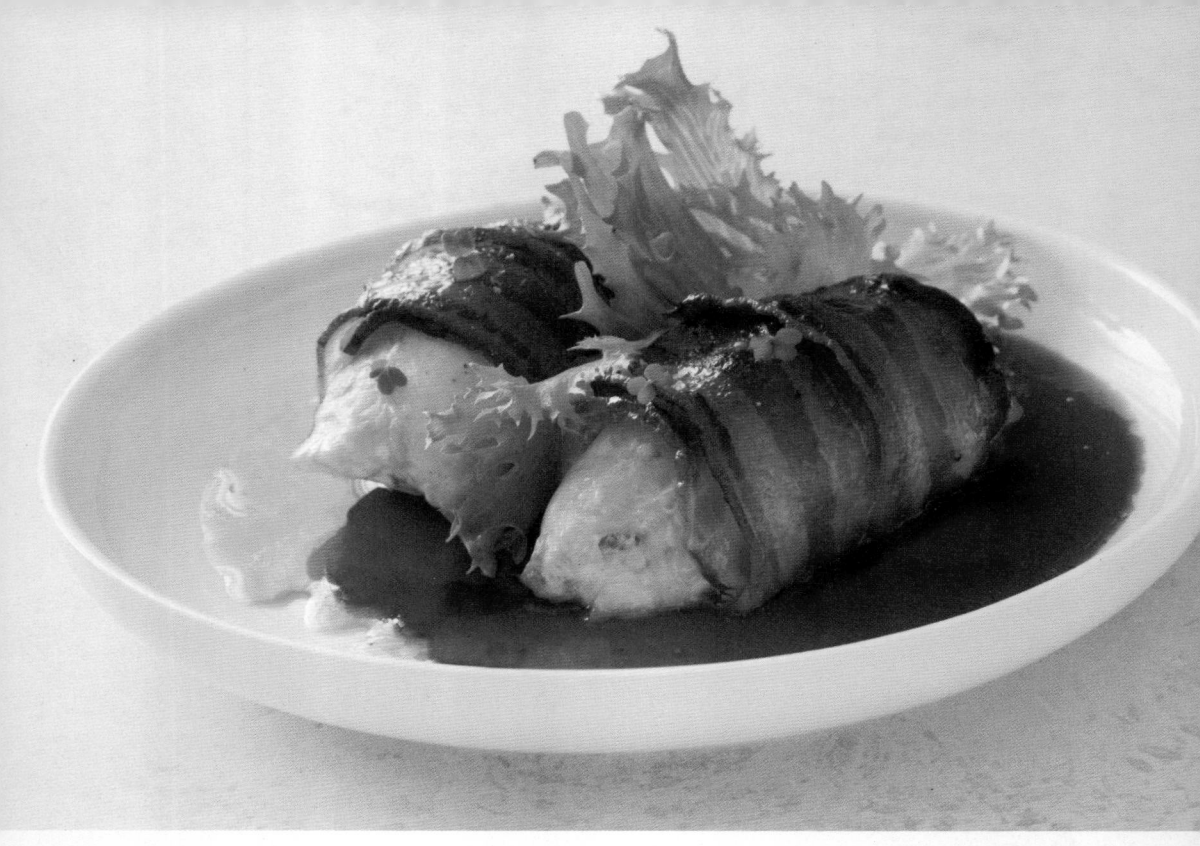

❀做法：

1. 将鳕鱼切片，再用等宽的培根将鳕鱼片卷起来，用牙签插好固定备用。

2. 在鳕鱼卷的两边用淀粉封口定形；薏苡仁用水煮熟备用；生菜洗净备用。

3. 把封好口的鳕鱼培根卷，在热锅凉油的状态下入锅，煎至两面焦黄，即可盛出备用。

4. 在盘子中摆上熟的薏苡仁，将鳕鱼培根卷和生菜摆放在上面。

5. 浇上烧汁（操作见下文）即可食用。

名厨叮嘱

1. 培根卷需要煎制多长时间？
在小到中火状态下，煎制 5 分钟左右至两面焦黄即可。

2. 最后浇上的烧汁怎么制作？

取蚝油、海鲜酱、腐乳汁各 1 小勺，生抽 2 小勺，黑胡椒、白糖、蜂蜜各适量，一起搅匀后，加 2 倍的清水稀释即可。

营养解析

此菜中，薏苡仁入脾、胃、肺经，具有健脾渗湿、清热利水的功效；鳕鱼具有丰富的蛋白质，而脂肪含量却很低，滑嫩鲜美，非常适合老年人食用。

◈ **美食趣闻** ◈

在古代，薏苡仁属于贡米，可见它的营养价值、药用价值极高，是中医师偏爱的祛湿食材。在我国薏苡仁的食用历史非常悠久。薏苡仁是祛除湿气的极佳选择，对常年患有湿气的人有显著疗效，被中医誉为"除湿之王"。

冬季看家大白菜，怎么吃最营养

营养指导：沈　晨（首都医科大学附属北京中医医院消化科副主任医师）
厨　　师：夏　天（中国烹饪大师）

　　一到冬天，大白菜就成了当之无愧的"看家菜"。大白菜看似平常，却蕴含别样的人文精神。在古代，大白菜的别称是"菘"，这是因为它凌冬晚凋，四时常见，有松树之操。通俗来说，大白菜虽然常见，但拥有像松树一样耐寒的优秀品格。在寒冷季节，很多人都会出现怕冷的情况。我们怎样才能和大白菜一样耐住严寒，健康过冬呢？

　　关键在于暖胃。深冬是胃病的高发季节。对于有胃病的人来说，深冬养胃，势在必行。在这个时候，人体为了保持一定的热量，必须促进体内糖分、脂肪和蛋白质等物质的分解，以产生更多能量，适应机体的需要。膳食中，应多补充产热营养素，如糖分、脂肪、蛋白质，以提高机体对低温的耐受力。此外，脾胃的脾性是喜燥恶寒，可以多吃些善于温阳暖胃的食物，如牛肉、羊肉、韭菜等。

　　下面这个大白菜千层暖锅里，就藏了一个暖胃暖心的"暖宝宝"，到底是什么呢？

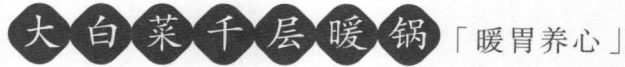 大白菜千层暖锅「暖胃养心」

☁食材：

大白菜 250 克、牛肉 150 克、洋葱 10 克、西红柿 1 个、鸡蛋 1 个、番茄酱 1 小勺、生抽 2 小勺、蚝油小半勺、白糖 5 克、胡椒粉 2 克、花雕酒 5 克、老抽 1 小勺、食用油少许、淀粉 1 勺。

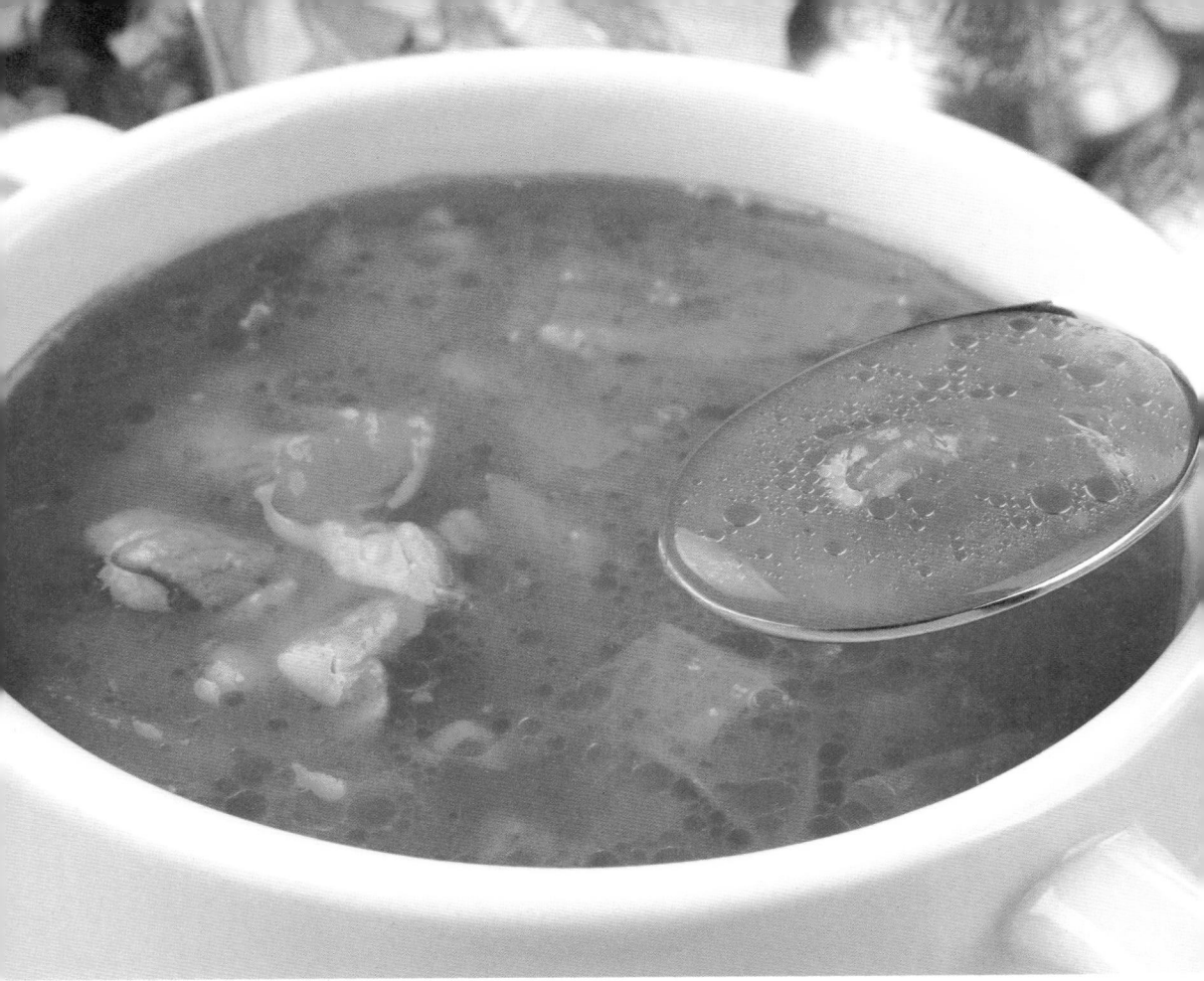

☺ **做法：**

1. 牛肉切成薄片，放入碗中腌制（操作见下文）；洋葱去皮洗净、切碎块备用；西红柿洗净切块备用。

2. 将整个大白菜洗净，横向一分为二，取有根的一半。

3. 把大白菜放置于砂锅中，将菜叶之间稍微展开空隙，沿大白菜空隙塞入腌制好的牛肉片。

4. 起锅热油，炼制洋葱油，浇在锅中增香。

5. 加入西红柿块，转小火，放入调好的配料汁（操作见下文）和清水，继续焖煮 15 分钟即可。

名厨叮嘱

1. 腌制牛肉的方法是什么?

牛肉切片后依次放少许蚝油、生抽拌匀,然后按摩牛肉片,再加入一个鸡蛋清增润增嫩,最后放入 1 勺淀粉,牛肉就会变得饱满又丰润。

2. 最后放入的配料汁如何制作?

在小碗里依次放入番茄酱、少许蚝油、白糖和胡椒粉,最后加入花雕酒和老抽,拌匀即可。

营养解析

牛肉善补脾胃,分为水牛肉和黄牛肉。水牛肉性质偏凉,黄牛肉性质温和。应季进补,不仅要养脾胃,也要温脾胃,所以这里用的是黄牛肉。

大白菜可以养胃、增津液,能有效缓解口干舌燥的情况。此外,它还可以清肺热、清肝火,心情不好时吃点,可以舒缓肝气,也能通腑通便。所以说,深冬食用大白菜,搭配温和的牛肉,暖暖和和,还不用担心上火。

◈ **延展阅读** ◈

漂亮的开花白菜是怎么做的?首先将大白菜心去掉叶,在汤中汆煮 30 分钟,挤净水分,然后浇上汤汁,即可有开花的惊艳效果。

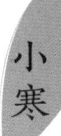

健康粗粮，怎么吃才舒服

营养指导：李 缨（首都医科大学宣武医院营养科主任医师）
厨　　师：何 亮（中国烹饪大师）

　　冬天食欲旺盛，但有的人总感觉饿。冬天，既要保证营养，又想保持体形，这一矛盾如何才能破解？用粗粮替换部分主食是方法之一。《中国居民膳食指南》推荐成人每天摄入主食的量是 250～400 克，粗粮和细粮的摄入比例是 1:3。按照这个标准，成人一天需要一定量的粗粮。但对上了年纪的人来说，粗粮入口，有时候会感到刺激咽喉，难以下咽。如何才能舒舒服服地吃粗粮呢？

　　古人爱吃粗粮，富贵人家也是如此，因为多吃粗粮可以预防疾病，所以自古以来，粗粮都在餐桌上占据一方位置。我们生活中常见的粗粮，有小米、玉米、黄豆、蚕豆、红薯、山药等。

　　下面这道苔皮炒酱牛肉易于消化吸收，十分适合全年龄段的人群食用。使用红薯淀粉所做成的宽粉条就被称为苔皮。当红薯淀粉遇上牛肉，会碰撞出什么样的口感？

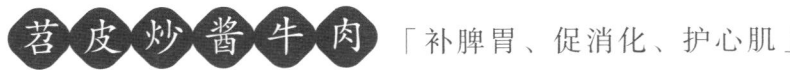

苔皮炒酱牛肉「补脾胃、促消化、护心肌」

🍴**食材：**

红薯淀粉 250 克、酱牛肉 200 克、彩椒 40 克、洋葱 40 克、葱 3 克、生姜 3 克、生抽 1 小勺、料酒 2 小勺、胡椒粉 3 克、白糖 3 克、盐 3 克、食用油少许。

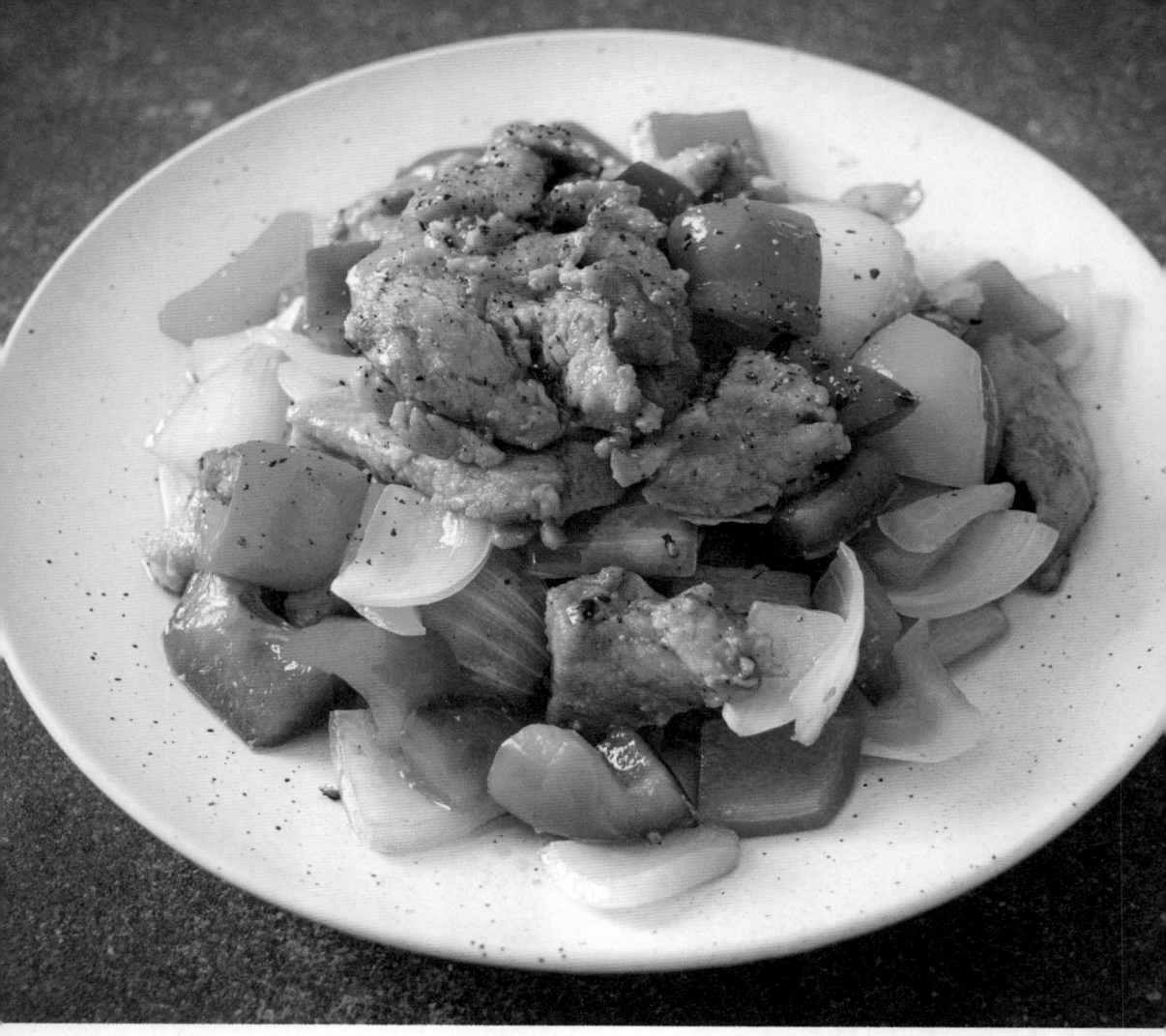

✿做法：

1. 红薯淀粉加水，搅拌成糊状备用；酱牛肉提前切片备用；彩椒、洋葱洗净切块备用；葱、生姜切末备用。

2. 锅中少油，至三成热时，倒入红薯粉面糊摊成苔皮，取出切块备用。

3. 锅中倒油，放入葱、生姜炝锅，加入酱牛肉片煸香。

4. 然后放入彩椒块、洋葱块，再放入切好的苔皮块。

5. 加盐、生抽、料酒、胡椒粉、白糖调味即可。

名厨叮嘱

煎制苔皮的时候关键要注意什么？

一是少油，食用油 3 克左右，保持锅底微微有油的状态即可。

二是双面煎制，一面成形后翻另一面，使其受热均匀，弹性自然。

营养解析

中老年人想舒服地吃杂粮，首先要选对食材。

红薯淀粉中所含有的膳食纤维可以有效地刺激肠壁，增强肠胃道的蠕动，促进消化，通便排毒，适合有便秘的老年人。此外，红薯淀粉中含有丰富的胡萝卜素和天然叶酸，能营养心肌，保护心血管。

中医认为，牛肉具有补脾胃、补养气血、补肝肾、强筋壮骨的作用，经常食用，对有腰膝酸软、消化不良的人非常有帮助。

◇ **美食趣闻** ◇

三国时，刘备、关羽和张飞在桃园三结义。桃园的主人专门为他们设宴，选了红薯淀粉作主料，寓意这三人的友情像这粉条一样绵长，还加入了尖椒和老坛酸菜等食材，寓意兄弟三人共经苦辣，情谊不改。后人因为其酸辣入味，尤其美味，被称为"酸辣粉"。

寒冬祛湿：和胃化湿代茶饮

营养指导：张　晋（中国中医科学院西苑医院治未病中心主任医师）

　　到了深冬，大家都非常关注进补，很少有人注意到祛湿的问题。那么，冬季是否也要关注祛湿呢？在风、寒、暑、湿、燥、火这六种邪气中，中医认为，最恼人的就是湿邪。因为它特别狡猾，总要和另外一种邪气协同作用，让自身的攻势更加迅猛。尤其在冬天，体内有湿气的人，会比其他人更容易出现健康问题。这是因为，湿气拉着寒气一起"作恶"，形成寒湿。这是一种比较复杂的病理状态，如何才能更好地祛寒又祛湿呢？

　　同理，要选择有双重养生效果的对应中药材。中医认为，脾虚是导致体内寒湿的主要因素之一，所以想要祛湿寒的话，首先要调理脾虚的情况，在生活中可以适当地食用一些利于健脾胃的食物。其实，中药中不乏这样既能健脾和胃，又能祛湿气的中药，比如茯苓和白术。

　　下面这道《清宫医案》中记载的，清光绪皇帝曾用的和胃化湿代茶饮，就能很好地解决这个问题。

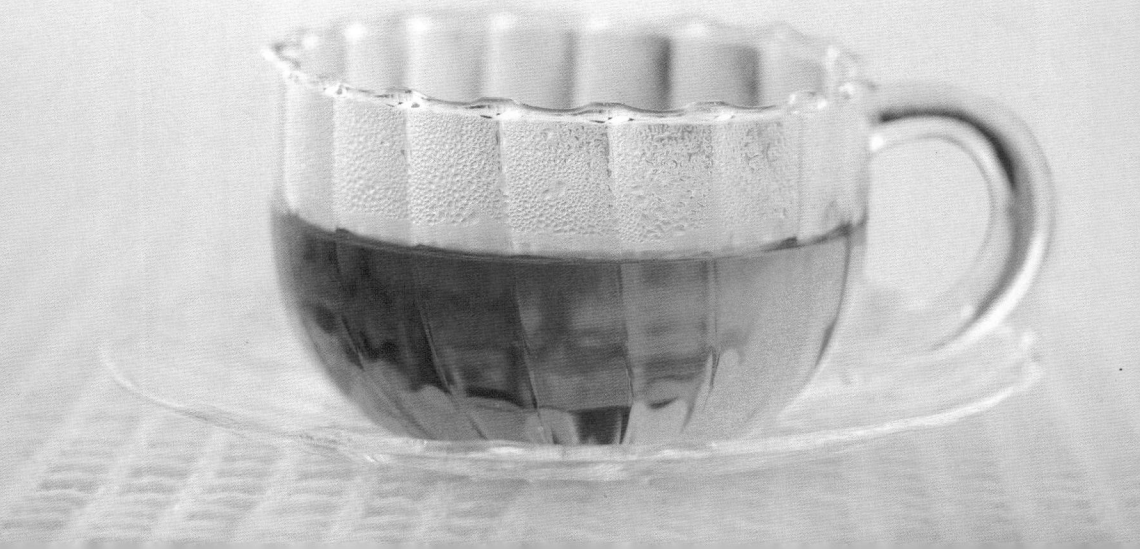

和胃化湿代茶饮 「健脾和胃、祛湿补气」

☯**茶材：**

白术、茯苓、陈皮、半夏、芦根、桑叶、菊花、灯心草各适量。

☯**做法：**

所有材料一起煮水饮用。

☯**专家提醒：**

有肠胃不适和湿邪内盛的人群适用。如果是自身体质偏寒凉或深冬季节过于寒凉的情况，可以把后面四味凉性药材（芦根、桑叶、菊花、灯心草）去掉，只用前面四味即可。

营养解析

　　白术和茯苓都是中医临床常用中药，且都是温性，兼具健脾和胃、祛湿、补气的效果。补气第一方的"四君子汤"中就包含白术和茯苓这两味药材。

　　在此基础上，再加上陈皮和半夏，就成了陈皮半夏汤，出自《济阴纲目》卷八，具有理气化痰、降逆止呕的功效。

◇ **延展阅读** ◇

　　在古代，中药的制药方式有多种。直接晒干切片保存的叫"生白术"；在炒锅内加上麸皮，热锅后加上干白术，小火炒，炒出黄色后取出，然后筛掉麸皮，最后晾干的叫"炒白术"；直接放锅里炒，然后淋湿再晾干的叫"焦白术"。我国的中草药也多用这几个方法来炒制保存。

冬季进补少不了的黑豆

营养指导：张　晋（中国中医科学院西苑医院治未病中心主任医师）
厨　　师：张祯祥（中国烹饪大师）

　　生命的过程是生、长、收、藏循环往复的过程，于四季的体现，就是春生、夏长、秋收、冬藏；于人体五脏的对应，就是肝主生、心主长、肺主收、肾主藏。明白了这个基础，就能自然理解深冬大寒之际，人体的阳气需求要和自然阳气的运动保持一致的道理。越是遇到寒冷的环境，阳气越应内敛、下降，藏于肾中，所以说，肾气的潜藏在冬季是主导。

　　冬季补肾，是顺应自然界趋势的选择。在补肾的物质中，一锅暖暖的羊肉煲再合适不过了。下面这道温肾补肾的当归黑豆羊肉煲中，补肾的好食材羊肉搭配黑豆，功效更佳。

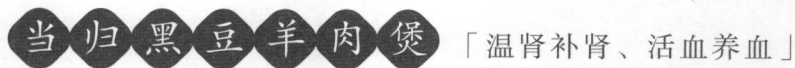

当归黑豆羊肉煲「温肾补肾、活血养血」

⊕食材：

羊肉 300 克、黑豆 20 粒、青萝卜 15 克、红枣 5 颗、当归 2 片、青椒 1 个、洋葱 10 克、十三香 5 克、孜然粉 10 克、老抽 1 小勺、生抽 1 小勺、料酒 1 小勺、冰糖 5 克、盐 5 克、食用油少许、葱 5 克、生姜 5 克、蒜 4 瓣。

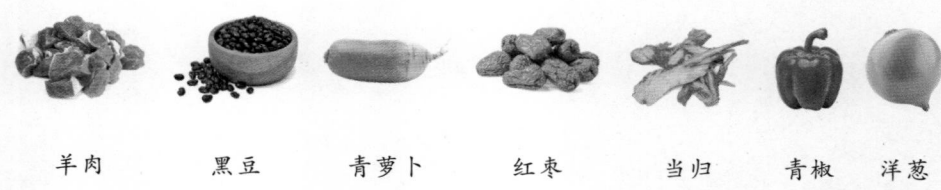

| 羊肉 | 黑豆 | 青萝卜 | 红枣 | 当归 | 青椒 | 洋葱 |

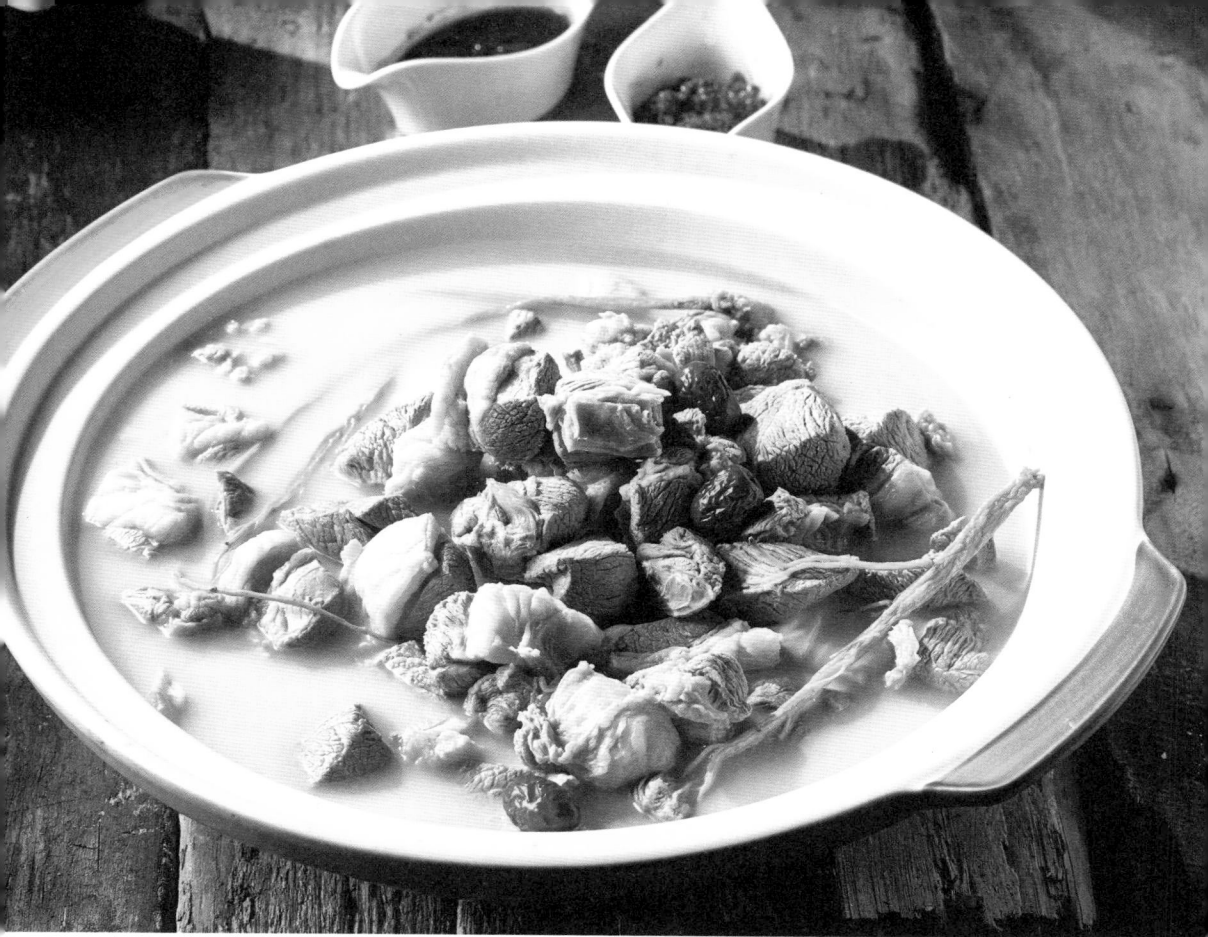

☺做法：

1. 将羊肉切成小块，水烧开，下羊肉焯烫 3 分钟，之后放入冷水中浸泡冷却；青萝卜去皮切块备用；黑豆煮熟备用；洋葱、青椒洗净切块备用；葱、生姜、蒜切末备用。

2. 另起锅放油，加入葱、生姜、蒜炒香，放入羊肉后大火炒热，再加料酒、生抽、十三香和孜然粉调味。

3. 锅中加热水，水量在没过羊肉 2/3 的位置，加入青萝卜块、红枣和当归炖煮。

4. 加入冰糖、老抽、盐调色调味。

5. 把所有食材转入砂锅中，炖煮 10 分钟后，加入煮好的黑豆继续炖煮至熟，加入洋葱块和青椒块，再炖煮 5 分钟即可出锅。

名厨叮嘱

1. 怎样才能最大程度地保证羊肉营养不流失？

与常见的凉水焯煮不同的是，这道菜采用热水焯煮羊肉。在热水时下锅，蛋白质会迅速凝固，这样营养物质就能少流失一些。然后用热水焯过即迅速放入冷水中，这样羊肉的肌肉纤维会迅速收缩，后面煮的时候利于肉质软烂。

2. 羊肉去膻腥的妙招是什么？

十三香加孜然粉。

营养解析

羊肉是冬季避寒就温的首选食材。尤其对阳虚体质的人来说，冬季非常适合以此进补。在此道菜中，不用担心羊肉的燥性，因为搭配了青萝卜，青萝卜可以润肺，缓解羊肉的燥性。另外，还搭配了有补血作用的干红枣。而黑豆有利水、补肾的功效，对肾虚有水肿的情况特别适用；炒制后，还可以消食除胀。

到了大寒，人体容易出现血虚化燥、血虚生风的情况，放入适量当归，可以养血消燥、养血熄风。

◈ 美食趣闻 ◈

在唐朝，食羊肉是一种时尚。二品以上、亲王以下的贵胄重臣，每月供给20只羊，依次往下，三品官每月供12只，四品、五品官每月供9只羊。可见，吃羊是一种身份的象征。直到明朝，羊肉才开始不受重视，猪肉逐渐成为主流。

妈妈的味道，大寒时吃的腊八蒜

营养指导：张　晋（中国中医科学院西苑医院治未病中心主任医师）

　　腊八，自古就是用来祭祀祖先和神灵的日子，在这一天，人们会祈福丰收和吉祥。据《礼记·郊特牲》记载，腊祭是"岁十二月，合聚万物而索飨之也"。夏代称腊日为"嘉平"，商代称为"清祀"，周代称为"大蜡"，因为都是在十二月举行，故称该月为"腊月"，称举办祭祀的这一天为"腊日"。

　　制作腊八蒜，是我国华北地区在腊八节时节的传统食俗。具体做法是将蒜经过米醋泡制，使蒜体变成碧绿色的"翡翠蒜"。做好的腊八蒜口感香脆，可以作为佐餐佳品，帮助去腥、解腻、消食，与过年时的饺子和面食尤其搭配。

　　中医认为，蒜可以消炎活血，但吃多了容易伤目。专家推荐搭配养肝明目的猪肝，还有增强养血的功效。那么这道家庭养生美味的腊八蒜熘肝尖到底怎么做呢？

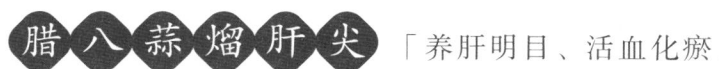

腊 八 蒜 熘 肝 尖 「养肝明目、活血化瘀」

☺食材：

腊八蒜 20 颗、猪肝 200 克、白糖 3 克、料酒 1 小勺、生抽 1 小勺、盐 5 克、淀粉 10 克、葱段 5 克、生姜 2 片、腊八醋少许。

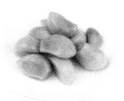

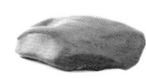

腊八蒜　　　　　　猪肝

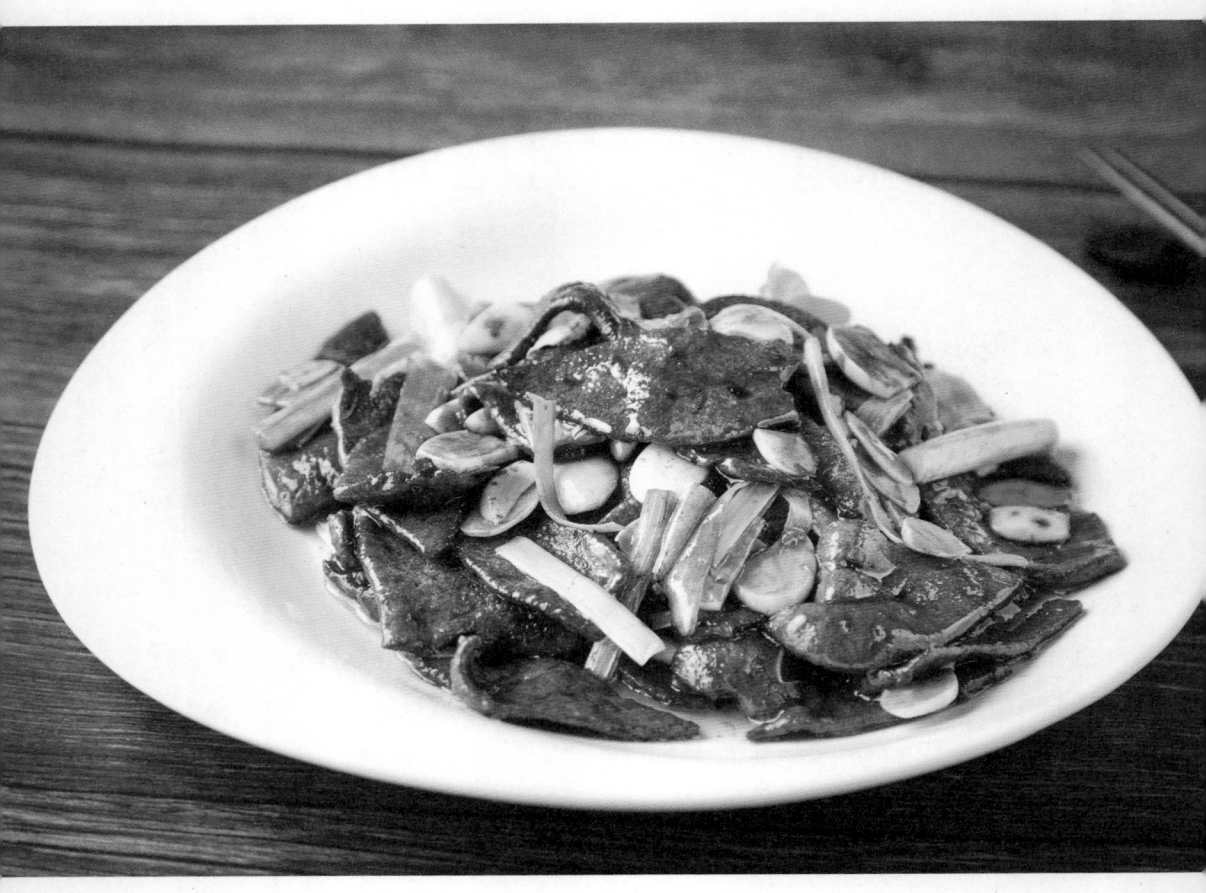

❀做法：

1. 取出泡好的腊八蒜，切片备用；5 克淀粉加清水搅拌成水淀粉备用。

2. 猪肝洗净切成薄片（洗净肝尖不要提前上浆）。

3. 碗中加入小半勺料酒、1 小勺生抽、3 克盐、3 克白糖、1 小勺腊八醋、5 克水淀粉，搅拌均匀，成碗汁。

4. 下锅前，加入 5 克淀粉、2 克盐和小半勺料酒给猪肝上浆，迅速抓匀后下锅翻炒。

5. 猪肝尖炒至半熟时，加入葱段、生姜片、腊八蒜片，倒入碗汁翻炒均匀，出锅前淋上少许腊八醋即可。

名厨叮嘱

如何才能把猪肝尖炒得既香松又干爽不黏腻呢?

在给猪肝上浆的时候,适当抓揉均匀即可,切忌耽搁太久,这样下锅不会粘锅,也不会沾得到处都是淀粉。

营养解析

醋的醋酸有很好的抑菌、杀菌作用,因此多吃腊八蒜,可以提高机体免疫力,让人远离感冒困扰。而且,蒜具有活血化瘀的作用,还可以消肉食、增强机体免疫力。但是,腊八蒜吃多的话会伤目,所以,这里搭配有补肝、养血、明目功效的猪肝,互补互用,非常健康。

◈ **延展阅读** ◈

什么样的猪肝才是好猪肝呢?首先,颜色有光泽,表面无异味,呈红褐色或淡棕色。切开后,猪肝内无黄色胆汁,无虫体、无异物。其次,用手按压,感觉有弹性。

大寒后养肺，桔梗宣肺茶

营养指导：陈　明（北京中医药大学中医学院博士研究生导师）

　　大寒已经到来，人们的身体很容易受到冷空气的影响，通常会出现咳嗽的症状，这个时候，养肺至关重要。尤其是有吸烟习惯的人，更需要在饮食方面多下一些功夫，经常吃一些善于清肺润肺的食物，可以帮助清除身体中的一些毒素和废物，更有助于肺部健康。

　　大寒过后，身体有咳嗽的症状时，不妨经常用桔梗来泡水喝。桔梗具有很高的药用价值，可以减少毒素等有害物质的侵扰，起到清肺宣肺的作用，让肺部更加健康。

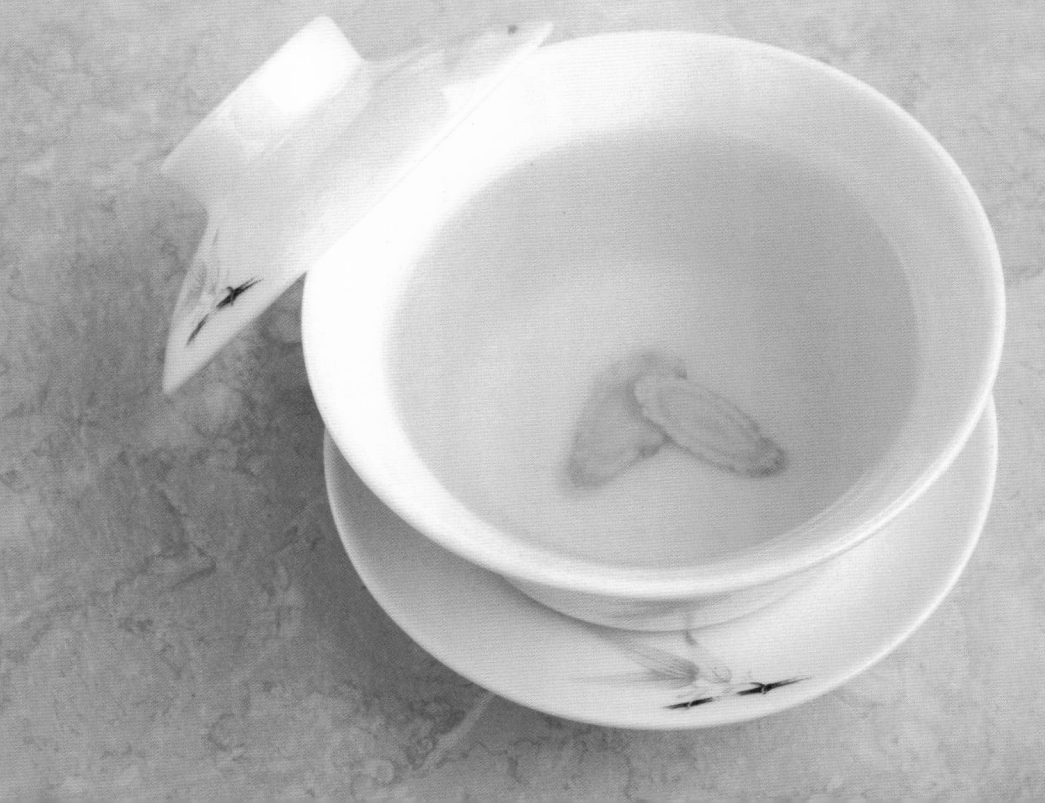

桔梗宣肺茶 「宣肺化痰、清热解毒」

☺**茶材：**

桔梗 6~9 克、蜂蜜适量。

☺**做法：**

将桔梗择净，放入茶杯中，倒入蜂蜜，用温水沏泡即可。

☺**专家提醒：**

如果血糖偏高，可以不加蜂蜜。

营养解析

　　桔梗是多年生草本植物，药用和食用价值都很高。入药以后，味苦而辛，能清热解毒，也能消炎杀菌，更能宣肺化痰。平时人们多食用桔梗，能预防咳嗽痰多和上呼吸道感染，还能减少咽喉肿痛等症状的发生。此茶方里的桔梗，用的是药店常见的干桔梗。

　　蜂蜜中含有丰富的果胶，不仅能吸附水中的有害物质，还能将身体中的毒素排出体外，提高机体抵抗力，对于预防肺病具有积极的作用。

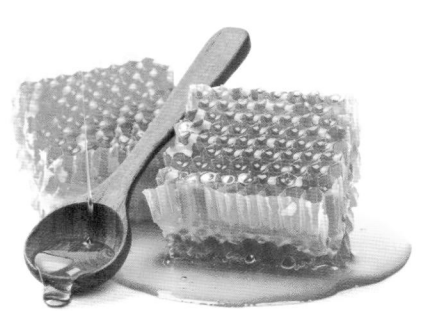

蜂蜜

◈ **延展阅读** ◈

　　旧石器时代，人类以采集和渔猎为生，生活困难，但也会采集树洞、石洞中的蜂蜜食用。最早记载食用蜂蜜的文献是《礼记·内则》；记录用蜂蜜做饮品的是《三国志·魏志·袁术传》："时盛暑，欲得蜜浆，又无蜜。"记录蜂蜜入菜肴的有《续博物志》卷四："藕与蜜同食，可以休粮。" 再后来，蜂蜜应用愈加广泛，治病、制药、酿酒、饮食等，无所不能。